VOTRE FOIE,
VOTRE SAUVEUR,
EST EN DANGER !

Charles BYRAU

VOTRE FOIE, VOTRE SAUVEUR, EST EN DANGER !

– Secrets de Santé et de Longévité –

ÉDITIONS GODEFROY

Note des auteurs
L'exposé de cet ouvrage a pu être partiellement romancé à des fins pédagogiques. Les auteurs ont pu modifier leur qualité, leurs fonctions, leur histoire personnelle en s'inspirant d'expériences individuelles réelles. Ils ont fait toutes les recherches nécessaires pour s'assurer de la véracité des informations contenues dans ce livre mais déclinent toute responsabilité concernant leur usage, étant tenus uniquement du devoir d'information. Consultez votre médecin ou un professionnel avant de mettre en œuvre toute information concernant votre santé.

Notre de l'éditeur
Ce livre se veut un ouvrage de référence et non un manuel d'auto-traitement. Il a été conçu pour vous donner une information aussi exacte et précise que possible, ayant pour but de vous aider à faire des choix éclairés concernant votre santé. Il est le reflet de l'opinion de l'auteur, et son éditeur est seulement prestataire de son impression et de sa mise en vente. Prenez conseil auprès de votre médecin traitant.

I.S.B.N. : 2-87786-291-7
Code : LSFO

Sommaire

PARTIE 2 – Comment rester en bonne santé toute votre vie en évitant les "ennemis" de votre foie

PARTIE 3 – Votre foie et ses secrets

PARTIE 4 – Lexique des maladies du foie et de la bile

Introduction

Comment vous protéger contre les polluants, contre les produits chimiques, contre les agressions constantes du monde moderne ?

Vous le savez sans doute, vous avez en vous une véritable usine de transformation chimique, la plus parfaite qui puisse exister : votre foie.

Tout ce qui passe dans votre sang est filtré, neutralisé ou détruit par votre foie. Malheureusement, si cette machine complexe est trop sollicitée ou tombe en panne, elle laisse la maladie s'installer.

Plus de 158 maladies trouvent aussi leur source dans un foie paresseux ou malade. Les maladies du foie sont parmi les toutes premières causes de mortalité dans le monde occidental.

Comment réagir ? Comment protéger et désintoxiquer votre foie ? L'une des solutions consiste à lutter contre les radicaux libres, une sorte de déchet produit par le traitement des toxines. S'il y a trop de radicaux libres, le foie ne peut plus faire son travail correctement. Les radicaux libres sont à l'origine du vieillissement des cellules.

La plupart des médecins, surtout ceux qui s'intéressent au vieillissement, le savent. Une étude américaine montre, par exemple, que 44 % des cardiologues prennent des antioxydants, des compléments alimentaires qui luttent contre les radicaux libres.

Malheureusement, les médecins qui prescrivent des antioxydants à leurs patients sont encore trop rares !

Mais ce n'est pas tout.

Il y a de nombreuses autres façons de protéger et de soulager votre foie.

Vous allez, par exemple, découvrir dans cet ouvrage :

→ "...l'ami par excellence de votre foie." – PAGE 25

→ Ne jetez pas vos feuilles d'artichaut ! "Elles sont réputées pour désengorger le foie après des excès alimentaires" Voyez comment les utiliser – PAGE 26

→ "Véritable panacée pour le foie, la (voyez PAGE 28) est un des aliments de base de toute alimentation de guérison"

→ "...offre une protection significative pour le foie. Des animaux de laboratoire expérimentalement intoxiqués par des produits chimiques et auxquels on donnait des extraits de (Voyez quoi PAGE 28) comme antidote ont pu se remettre de l'intoxication."

→ "La salade qui protège votre foie." – PAGE 29

→ "De la Chine à l'Amérique précolombienne, cette plante a toujours été utilisée comme un remède miracle pour prévenir et guérir les affections hépatiques mineures." – PAGE 30

→ Un "véritable médicament du foie... un draineur hépatique très efficace." – PAGE 34

→ "...il stimule et provoque les contractions de la vésicule biliaire pour la vidanger complètement." – PAGE 35

→ "Pour nettoyer et dynamiser votre foie, faites une cure de – Voyez quoi PAGE 62

→ Plus de 200 études cliniques démontrent que cette plante "aide à prévenir et à guérir plusieurs affections du foie dont : • la stéatose hépatique • les hépatites aiguës et chroniques • les lésions hépatiques liées à la prise de médicament ou à l'exposition à des substances toxiques • les cirrhoses avancées contre lesquelles la médecine conventionnelle reste impuissante." – PAGE 79

→ Le vin "pour stimuler votre vésicule biliaire". – PAGE 88

→ La racine qui, en expérimentation scientifique, a montré que "La régénération du foie était 34 % plus rapide que dans le groupe-contrôle !" – PAGE 100

- → Ce morceau de sucre un peu particulier “agit le plus efficacement sur les troubles hépatiques.” – PAGE 107
- → Le bain “pour drainer le foie” – PAGE 108
- → “L’un des meilleurs moyens qui soient pour prévenir l’encrassement du foie” – PAGE 109
- → “Les mots qui guérissent votre foie” – PAGE 132
- → “La (voyez PAGE 138) peut vous aider à vaincre 2 dépendances terribles pour le foie : l’alcoolisme et la toxicomanie”.
- → Les boissons (voyez lesquelles PAGE 155) qui “conviennent pour décongestionner le foie, drainer les voies biliaires en cas de calculs dans la vésicule biliaire non compliquées.”
- → Si vous buvez du café, la précaution indispensable à prendre pour ménager votre foie : “Il vous suffit de boire du...” – PAGE 190
- → Le vin qui “aide le foie à se régénérer !” – PAGE 199
- → 15 “solutions naturelles” pour vous débarrasser de vos calculs biliaires – PAGE 322
- → “Un bon antidote en cas d’empoisonnement” sans doute le plus puissant, et c’est un produit naturel ! – PAGE 80

Vous pouvez donc rester en bonne santé, même dans un monde pollué, à une condition toutefois : aider votre foie à se désintoxiquer à l’aide de substances et de procédés naturels. En effet, s’il est une situation où les médicaments peuvent l’aggraver, au lieu de l’améliorer, c’est lorsque le foie est touché !

Trop de médicaments souvent toxiques affaiblissent le foie, et la maladie peut alors devenir irréversible.

Cancer du sein, cancer des intestins, cancer du foie, cancer de la peau, en fait, dans la plupart des cas de cancer, vous cache-t-on la vérité sur leur origine ?

Chaque jour, les médias nous annoncent à grand renfort de publicité que la recherche contre le cancer fait des progrès, que les médicaments et les opérations donnent des résultats formidables, que le dépistage précoce est indispensable et que la médecine a vaincu le cancer.

Mais regardons la chose en face :

- Il y a autant, sinon plus de cancers qu'avant. Depuis 1970, aucun progrès. Il suffit de penser à tous ceux, dans votre entourage, qui ont été atteints par cette maladie, voire en sont morts, pour s'en convaincre.
- Certes, le business des soins du cancer fait bien son travail et gagne beaucoup d'argent, Mais le plus important ne serait-il pas de ne jamais avoir de cancer ?

Il est rassurant de savoir qu'on sait soigner le cancer, mais la perspective de perdre un sein, d'être opéré, de perdre ses cheveux, d'avoir constamment envie de vomir, de subir des traitements toxiques et des rayons... n'est guère rassurante.

D'où viennent la plupart des cancers ?

Un de mes amis est médecin. Il travaille pour de grands laboratoires et mène des études en double aveugle pour faire agréer de nouveaux médicaments. Il s'est aussi occupé de dossiers pour des industries chimiques désireuses de lancer de nouveaux pesticides et insecticides. Voici ce qu'il m'a révélé :

"Regarde le volume de cette pièce." Nous étions dans son bureau, une pièce qui devait faire dans les 30 m^2, avec 2m30 de hauteur de plafond. "Pour obtenir une A.M.M. (Autorisation de Mise sur le Marché), les études et les dossiers que nous devons fournir remplissent la totalité de cette pièce. Cela coûte des millions." Puis il prit un mince dossier en main et me dit : "Tu vois ce dossier ? Pour obtenir la mise sur le marché d'un nouvel insecticide, une étude épaisse comme ce dossier suffit. S'il faut des années pour lancer un médicament sur le marché, un insecticide peut y être en quelques mois."

"L'insecticide suit la chaîne alimentaire et se retrouve un jour dans notre corps. Il est aussi dangereux qu'un médicament. Et chaque mois, dans le monde, des centaines de produits chimiques potentiellement dangereux sont ainsi autorisés."

Réfléchissons. N'y aurait-il pas une relation entre tous ces produits chimiques qui nous environnent et le développement du cancer ?

Vous allez avoir, dans ce livre, la réponse à cette question et à bien d'autres.

L'arthrose, l'arthrite et les rhumatismes : pourquoi vous frappent-ils de plus en plus tôt ?

Les rhumatismes sont une maladie de pléthore. En d'autres termes, ils frappent surtout ceux qui n'arrivent pas à éliminer leurs toxines. Or, quel est l'organe principal pour éliminer les toxines ? Le foie !

De plus en plus de médecins et de chercheurs pensent qu'à l'origine des maladies auto-immunes et des rhumatismes se trouve une faiblesse, voire une maladie du foie.

Soignez votre foie, et vos problèmes articulaires s'amélioreront.

Souvent, d'ailleurs, des substances naturelles ont à la fois des effets sur le foie et sur certains rhumatismes :

- "Des études suggèrent également que le (voyez quoi PAGE 59) aide à prévenir ou à traiter plusieurs affections telles que les maladies hépatiques, l'arthrite rhumatismale, les allergies, les douleurs post-opératoires et le cancer."
- Cette mauvaise herbe, excellente pour le foie, que l'on trouve dans tous les champs et beaucoup de pelouses "• exerce une action stimulante sur l'estomac et l'intestin • combat les infections fongiques (champignons) • favorise une bonne circulation sanguine • tonifie la peau • nettoie et tonifie les vaisseaux sanguins • est diurétique, légèrement laxative et fait baisser le mauvais cholestérol • combat les rhumatismes, l'arthrite • est un tonique général extraordinaire." – PAGE 86

Les dangers du sucre

Selon de nombreux naturothérapeutes, le sucre ordinaire, qu'ils nomment un "lent poison", serait à l'origine de l'arthrose. Il acidifie notre corps, qui s'attaque à nos articulations. Mais il ne fait pas que cela.

Notre foie est l'organe qui nous donne de l'énergie.

Il libère le sucre (glucose) dans notre sang, lorsque nous en avons besoin pour garder un esprit alerte ou un corps en pleine forme.

Mais c'est aussi lui qui contrôle la quantité de glucose en libérant de l'insuline.

Lorsque vous mangez du sucre ordinaire, celui-ci passe immédiatement dans le sang et oblige le foie à réagir brutalement. Les sollicitations répétées finissent par le fatiguer, quelquefois tellement que l'on devient diabétique.

Ainsi, en vous occupant de votre foie, non seulement vous réduisez vos risques de cancer et de rhumatismes, mais aussi ceux de maladies cardiaques !

"Votre Foie, Votre Sauveur, est en Danger !" est, à notre connaissance, le seul et le premier ouvrage consacré au foie qui soit aussi complet. Or, comme l'a écrit le Dr Yves Vivini, "On peut dire que, contrairement à ce que pensent la plupart des profanes, le foie est un organe bien plus important que le cœur".

C'est un organe méconnu, qui empêche, par exemple, votre sang de boucher vos artères. Il agit sur votre vie sexuelle. Il est, entre autres, responsable de la vigueur des érections masculines, par l'intermédiaire des hormones. C'est lui qui peut vous guérir de vos allergies.

C'est lui qui gère la production, le stockage et l'élimination de votre graisse – et qui peut donc vous redonner une silhouette de rêve.

C'est aussi le maître du cholestérol, le régulateur de nombreuses vitamines essentielles, celui qui vous protège des infections.

Quel que soit le problème de santé qui vous préoccupe pour le moment, "Votre Foie, Votre Sauveur, est en Danger ! – Secrets de Santé et de Longévité" peut, dans les semaines qui viennent, contribuer à vous redonner santé et vitalité.

Pourquoi faut-il agir tout de suite ?

Vous vous dites sans doute que vous avez tout votre temps. Après tout, votre foie ne vous fait pas mal et votre blanc de l'œil est bien blanc.

Mais avec le foie, il ne faut pas remettre à plus tard. C'est un laboratoire merveilleux – mais silencieux. Il ne prévient pas.

Et c'est en apprenant à le connaître, grâce au présent ouvrage, que vous garderez votre foie en forme. Peu à peu, la fatigue disparaîtra, votre peau embellira, vos petits et grands ennuis de santé s'amélioreront au fil des jours.

Retrouvez ce sentiment de bien-être, de joie de vivre, d'énergie, de miracle quotidien auquel vous avez droit, quel que soit votre âge.

PARTIE 1

Comment rester en bonne santé toute votre vie grâce aux “amis” de votre foie

Pour vous procurer les produits naturels mentionnés dans cet ouvrage

Les produits naturels auxquels nous faisons allusion dans cet ouvrage sont normalement disponibles dans les boutiques diététiques ou les herboristeries – sauf lorsqu'il y a une indication contraire.

Il est vrai qu'en dehors des grands centres, certains produits naturels sont moins facilement disponibles. Mais en principe, les boutiques diététiques ou les herboristeries peuvent commander pour vous des produits qu'elles ne tiennent pas en stock.

Pour certains produits plus rares, nous avons indiqué des adresses Internet. Vous n'êtes pas vous-même branché sur Internet ? Voyez s'il n'y aurait une de vos connnaissances capable de commander un produit pour vous.

Notez que les achats par Internet ne présentent pas plus de risque que les achats par correspondance. De plus, tous les produits naturels "de pointe" sont disponibles via Internet.

Voyez également du côté des pharmacies, voire des grandes surfaces. Là encore, vous pouvez espérer trouver des personnes compétentes et débrouillardes qui pourront éventuellement commander des produits pour vous.

Autre possibilité : consultez un naturopathe. Sans doute saura-t-il où se procurer le produit que vous recherchez. (De toute façon, il est souvent préférable d'avoir un certain suivi.)

Chapitre 1

Des aliments pour décongestionner votre foie

Tous les médecins s'accordent sur un point fondamental. Lorsque votre foie est fatigué, mal en point, il offre une résistance faible ou dérisoire aux diverses agressions (et elles sont nombreuses !) dont il peut être l'objet.

À l'inverse, lorsque votre foie est en parfait état de fonctionnement, il est beaucoup moins vulnérable aux agressions et résiste suffisamment longtemps pour permettre la mise en œuvre d'un traitement médical approprié.

Or, la fonction essentielle du foie consiste à transformer les aliments en substances assimilables, sans danger par l'organisme.

C'est par la voie de l'alimentation – au sens très large – que les agents agressifs et pathogènes atteignent le plus souvent le foie. Mais c'est aussi par cette même voie que les substances bénéfiques, celles qui renforcent ses capacités et ses potentialités, lui parviennent.

Si vous voulez avoir un foie en parfait état, vous devez donc agir au niveau de l'alimentation. Et vous vous en doutez : certains aliments aident votre foie à bien fonctionner tandis que d'autres exercent une action tout à fait contraire.

Pour prendre soin de votre foie, il vous suffit de savoir distinguer entre les “amis” et les “ennemis” du foie.

Il est très encourageant de constater que les premiers sont infiniment plus nombreux que les seconds. Par contre, la nocivité de ces derniers peut être redoutable. Il ne faut donc pas les négliger !

Cela dit, tous les aliments appartenant au camp des gagnants ne sont pas égaux devant votre foie. Il y a en effet un second critère très important dont vous devez tenir compte : celui de la provenance de vos aliments.

Pour ne pas vous intoxiquer, achetez “bio”

Les produits de culture biologique sont de bien meilleurs choix que ceux obtenus à grand renfort d’engrais et de pesticides de synthèse. Cela est particulièrement vrai en ce qui concerne les fruits et légumes, car ces aliments contiennent plus fréquemment des résidus de substances nocives que les céréales.

S’il est vrai que les fruits et légumes non “bio” exercent aussi une action bénéfique sur le foie, n’oubliez pas que cette bonne action est en partie contrée par leur teneur en résidus toxiques.

Comment les pesticides vous affectent-ils ?

Récemment, la FDA (Food and Drug Administration), l’organisme américain qui contrôle la qualité des aliments et des médicaments a découvert que le taux de pesticides présent dans les aliments est alarmant. Des traces de DDE[1] ont été retrouvées dans plus de 63 % des 42 aliments testés malgré le fait que les DDE (ainsi que les DDT[1]) soient interdits depuis 1972.

Bien que cette constatation ait été faite aux États-Unis, la situation est probablement la même un peu partout autour de la planète,

1 - DDE : sigle du dichloro-diphényl-dichloroethylène.
DDT : sigle du dichloro-diphényl-trichlorétane.
Utilisés comme insecticides puissants. Ils sont interdits en France.

estiment les experts, puisque les pesticides sont facilement transportés par les vents.

À moins que vous vous nourrissiez de produits provenant de culture biologique, soyez assuré qu'une partie des ces pesticides se retrouvent dans votre assiette... et dans votre foie.

Les conséquences n'en sont pas banales. Les scientifiques disposent aujourd'hui de suffisamment d'évidences pour croire les pesticides utilisés en culture ainsi que les nombreux autres produits toxiques courants (herbicides, produits de nettoyage, additifs alimentaires, fumée de cigarette, etc.) sont en grande partie responsables des maladies chroniques qui vous affectent.

Les pesticides : une source de contamination indirecte et inquiétante

Des chercheurs de l'Université du Manitoba (Canada) ont récemment fait une découverte peu rassurante. Comme on pouvait récemment le lire dans la revue *New Scientist* (2000), ils ont constaté que certains pesticides favorisent la multiplication de bactéries dangereuses sur les fruits et légumes.

Comme l'explique Greg Blank, professeur de microbiologie à la chaire des sciences de l'alimentation de la dite université et auteur de cette recherche, suite à l'augmentation des cas d'empoisonnement alimentaire après absorption de fruits et légumes frais, nous en sommes venus à nous demander si les pesticides ne seraient pas en cause.

Tel était bien le cas. Les chercheurs ont toutefois constaté que ce ne sont pas les pesticides eux-mêmes qui sont responsables des intoxications mais l'eau utilisée pour mélanger les pesticides.

Les pesticides sont habituellement achetés sous forme de poudres qu'il faut délayer avec de l'eau. Les producteurs utilisent généralement l’eau dont ils disposent, une eau qui n’est pas forcément propre à la consommation.

Lorsque l’eau utilisée renferme des bactéries, l’ajout de pesticides peut provoquer une augmentation (par un facteur de 1.000, dans certains cas) des bactéries nocives. C’est notamment le cas pour des bactéries comme la salmonelle, E. coli et la Shigella, 3 bactéries qui peuvent être mortelles.

Pour réaliser leur étude, les chercheurs ont mélangé plusieurs sortes de pesticides, d’herbicides et de fongicides d’usage courant à des échantillons d’eau contaminée. Ils ont ainsi constaté que 2 fois sur 3, les bactéries étaient rapidement tuées mais 1 fois sur 3 cependant, c’est le contraire qui se produisait. Les pesticides favorisaient la multiplication des bactéries. La salmonelle, E. coli et la Shigella se sont avérées particulièrement friandes de chlorothalonil, un fongicide d’usage courant.

Comme le précise Greg Blank, l’épandage de chlorothalonil sur une culture rendue à maturité contamine tout. Si les fruits et légumes ne sont pas lavés adéquatement ou cuits, c’est l’intoxication alimentaire.

Trop, c’est trop !

Lorsque votre foie n’arrive plus à éliminer les toxines auxquelles vous êtes exposé, celles-ci s’accumulent dans votre organisme et provoquent différentes maladies. Votre système immunitaire s’en trouve particulièrement affecté. Ainsi, l’incapacité du foie à désintoxiquer l’organisme devient la source de plusieurs maladies chroniques. L’asthme, dont le nombre de victimes augmentent sans arrêt, fait partie de ces maladies imputable à l’omniprésence des polluants qui nous entourent.

Les scientifiques croient aussi de plus en plus que la pollution environnementale serait responsable de la majorité des cancers.

Et plus particulièrement dans les cas où l’exposition aux carcinogènes environnementaux est combinée avec une alimentation qui ne fournit pas à l'organisme toutes les substances nutritives dont il a besoin pour assurer un fonctionnement optimal du foie et du système immunitaire.

Pour en savoir plus sur la question, consultez l'encadré *La part environnementale dans la survenue du cancer* à la rubrique *Cancer du foie* du lexique médical (Partie 4).

Des solutions de rechange gagnantes

À défaut de manger bio, voici quelques solutions de rechange pour éliminer une partie des résidus présents dans vos fruits et légumes :

- Nettoyez-les avec un détergent prévu à cet effet.
- Lorsque cela est possible, brossez, rincez abondamment et asséchez vos aliments avant de les consommer.
- Pour les produits cirés – les pommes notamment –, mieux vaut les peler, car même un lavage minutieux ne parvient pas à éliminer toutes les substances toxiques contenues dans la cire. (Vous vous privez ainsi d'une partie des vitamines et des fibres que les pelures contiennent mais c'est un moindre mal.)
- Supprimez les feuilles extérieures des choux et des laitues.
- Jetez l'eau de cuisson des légumes.

Les 10 aliments qui renferment le plus de pesticides

Certaines variétés de fruits et légumes nécessitent plus de pesticides que d'autres pour leur culture. The Environmental Working Group, un groupe de recherche américain a établi la liste des 10 aliments qui en contiennent le plus (voyez page suivante).

Pour ces aliments, en particulier, vous avez définitivement avantage à vous approvisionner au rayon des produits bio.

Autrement, vous pouvez leur substituer d'autres aliments dont la teneur nutritive est semblable.

Aliments	***Principal intérêt nutritif***	***Solution de rechange***
01. Fraises	Vitamine C	Myrtilles, pamplemousse, kiwi, orange, framboises, melon
02. Poivrons	Vitamine C	Brocoli, pois vert, laitue romaine
03. Épinards	Vitamines A et C	Asperges, brocoli, choux de Bruxelles
04. Cerises	Vitamine C	Myrtilles, pamplemousse, kiwi, orange, framboises, melon
05. Pêche	Vitamines A et C	Pamplemousse, nectarine, orange, tangerine, pastèque
06. Melon mexicain	Vitamines A et C	Melon européen, pastèque
07. Céleri	Caroténoïdes	Brocoli, carotte, radis, laitue romaine
08. Pommes	Vitamine C	Banane, nectarine, tangerine, pastèque
09. Abricot	Vitamines A et C, potassium	Nectarine, orange, tangerine, pastèque
10. Haricots verts	Potassium	Asperges, brocoli, choux de Bruxelles, pois verts, pommes de terre

(Source : *Prevention*, décembre 2000)

Chapitre 2

Les légumes et votre foie

Tous les spécialistes de l'alimentation le disent : pour vous garder en bonne santé, vous devez manger 5 à 10 portions quotidiennes de fruits et légumes. Cette recommandation n'est pas pour déplaire à votre foie, car les fruits et les légumes font en effet des merveilles sur lui.

Dans ce chapitre, nous vous parlerons des légumes tandis que le chapitre suivant sera consacré aux fruits. Dans un cas comme dans l'autre, nous ne nous attarderons que sur les fruits et légumes dont les effets bénéfiques sur le foie sont reconnus, que ce soit par l'expérience empirique des peuples ou par la science.

L'étonnant artichaut

L'artichaut est l'"ami" par excellence de votre foie. Ces dernières années, différents scientifiques se sont intéressés à ce légume dont les bienfaits étaient pourtant reconnus dès la plus haute antiquité. Dans la majorité des cas, ces études viennent corroborer le savoir empirique de nos ancêtres. Ainsi :

→ L'artichaut stimule la sécrétion de la bile et en facilite l'évacuation, drainant ainsi les voies hépatiques.

→ Il combat la formation des petits cristaux de cholestérol qui donnent des calculs biliaires.

→ Les conclusions d'une étude clinique semblent indiquer que l'artichaut stimule la régénération des cellules du foie lorsque celles-ci sont exposées à diverses toxines. On a notamment observé qu'un extrait de 10 mg/ml de feuille d'artichaut protégeait les cellules contre les effets toxiques du tétrachlorure de carbone sur une culture de cellules hépatiques.

→ L'artichaut est un puissant diurétique. Il favorise l'élimination rénale de l'urée, de l'acide urique et l'excès de cholestérol.

→ Plusieurs études cliniques ont également démontré les effets positifs de l'extrait de feuille d'artichaut en cas de douleurs abdominales, brûlures d'estomac, constipation, diarrhées, nausée, etc.

Proche parent du chardon-Marie (*Sylibum marianum*), l'artichaut renferme en fait des composés qui s'y apparentent. Ses propriétés sont dues à sa richesse en diverses substances : lutéoline, glucosides scolymoside et cynaroside, manganèse, fer, phosphore, vitamines B1 et B2 et diastases.

Nature, séché ou en extrait ?

→ L'industrie pharmaceutique extrait de la feuille d'artichaut des principes actifs qui entrent dans la composition de nombreuses spécialités destinées à soigner certaines affections hépatiques, circulatoires et rénales.

→ Vous pouvez aussi faire des tisanes à base de feuilles d'artichaut. Elles sont réputées pour “désengorger” le foie après des excès alimentaires (grâce à l'effet cholagogue de la plante).

→ Les jeunes petits artichauts violets cultivés dans le Midi de la France sont particulièrement utiles pour le foie. Consommez-en régulièrement au moment de la récolte.

→ Ne jetez jamais l'eau de cuisson de l'artichaut. Elle est riche en minéraux et mérite d'être intégrée dans les potages. Par contre, les fonds d'artichaut en conserve que l'on trouve dans le commerce n'ont aucun intérêt diététique.

Des contre-indications ?

La seule contre-indication concerne l'extrait de feuille d'artichaut : il n'est pas recommandé en cas d'occlusion des conduits biliaires et de la vésicule biliaire.

Par ailleurs, si vous êtes allergique aux plantes de la famille des astéracées, mieux vaut vous abstenir d'artichauts sous quelque forme que ce soit.

L'asperge : un stimulant du foie

Ce légume est très riche en :

- sels minéraux (manganèse, fer, potassium, phosphore, cuivre, fluor, brome, iode...) ;
- en vitamines (A, B1, B2, acide folique).

L'asperge contient aussi :

- de l'asparagine, un acide aminé qui entre dans la composition des cellules de l'organisme ;
- du méthyl-mercaptan, une substance qui, chez certaines personnes, confère une odeur particulière à l'urine.

L'asperge a des propriétés stimulantes sur le fonctionnement hépatique en général. La richesse en acide oxalique de l'asperge la rend toutefois contre-indiquée aux rhumatisants et aux goutteux.

La betterave : un décongestionnant efficace

Elle décongestionne le foie et la vésicule biliaire. Consommer des betteraves est aussi un bon moyen de faire le plein d'antioxydants, de magnésium, de bêta-carotène ainsi que de vitamines C et E.

Au besoin, faites-en une cure ! C'est ce que recommande Eleonore Blaurock-Busch, auteur de *The no-Drugs Guide to Better Health*, aux personnes dont le métabolisme fonctionne au ralenti.

Cette cure aura pour effet de fortifier votre sang, stimuler votre digestion et régénérer vos cellules hépatiques.

Vous pouvez consommer la betterave comme bon vous semble : crue, cuite ou en jus. L’eau de cuisson des betteraves est riche en nutriments. Vous pouvez la boire ou l’utiliser comme bouillon pour vos soupes.

La carotte : un reminéralisant de premier ordre

Véritable panacée pour le foie, la carotte est un des aliments de base de toute alimentation de guérison. Son action sur toute la sphère digestive est bien connue. Elle régularise la fonction intestinale et participe à l’équilibre de la flore (action anti-putride).

C’est un reminéralisant de premier ordre à cause de sa richesse extraordinaire en :

- sels minéraux ;
- oligo-éléments ;
- vitamines (en particulier vitamine A, dont le foie est le principal lieu de stockage) ;
- enzymes ;
- acides aminés (asparagine, daucarine).

Des scientifiques indiens ont découvert que la carotte offre une protection significative pour le foie. Des animaux de laboratoire expérimentalement intoxiqués par des produits chimiques et auxquels on donnait des extraits de carotte comme antidote ont pu se remettre de l’intoxication.

L’extrait de carotte augmente l’activité de plusieurs enzymes, ce qui accélère le processus de désintoxication du foie.

Pour profiter de cette propriété de la carotte, buvez du jus de carotte frais, extrait à la maison.

La carotte râpée crue est également excellente, sauf pour certains dyspepsiques. Elle est recommandée dans tous les cas de petite fatigue hépatique et biliaire. Quant aux fanes, intégrées dans un potage ou préparées en décoction, elles ont un effet diurétique qui est particulièrement détoxicant.

Le céleri : déjà Homère...

Que vous le consommiez en feuilles (branches) ou en tubercule (céleri-rave), ce légume possède de nombreuses vertus, tout particulièrement la propriété de combattre la formation de calculs biliaires.

Outre sa richesse en minéraux très divers et en vitamines, il contient :

- de la choline (un constituant essentiel des phospholipides synthétisés par le foie)
- de la tyrosine (acide aminée)
- de l'acide glutamique

Dans l'*Odyssée*, Homère en vantait déjà les vertus hépatophiles et... aphrodisiaques ! Malheureusement, l'uniformisation de l'alimentation moderne en a quelque peu marginalisé la consommation. À tort. Nous ne saurions trop vous le recommander comme reminéralisant, tonifiant général et stimulant de la sécrétion biliaire.

La salade qui protège votre foie

Pour bonifier vos salades, incorporez-y quelques jeunes feuilles de chardon-Marie et de pissenlit ainsi que 1 ou 2 carottes râpées. Et à la vinaigrette, ajoutez un peu de gingembre et de curcuma.

Le cerfeuil

Vous utilisez peut-être déjà cette plante-condiment pour aromatiser vos soupes, vos omelettes et vos poissons. Continuez et employez-la même plus. Très riche en vitamine C et en caroténoïdes, substances voisines de la vitamine A, le cerfeuil contient aussi un principe œstrogénique.

Pour le foie, on le recommande pour ses propriétés cholagogue, dépurative, stomachique et diurétique.

En cas de colique hépatique, la préparation suivante est réputée pour ses effets calmants :

- Passez à l'extracteur une part égale de cerfeuil, de chicorée sauvage, de laitue et de pissenlit.
- Prévoyez une quantité suffisante de chacun de ces composants pour obtenir 100 à 120 g de jus.
- Buvez le matin à jeûn.

La chicorée sauvage

La chicorée figure parmi les 3 ou 4 meilleurs aliments pour le foie. De la Chine à l'Amérique pré-colombienne, cette plante a toujours été utilisée comme un remède miracle pour prévenir et guérir les affections hépatiques mineures.

Riche en minéraux très variés, en acides aminés essentiels, en protéines, sa racine contient en outre de l'inuline (substance utilisée pour étudier, notamment, la fonction glomérulaire des reins).

La chicorée possède de multiples vertus. Elles est minéralisante, tonifiante, dépurative, diurétique mais également choléritique (elle favorise la sécrétion des acides biliaires) et cholagogue (elle stimule la contraction de la vésicule biliaire).

À ce titre, on la recommande dans presque tous les états hépatopathiques mineurs, en complément des traitements médicamenteux (gros foie, jaunisse, colique hépatique).

D'autre part, elle a une action hypoglycémiante qui la fait recommander aux diabétiques.

La racine séchée s'utilise en infusion dans les états dyspepsiques ou de paresse vésiculaire.

Le chou : un remède vieux de 2.000 ans

Voici encore un aliment végétal de tout premier ordre, mais hélas de plus en plus délaissé dans l'alimentation dénaturée contemporaine. On lui a consacré des livres entiers, tant ses vertus, ses propriétés curatives, ses qualités organoleptiques sont nombreuses et variées. Toutes les médecines traditionnelles d'Orient et d'Occident en vantent les mérites depuis 4.000 ans...

Dans les années 80, des scientifiques ont découvert que le chou de Bruxelles renferme plusieurs substances chimiques qui retardent l'apparition du cancer.

Après avoir été exposés à des substances chimiques cancérigènes, des animaux de laboratoire auxquels on avait donné des choux de Bruxelles ont démontré une plus grande résistance au cancer.

Des scientifiques ont également constaté que le chou de Bruxelles permet de lutter contre l'un des cancérigènes les plus virulants au monde : l'aflatoxine.

Ce champignon susceptible de contaminer les arachides, le maïs et le riz notamment, cause de terribles ravages dans les pays du Tier-Monde. L'aflatoxine est lié à un taux élevé des cancers de la rate et surtout du foie.

Dans le cadre de cette étude, les chercheurs ont constaté que le foie des animaux exposés à la substance cancérigène mais auxquels les chercheurs avaient également fait consommer des choux de Bruxelles ou des glucosinolates purs – l'ingrédient actif du chou de Bruxelles – produisait suffisamment d'enzymes pour neutraliser la substance cancérigène.

Voilà donc des preuves supplémentaires qui justifient une généreuse consommation de chou et plus particulièrement, de choux de Bruxelles. Voici quelques suggestions :

→ Intégrez ces légumes à votre alimentation régulière. Vous pouvez les consommer cuits ou crus, émincés en fines lamelles que vous laissez se ramollir dans une vinaigrette pendant une journée.

→ Le jus frais de chou vert (pommelé) est souverain pour aider à l’expulsion des petits calculs vésiculaires. Si vous avez des antécédents familiaux de lithiase biliaire, buvez-en régulièrement à titre préventif.

→ Le jus de chou contribue également à prévenir la cristallisation du cholestérol en freinant la production hépatique de cholestérol et en favorisant l’élimination du cholestérol excédentaire (effet cholérétique).

→ En usage externe, les cataplasmes de chou ont une action révulsive, décongestionnante et sédative sur les symptômes hépatiques douloureux (colique hépatique, congestion, affections biliaires et vésiculaires).

- Faites des cataplasmes de 2 ou 3 épaisseurs de feuilles trempées dans de l’eau chaude salée, appliquez-les sur l’hypocondre droit et laissez en place jusqu’à refroidissement.
- Renouvelez toutes les 4 heures.
- Pour la nuit, prévoyez des cataplasmes plus épais (3 à 4 épaisseurs) que vous maintiendrez en place avec une bande de tissu suffisamment longue.

Meilleur que le chou : la choucroute

La lacto-fermentation permet de développer de nouvelles substances thérapeutiques qui s’ajoutent à celles que possède l’aliment nature. Ainsi, la choucroute vous procure-t-elle tous les avantages du chou mais, en plus, l’acide lactique, produit par la lacto-fermentation, exerce une action favorable sur votre pancréas et votre flore intestinale.

Pour en tirer le plus grand bien, consommez votre choucroute crue, car la cuisson en supprime plusieurs substances bénéfiques.

Le cresson : pour les lithiases biliaires

Très riche en sels minéraux (en particulier en iode et en zinc), le cresson est un aliment-remède recommandé pour éliminer les lithiases biliaires et aussi les lithiases rénales.

Vous pouvez le consommer frais en accompagnement de salades, cuit en potages, ou mieux encore en jus frais (mélangé avec de la chicorée sauvage, de la laitue et du pissenlit).

Attention : il ne faut pas récolter le cresson qui pousse au bord de cours d'eau traversant des pâturages. Il y a risque de contamination par la douve du foie, responsable d'une grave parasitose hépatique, la distomatose.

Le haricot vert : délicieux et tonique

Légume très agréable à consommer dans différentes préparations, le haricot vert tonifie le foie.

Préparez-le de préférence cuit à la vapeur. À la saison de récolte, n'hésitez pas à en manger plusieurs fois par semaine.

La laitue : pour nettoyer votre foie

Toutes les variétés de laitues (ou salades vertes comme la scarole, la romaine, etc.) sont recommandées. Outre sa formidable richesse minérale, elle contient :

- un "lait" ou *lactucarium* (dont les effets sont analogues mais en beaucoup plus modérés que ceux de l'opium) ;
- de la lactucérine ;
- de l'asparagine ;
- de l'acide lactucique ;
- de l'hyoscyamine ;
- des vitamines A, B9, C, D et E (agent antioxydant qui s'oppose à la prolifération des radicaux libres, notamment au niveau hépatique).

Hypoglycémiante et cholérétique, la laitue est tout à fait conseillée en cas de jaunisse ou de congestion du foie.

L'olive : nourrissante et bonne pour le foie

L'olive et surtout l'huile qu'on en tire sont de véritables médicaments du foie. Outre sa teneur élevée en soufre, en magnésium, en chlore et en cuivre, l'olive est très riche en vitamines A, B, C, et surtout E (8 mg %) ainsi qu'en acides gras mono-insaturés (acides oléiques 80 %) et poly-insaturés (acides linoléiques 10 %).

L'huile d'olive est un draineur hépatique très efficace.

Pour faciliter l'évacuation des calculs vésiculaires, vous pouvez en prendre le matin à jeûn à raison de 1 à 2 cuillerées à soupe, arrosées d'un filet de citron pour en faciliter l'absorption.

L'huile d'olive possède également des propriétés cholagogues et cholérétiques reconnues. Pour la consommation alimentaire courante, préférez-la à toutes les autres huiles et matières grasses.

Des études épidémiologiques récentes ont montré, par ailleurs, que l'huile d'olive vierge a une action protectrice sur les vaisseaux sanguins en général et sur les coronaires en particulier. Dans les régions où les corps gras alimentaires sont presque exclusivement de l'huile d'olive, en Crête notamment, le taux de maladies cardio-vasculaires est très faible.

Le persil : une pure merveille sur le plan nutritif

Quel dommage que l'on ne puisse pas manger des quantités assez importantes de cette plante, une véritable préparation médicinale naturelle ! Le persil contient presque tous les minéraux et oligo-éléments indispensables, et en quantités remarquables. Sa teneur en vitamine C (240 mg/100 g) dépasse largement celle de tous les autres aliments (citron, orange, etc.). Il contient également 60 mg/100 g de provitamine A. 20 g de persil en fournit 3 fois plus qu'il n'en faut pour couvrir vos besoins quotidiens ! Désintoxicant, dépuratif, diurétique et stimulant des muscles lisses – dont la vésicule biliaire – le persil est, entre autres, un excellent draineur de la sphère hépatique. Il aide à l'évacuation des calculs biliaires et rénaux.

Consommez-en un peu tous les jours. Haché, vous pouvez le saupoudrer sur tous les plats et salades. Utilisez-le généreusement pour rehausser le goût de vos plats.

Vous pouvez également le consommer en jus frais. Mélangez-le en parties égales à des feuilles de céleri, de cresson, de pissenlit et à de la chicorée sauvage.

En décoction, faites bouillir pendant 5 minutes 50 g de feuilles, de semences ou de racines pour 1 litre d'eau. Laissez infuser pendant un quart d'heure et buvez.

Le radis noir : un nutri-médicament reconnu

Le radis noir était un légume prisé des Égyptiens, des anciens Grecs et Romains. Pline le jeune lui attribuait une grande valeur médicinale.

Tout comme son cousin, le raifort sauvage, le radis noir est un aliment éminemment favorable à la sphère hépatique. Il stimule de façon remarquable les cellules du foie. On l'utilise depuis des siècles pour la lithiase biliaire, les cholécystites et la paresse hépatique.

Certains médecins ont aujourd'hui montré que le radis noir est “cholécystocinétique”, c'est-à-dire qu'il stimule et provoque les contractions de la vésicule biliaire pour la vidanger complètement (Drs Lemaire et Loeper).

Le Dr Ludwig Wegener, un médecin holistique allemand, mentionne que le jus de radis noir améliore le fonctionnement du foie et de la vésicule biliaire, stimule la sécrétion biliaire, prévient et soigne les inflammations.

Les atouts du radis noir

Ces bienfaits sont attribuables à un de ses principaux composants, le *raphanol*. Ce composé, qui contient un gaz sulfureux, prévient et stoppe la putréfaction bactérienne.

Le radis noir est également riche en calcium, en fer, en magnésium et en phosphore. Nous ne pouvons donc que vous recommander vivement une consommation régulière, ne serait-ce que pour obtenir, à titre préventif, un bon drainage des voies biliaires.

Pour qu'il exerce une action favorable, vous ne devez toutefois pas abuser de ce légume. Le docteur H.C.A. Vogel recommande de ne pas en prendre plus d'une cuillerée à café par jour. Ingurgité en doses massives, le jus de radis noir ne fait qu'aggraver l'état du foie.

Une cure au jus de radis noir

Le radis noir est généralement indiqué pour toutes les pertes d'appétit, quelle qu'en soit la cause, mais plus particulièrement dans les cas d'affections hépato-biliaires et vésiculaires :

- insuffisances hépatiques
- dyskinésies biliaires
- lithiases vésiculaires
- etc.

Attention toutefois, comme le mentionne A. Vogel dans *Le foie - Régulateur de la santé*, "en cas de calculs biliaires, 1 décilitre de jus de radis noir peut déclencher une forte colique, tandis qu'1 cuillère à café du même suc rendra la bile plus fluide et soutiendra le foie dans ses fonctions, nous permettant d'atteindre un résultat merveilleux."

Le régime hépatique du Dr H.C.A. Vogel[1]

Au petit déjeuner :

- 1 verre de jus de carotte ;
- 1 tranche de pain grillé ou de pain suédois avec très peu de beurre ou d'extrait de levure (Plantaforce, Herbaforce) avec du germe de blé.

Au dîner :

- une soupe aux légumes ;
- du riz naturel ou des pommes de terre bouillies ;
- une salade de carottes, de chicorée ou autre, à condition d'accorder la préférence aux amères ;
- des légumes à l'étouffée.

Supprimez les desserts sucrés et les fritures.

Pour éviter la monotonie, vous pouvez varier les menus de la manière suivante :

- 1er jour : riz naturel, fenouils étuvés, salades variées.
- 2e jour : pommes de terre en robe des champs avec beurre frais et salades.
- 3e jour : potage aux légumes, canapés au pain complet, au pain de ménage ou au pain suédois tartinés de beurre et d'extrait de levure et garnis d'oignon ou d'ail, de tomates en tranches ou de salades diverses. Un peu plus tard, une tasse de café aux céréales avec un nuage de lait mais sans sucre.

Repas du soir :

- Potage à l'avoine, à l'orge, au riz naturel enrichi de quelques légumes, salades variées préparées au citron ou au petit-lait (voyez le chapitre 4) mais jamais au vinaigre.
- Pour varier, vous pouvez manger des canapés et des salades puis du café de céréales[2] avec un peu de lait.

Le Dr Vogel déconseille la consommation de fruits tant et aussi longtemps que le foie n'est pas en bon état.

---

1 D'après *Le petit Docteur*, Éd. Edi-Inter, Genève, 1995.

2 Le café de céréales – ou café aux céréales – est une boisson chaude qui est faite à partir de céréales en poudre (par exemple : blé et son de blé) et qui sert de substitut au café. Vous devriez pouvoir en trouver en magasin de diététique. Ce produit se consomme comme la chicorée, avec du lait et sucré de préférence avec du miel.

Chapitre 3

Les fruits amis de votre foie

Nous vous proposons une petite expérience.

Prenez 3 ou 4 de vos fruits préférés en ayant soin de varier les couleurs, lavez-les soigneusement, coupez-les en morceaux pour en faire une salade, arrosez le tout d'un filet de jus de citron et d'un peu de miel.

Prenez ensuite une bonne respiration, placez votre main droite sur votre foie et posez-vous la question suivante : *Est-ce que mon foie apprécie ce plat ?*

Eh bien ! la réponse ne peut être autre chose qu'un grand OUI. Car la plupart des fruits exercent une action très favorable sur cet organe. Ils en stimulent le fonctionnement et contribuent au bon équilibre de toute la sphère hépatique.

Le cassis : pour lutter contre la fatigue du foie

C'est un champion en vitamine C : près de 200 mg/100 g. Contenant de nombreux minéraux et principes actifs tonifiants, le cassis est utilisé traditionnellement pour toutes les "fatigues" du foie.

La cerise : parfaite pour les hépatiques

Ce fruit possède une large palette minérale, et plusieurs oligo-éléments rares, connus pour leur action de co-enzymes au niveau des synthèses biologiques des cellules du foie (zinc, cuivre, cobalt, notamment).

Tous les hépatiques devraient en consommer abondamment à la saison de récolte.

La fraise : pour drainer votre vésicule biliaire

Parmi ses minéraux, on trouve des oligo-éléments (co-enzymes) rares : soufre, iode, brome, silice. Les fraises sont également riches en vitamines A, B, C, E et K. Elles ont une action dépurative, reminéralisante, elles favorisent le renforcement des défenses immunitaires mais peuvent aussi provoquer des réactions allergiques. Les fraises aident aussi à éliminer l'acide urique et par conséquent, à soulager la goutte et les rhumatismes.

Certains naturopathes soutiennent qu'une cure de fraises (que des fraises durant 1 ou plusieurs jours) peut régulariser le fonctionnement du foie et drainer la vésicule biliaire.

Cette pratique ne fait toutefois pas l'unanimité puisqu'en général, les mono-cures de fruits ont tendance à déséquilibrer le pH organique. (Voyez le chapitre 6 : *Jeûnes et cures de désintoxication pour votre foie.*)

La groseille : indiquée en cas de paresse hépatique

Ce fruit possède des principes actifs qui participent à la régulation du fonctionnement hépatique. Il est toutefois contre-indiqué aux personnes souffrant de la goutte. La groseille est un des fruits traditionnellement prescrits aux hépatiques souffrant de paresse du foie ou de lithiase biliaire.

La myrtille : une championne de l'antioxydation

Elle contient de nombreux acides (citrique, malique, tartrique, benzoïque), des anathocyanosides (principes vitaminiques P) et un puissant bactéricide, la *myrtilline*, particulièrement efficace contre les colibacilles. Dissolvant urique, ce fruit est un régulateur de la flore intestinale et combat les putréfactions intestinales. Son action sur la sphère hépatique est surtout due à la stimulation de la sécrétion biliaire.

Pas étonnant qu'A. Vogel en recommande une consommation quotidienne aux malades du foie qui ne supportent plus aucun autre fruit.

Les agrumes : à consommer tous les jours

Tous les agrumes, orange, citron, mandarine, pamplemousse, ont des effets bénéfiques sur le fonctionnement du foie. Ce sont des fruits qui doivent figurer quotidiennement sur la table une bonne partie de l'année.

Vous serez sans doute intéressé de savoir qu'une fois pelés, les fruits issus de culture non biologique renferment assez peu de résidus toxiques, car une bonne partie des résidus de pesticides utilisés se logent probablement dans l'écorce ou la pelure.

C'est ce à quoi a conclu une équipe de consommateurs canadienne qui a comparé le taux de résidus dans des oranges avec et sans leur pelure.

“Lorsque nous avons pelé des oranges dans lesquelles nous avions détecté un pesticide, sa présence est passée de 0,7 (partie par million) à moins de 0,1 ppm”, rapporte Marie-Josée Boudreau, chargée de projet. (*Protégez-vous*, mai 2000)

La pomme : un fruit capital

En ce qui concerne votre foie, la pomme n'est absolument pas un fruit défendu. Au contraire, elle veille à son bon fonctionnement.

Comme le dit le dicton anglais "*An apple a day, keeps the doctor away*" (Une pomme par jour, éloigne le médecin...).

Le raisin : meilleur que le vin qu'on en tire !

C'est un des meilleurs fruits qui soient pour votre foie. Sa richesse en minéraux très divers et en vitamines est bien connue. C'est donc un reminéralisant, un énergétique, un désintoxicant et un diurétique de première importance. Son action sur le foie est cholagogue et désintoxicante. On recommande de faire des cures de raisin en saison. Contrairement aux autres fruits, le raisin ne risque pas d'entraîner un déséquilibre du pH organique.

Quelques jus incontournables pour votre foie

Les fruits et légumes sont en général riches en :

- vitamines
- enzymes
- acides aminés
- minéraux
- oligo-éléments

Mais lorsque vous en extrayez le jus, vous obtenez des boissons d'une étonnante valeur nutritive qui, dans plusieurs cas, sont tout à fait indiquées pour les foies déficients. N'hésitez donc pas à les utiliser à titre de remèdes, au besoin.

Pour préparer d'excellents jus

Voici quelques recommandations pour obtenir des jus de grande qualité :

→ Préparez vos jus à la maison, à l'aide d'une centrifugeuse, et consommez-les tout de suite après l'extraction, car le contact de l'air provoque une oxydation rapide.

→ Utilisez des fruits et légumes de culture biologique.

→ Pour bien en assimiler les nombreuses substances nutritives, prenez le temps de bien insaliver chaque gorgée.

→ La meilleure façon de consommer les jus est de les prendre en apéritif 1/2 heure avant le repas.

→ Vous pouvez aussi, comme le suggère A. Vogel dans *Le foie - régulateur de la santé*, introduire un jour de jus par semaine pour redonner de la vigueur à votre foie. Cette pratique permet à tous vos organes internes, impliqués dans divers processus métaboliques, de récupérer.

→ Consommez modérément le jus de persil, de céleri, de cresson et de radis noir.

→ Pour atténuer le goût désagréable du jus d'artichaut, de citron, de pissenlit, de chicorée et de radis noir, vous pouvez les combiner avec d'autres jus ou les ajouter à un potage déjà cuit.

→ Pour mieux assimiler les nombreuses substances nutritives de vos jus, prenez le temps de bien les insaliver avant de les avaler.

Quelques affections et leurs remèdes

- *Pour les affections biliaires :* pissenlit, raisin, tomate, navet, radis noir.
- *Pour les congestions hépatiques :* groseille, cresson, céleri, carotte, artichaut, pissenlit, chicorée, radis noir, betterave, épinards.
- *Pour expulser les petits calculs vésiculaires :* chou.

Une petite quantité de ces jus suffit généralement à obtenir l'effet thérapeutique désiré. Appliquez le principe homéopathique selon lequel de faibles doses stimulent, tandis que les fortes rations irritent.

Quand au jus de chou, il est délicieux combiné au jus de pomme, de carotte et de céleri.

Chapitre 4

Le petit-lait et le lait de jument : 2 produits particuliers pour votre foie

Le petit-lait

Le petit-lait est un sous-produit du lait qui possède de remarquables propriétés : il favorise la régulation de toute la flore intestinale. Cette action a des répercussions très bénéfiques pour le foie, notamment en cas de lithiase biliaire ou d'inflammation hépatite légère.

Plusieurs professionnels de la santé recommandent de faire 1 cure ou 2 de petit-lait par an, pour contribuer au maintien d'un bon fonctionnement hépatique.

Par ailleurs, contrairement à ce que vous avez peut-être déjà lu ou entendu, il n'est pas évident que le petit-lait soit un bonne source de précurseurs de glutathion, un acide aminé bénéfique au foie.[1]

1 - Bounous, G., L. Letourneau et P. Kongshavn (1983). "Influence of diatary protein type on the immune system of mice", *Journal of Nutrition*, n° 113, p. 1413-1421.

Le lait de jument

Peu connu chez nous, le lait de jument est pourtant consommé par plus de 30 millions de personnes en Asie centrale et en Europe orientale. Une thèse récente portant sur ce produit a confirmé les vertus empiriques qu'on lui attribue. Entre autres propriétés, le lait de jument serait, selon des publications russes, très bénéfique en cas de tuberculose, de diarrhée, d'ulcères mais aussi d'hépatite et de calculs rénaux.

Vous pouvez vous en procurer sous forme congelée ou déshydratée, dans les magasins diététiques ou par correspondance.

Chapitre 5

Des super suppléments alimentaires pour votre foie

"Tous les chercheurs dans le domaine des radicaux libres prennent des suppléments d'antioxydants."

Dr Rajindar Sohal
(département des sciences biologiques
de la Southern Methodist University
à Dallas, au Texas)

MP a contracté l'hépatite C lors d'une transfusion sanguine. Aucun symptôme ne s'est manifesté durant 5 ans si bien que durant ces années, elle a tout ignoré de son infection. Mais le virus a tout de même fini par se réveiller et la santé de MP s'est alors très vite détériorée.

Des examens ont révélé une cirrhose du foie, une hypertension portale et des veines variqueuses situées dans l'œsophage provoquant des saignements.

En dépit des traitements médicaux qu'elle recevait, son état de santé continuait à se détériorer et un "beau" jour, les médecins ont découvert une masse au niveau du foie – une masse cancéreuse sans doute.

Le verdict est tombé, fatal.

On ne lui donnait plus que quelques mois à vivre.

Selon ses médecins, la guérison semblait impossible – de même qu'une transplantation du foie.

Sauvée grâce à la prise d'antioxydants

C'est alors que MP en vint à consulter le Dr Burton Berkson, un médecin de Las Cruces au Nouveau-Mexique[1], réputé pour les résultats remarquables qu'il obtient auprès de patients atteints de problèmes hépatiques graves.

En mars 1998, MP entreprit le traitement conçu par le Dr Berkson, un traitement qui repose essentiellement sur la prise de 3 substances naturelles antioxydantes. Les résultats ne se sont pas faits attendre.

Un an plus tard, MP a recommencé à travailler à temps plein. Elle n'éprouve plus un seul symptôme et elle se sent en pleine forme.

Vous serez en bonne compagnie...

Plusieurs patients du Dr Berkson ont retrouvé la santé suite à la prise d'antioxydants. Ces substances jouent en effet un rôle primordial au niveau du foie. Pourquoi ne pas en prendre d'ailleurs ? Vous seriez en bonne compagnie !

Différentes études réalisées auprès de scientifiques et autres personnes œuvrant dans le domaine de la santé ont révélé que plusieurs d'entre elles consomment régulièrement des suppléments alimentaires sous forme de vitamines, de minéraux et autres substances thérapeutiques.

---

1 - WHITAKER (Julian), “The ABCs of Hepatitis”, *Health & Healing*, Californie, juillet 2000.

Ainsi, une étude menée auprès de 181 cardiologues américains montre que 44 % d'entre eux prennent régulièrement des antioxydants. (www.scienceetavenir.com/polemique/souccar19.html)

Une autre étude, réalisée par la *Medical Tribune* auprès de médecins américains, révèle que 8 médecins sur 10 ont un a priori favorable sur la vitamine E et d'autres nutriments utilisés à des doses supérieures à celles recommandées. (www.scienceetavenir.com/polemique/souccar19.html)

Parmi la grande panoplie de ressources disponibles pour prendre soin ou guérir votre foie, vous pouvez donc réserver une place bien légitime à ces substances nutritives. Plusieurs d'entre elles agissent de façon tout à fait favorable sur votre foie.

Quelques judicieux conseils pour profiter au maximum de vos suppléments alimentaires

1. Ne perdez pas de vue que votre alimentation demeure votre principale source de substances nutritives. Les suppléments alimentaires – il serait, en fait, plus pertinent de parler de "compléments alimentaires" – ne sont toujours qu'un complément à une saine alimentation.
2. Les doses recommandées ne sont pas des ordonnances. Elles sont basées sur des recherches et peuvent, ou doivent, être adaptées à vos besoins physiologiques.
3. Bien qu'en règle générale, les antioxydants ne présentent pas d'effets secondaires indésirables, il est indiqué de consulter un médecin ou un thérapeute avant d'en consommer. Et tout particulièrement si vous prenez déjà un ou plusieurs médicaments.
4. Lorsque vous vous procurez un supplément alimentaire, assurez-vous toujours que le produit n'est pas périmé.

5. Plusieurs suppléments alimentaires dont nous vous parlerons dans les pages qui suivent sont relativement nouveaux sur le marché. En raison de cette nouveauté, les standards de qualité ne sont pas toujours clairement établis et il arrive malheureusement que certaines sociétés profitent de ce flou juridique.

Lorsque vous achetez un produit, vérifiez le pourcentage (%) d’extraits standardisés. C’est dans bien des cas le meilleur moyen de vous assurer de l’efficacité de votre produit.

Les 3 antioxydants qui ont guéri MP

La thérapie qui a guéri MP est une thérapie efficace, sûre, peu coûteuse et entièrement à votre portée.

Si vous souffrez d’une hépatite C, d’une cirrhose, voire d’un cancer du foie, vous disposez donc d’une thérapie qui pourrait vous guérir pour de bon. Et ce, sans les multiples effets secondaires propres aux thérapies que propose la médecine officielle.

Cela dit, ne comptez pas sur votre médecin pour vous prescrire un tel traitement. Comme le mentionne le Dr Whitaker, mentionné ci-dessous, il est fort probable que votre médecin ne soit pas au courant d’un tel traitement.

Malgré la publication des études cliniques du Dr Berkson dans des revues scientifiques internationales, son travail reste encore grandement méconnu.

La thérapie du Dr Berkson

La thérapie du Dr Berkson repose donc sur 3 antioxydants naturels que sont l’acide alpha-lipoïque, la silymarine et le sélénium.

Dans le chapitre 7, consacré aux plantes médicinales, nous parlerons abondamment de la silymarine, un extrait du chardon-Marie. Il nous reste à vous parler de l'acide alpha-lipoïque et du sélénium.

L'acide alpha-lipoïque

"Je prends plusieurs suppléments, dont des caroténoïdes naturels, de la vitamine E, de l'acide alpha-lipoïque et de la vitamine C."

Dr R. Passwater

L'acide alpha-lipoïque est une substance que le Dr Berkson utilise depuis plus de 20 ans dans les traitements hépatiques. Comme le rapporte le Dr Julian Whitaker dans *Health & Healing* (juillet 2000), le Dr Berkson fut un jour désigné pour prendre soin de 2 patients gravement intoxiqués suite à la consommation d'amanites phalloïdes. L'ingestion de ces champignons entraîne la mort dans 60 à 90 % des cas.

Le Dr Berkson fut informé de manière explicite qu'il n'y avait plus rien à faire pour les 2 patients qu'on considérait en phase terminale.

Défiant les autorités de l'hôpital, le Dr Berkson tenta néanmoins un traitement à l'acide alpha-linoïque, une substance prometteuse d'après ce qu'il avait lu sur le sujet.

À la grande consternation de ses collègues, l'état des 2 malades commença rapidement à s'améliorer et au bout de quelque temps, leur foie ne montrait plus de trace des dommages liées à une intoxication.

Comment agit l'acide alpha-lipoïque ?

L'acide alpha-lipoïque protège le foie de différentes façons. C'est d'abord un puissant antioxydant soluble à la fois dans l'eau et dans les graisses, ce qui lui permet de pénétrer et d'agir dans toutes les parties de la cellule.

Selon le Dr Lester Packer qui dirige le département de biologie moléculaire et cellulaire de l'Université de Californie (Berkeley), l’acide alpha-lipoïque possède des propriétés antioxydantes universelles... proches de l’idéal :

→ Il est facilement absorbé par l’organisme.

→ Il est rapidement bio-disponible sous forme d’acide dihydrolipoïque.

→ Il neutralise une grande variété de radicaux libres différents en milieu aqueux ou lipidiques.

→ Il “chélate” les métaux toxiques, inhibant ainsi leurs méfaits sur l’organisme.

→ Il augmente le taux de glutathion peroxidase, l’antioxydant intra-cellulaire le plus important de l’organisme. Lorsque le taux de glutathion peroxidase est bas, le foie élimine 2 fois moins de toxiques.

  Chez les personnes souffrant d’hépatite, une augmentation du taux de glutathion peroxidase aide à prévenir des complications telles que la cirrhose ou le cancer du foie.

→ Autre atout remarquable de l’acide alpha-lipoïque : il favorise la pénétration du glucose dans les cellules, ce qui procure un surplus d’énergie au foie.

  Lorsqu’il dispose de l’énergie nécessaire, le foie se régénère plus rapidement et assume normalement ses autres tâches.

Le sélénium

Autre membre du trio thérapeutique du Dr Burton Berkson, le sélénium est un oligo-élément essentiel, reconnu par la *Food and Drug Administration* des États-Unis depuis 1990.

Tout comme l’acide alpha-lipoïque, le sélénium stimule l’activité du glutathion peroxidase, une enzyme antioxydante particulièrement active au niveau de la membrane cellulaire.

Cette protection que vous confère le sélénium est importante puisque l’enveloppe cellulaire agit véritablement comme une sentinelle. Elle empêche les toxines de pénétrer dans vos cellules tout en laissant entrer vitamines, minéraux et autres substances nutritives.

Le sélénium assiste également la fonction immunitaire de votre organisme en freinant la reproduction de cellules virales, ce qui le rend utile en cas d'hépatites[1] et d'infection au VIH, notamment.

Le sélénium est finalement reconnu pour son action synergique avec la vitamine E, un autre antioxydant capital.

Les doses que recommande le Dr Berkson

En cas de maladies graves telles qu'une hépatite C, une cirrhose ou un cancer du foie, le Dr Berkson recommande de prendre quotidiennement :

- 600 mcg d'acide alpha-lipoïque ;
- 900 mcg de silymarine (extrait de chardon-Marie) ;
- 400 mcg de sélénium répartis en 2 ou 3 doses.

Parmi les autres suppléments utiles, il suggère de prendre, toujours de manière quotidienne :

- 2.500 mg de vitamine C ;
- 800 UI de vitamine E ;
- 300 mg de coenzyme Q10.

Pour ce qui est du sélénium, le marché vous en propose 2 types, l'un est organique, l'autre pas. En chimie, le terme organique désigne une substance dont la structure chimique inclut du carbone.

Des études suggèrent que le sélénium inorganique serait plus difficile à assimiler mais, selon d'autres études, il serait presque aussi assimilable.

1 - YU (S-Y), LI (W-G), ZHU (Y-J) et al., "Chemoprevention trial of human hepatitis with selenium supplementation in China", *Biol Trace Element Res*, 1989, vol. 20, pp. 15 à 20.

Le sélénium : un oligo-élément qui fait parfois défaut

Comme la majorité des minéraux et des oligo-éléments, le sélénium se trouve dans les sols. Pour être assimilé par l'organisme il doit être lié à la composition d'un végétal. Plusieurs végétaux en contiennent à condition toutefois que leur sol de provenance n'en soit pas dépourvu.

Si vous habitez une région du globe où les sols sont pauvres en sélénium, vous avez tout intérêt à prendre un supplément. C'est ce qu'a démontré une étude américaine récente impliquant 1.312 personnes, provenant de régions pauvres en sélénium (la Géorgie, les Caroline du Sud et du Nord, la Floride).

Parmi ces personnes, certaines on reçu un supplément de sélénium et les autres, un placebo. Au bout des 5 ans qu'a duré l'étude, on a constaté que, chez les personnes ayant reçu un supplément, l'incidence des cancers en général avait diminué de 37 % (sauf dans le cas des cancer de la peau) et le taux de mortalité lié au cancer avait diminué de 50 %.

Une étude réalisée en Chine avait déjà démontré que dans les régions où les sols contenaient peu de sélénium, le taux de certains cancers était plus élevé qu'ailleurs dans le pays.

Même les bien-portants peuvent bénéficer d'un supplément en sélénium

Si vous vous nourrissez d'aliments provenant de régions riches en sélénium, vous pouvez combler vos besoins de base quotidiens grâce à vos aliments.

Mais comment savoir si tel est le cas alors que vos aliments vous parviennent sans doute des 4 coins du monde ?

Par ailleurs, comme le souligne Fréderic Le Cren, professeur de physiologie du vieillissement à l'Université du Québec à Montréal et auteur de *Les antioxydants – La révolution du XXe siècle*, "quand [...] on sait qu'au cours d'une vie, on a presque 40 % de risques de développer le cancer, la supplémentation en antioxydants devrait être une pratique de prévention courante et à encourager".

Les doses officiellement recommandées en sélénium par la U.S. Dietary Reference Intake (Recommended Dietary Allowance) sont :

– Pour les bébés de 0-6 mois : 15 mcg ;
  de 7 à 12 mois : 20 mcg ;
– Pour les enfants de 1 à 3 ans : 20 mcg ;
  de 3 à 8 ans : 30 mcg ;
  de 9-13 ans : 40 mcg ;
– Pour les personnes de 14 ans et plus : 55 mcg ;
– Pour les femmes enceintes : 60 mcg ;
– Pour les femmes qui allaitent : 70 mcg.

Il s'agit là de doses tout à fait sûres. Comme l'indique Frédéric Le Cren, il a été démontré que des doses quotidiennes de 500 mcg prises sur une longue période étaient sans danger. D'ailleurs, plusieurs spécialistes recommandent plutôt des doses quotidiennes de 200 mcg pour un adulte.

Cela dit, si vous préférez puiser vos substances nutritives dans vos aliments, misez sur ceux qui sont les plus susceptibles d'en contenir :

- les noix – celles du Brésil en particulier
- les céréales entières
- le thon
- l'espadon
- les fruits de mer
- la graine de tournesol
- les abats

- les viandes
- le jaune d'œuf
- l'ail
- la levure de bière
- l'oignon
- la mélasse
- le brocoli
- le varech
- le ginseng

La noix du Brésil est particulièrement riche en sélénium. Une seule noix contient plus que la dose quotidienne recommandée pour un adulte.

D'autres suppléments qui peuvent vous aider

La coenzyme Q10

Proche parente de la vitamine E, la coenzyme Q10 est aussi un antioxydant reconnu. Elle active la production d'énergie dans les mitochondries, des éléments du cytoplasme (ou noyau de la cellule) chargés notamment d'assurer l'oxygénation de vos cellules. Lorsque cette oxygénation ne se fait pas ou se fait mal, il y a un risque certain de défaillance dans l'organe touché.

La coenzyme Q10 est présente à l'état naturel dans tout votre organisme. Toutefois, pour une raison sans doute liée au processus d'oxydation de vos tissus, sa quantité diminue progressivement à partir de la vingtaine pour finalement disparaître complètement vers 50 ans.

La coenzyme Q10 se retrouve dans toutes les cellules animales et végétales. L'alimentation en fournit donc une certaine quantité.

Les fruits de mer ainsi que les poissons d'eau salée en contiennent beaucoup, notamment ceux à chair grasse : saumon, maquereau, sardine, etc. Les abats, l'huile de soja et l'huile d'arachide en contiennent en quantité moindre, quant à eux.

La coenzyme Q10 existe également sous forme de suppléments.

En cas d'hépatite virale, prenez-en environ 60 mg par jour pour fortifier votre système immunitaire.

Le foie déshydraté

Le foie déshydraté, riche en vitamine A, D, C et B ainsi qu'en calcium, en cuivre, en phosphore et en fer traite efficacement les problèmes d'anémie et les désordres hépatiques. Il aide aussi à lutter contre le stress et il donne de l'énergie.

Le foie déshydraté est vendu sous forme de comprimés, produits à partir de bœufs argentins nourris d'aliments biologiques. Respectez la posologie indiquée par le fabricant.

Des extraits de foie cru peuvent aussi être injectés, ce qui apporte une amélioration rapide du foie, en cas d'hépatite.

Le glutathion (GSH)

Le glutathion est le principal antioxydant et détoxicant corporel actuellement connu. Malheureusement, bien que cette précieuse substance soit présente dans vos aliments et sous forme de suppléments, votre organisme ne peut l'assimiler. Il lui est impossible en effet de traverser les cellules du tube digestif.

Pour maintenir un taux adéquat de glutathion, vous devez donc procéder autrement. Soit, faire le plein de précurseurs (ou éléments constitutifs) de glutathion.

Le glutathion est en effet composé de 3 acides aminés – qui en sont aussi les précurseurs – liés les uns aux autres :

- la cystéine
- l'acide glutamique
- la glycine

Mais comme vous allez le voir, il va falloir contourner certaines difficultés.

La cystéine sous forme de supplément alimentaire

Votre alimentation vous procure suffisamment d'acide glutamique et de glycine pour combler vos besoins organiques. Tel n'est toutefois pas le cas de la cystéine.

Pour y arriver, il vous faudrait consommer des quantités astronomiques de lait non pasteurisé, de viande ou de brocolis crus. Ce sont là les 3 seuls aliments qui en contiennent et encore, seulement sous forme de traces.

Il serait donc plus commode de recourir à un supplément alimentaire.

Mais là encore, il y a un hic.

Une supplémentation peut en effet provoquer une hypercystéinémie aux conséquences non négligeables : calculs des reins, de la vessie et de l'urètre...

Il faut aussi ajouter qu'avant d'arriver à la cellule, la cystéine (ou la L-cystéine) risque fort d'être détériorée par les radicaux libres et de devenir toxique.

N-acétylcistéine, L-méthionine et protéine de petit-lait

Le *N-acétylcistéine* et la *méthionine* ou la *L-méthionine*, d'autres substances utilisées pour augmenter le taux de glutathion dans le corps, présentent aussi certains inconvénients.

1. Le *N-acétylcistéine* a, pour sa part, une durée de vie très courte, ce qui nécessite des injections à intervalles très rapprochés. Il peut également provoquer des démangeaisons, une respiration asthmatique, des nausées, des crampes, des diarrhées et des réactions allergiques – dont notamment un choc anaphylactique mortel.
2. Pour ce qui est de la *méthionine* (ou *L-méthionine*), qui est en fait un précurseur de la cystéine, votre organisme est à peu près inca-

pable de la transformer lorsque vous souffrez d'un problème hépatique.

Et même autrement, sa transformation en cystéine ne se fait souvent que de façon partielle, ce qui augmente votre taux d'homocystéine.

Or, il a été démontré que l'homocystéine augmente beaucoup les risques d'athérosclérose et de crises cardiaques.

Pour ces raisons, une supplémentation en méthionine ne devrait jamais dépasser 1.500 mg et devrait toujours se faire sous surveillance médicale.

3. La protéine du *petit-lait*, pour sa part, ne comporte pas d'effets secondaires indésirables mais ne comptez pas sur elle pour fournir à votre organisme les précurseurs de glutathion qu'il réclame.

   Ces précurseurs sont en effet extrêmement fragiles et le taux contenu dans le petit-lait, très variable.

   Des études comparatives n'ont montré qu'une très faible augmentation de glutathion induite par les protéines commerciales de petit-lait.

Votre solution idéale : l'*Immunocal md*

Immunocal md est un concentré de lactosérum très riche en *cystine*, une substance qui permet à votre organisme de livrer de la *cystéine* à vos cellules.

Ce produit naturel, issu des laboratoires de l'Université McGill à Montréal, est le seul supplément ayant franchi toutes les étapes d'une recherche clinique comme c'est le cas pour les médicaments. Il est également le seul produit naturel reconnu par la médecine pour augmenter efficacement le taux de glutathion corporel.

Il s'agit donc d'un produit sûr qui permet à vos cellules de produire le précieux glutathion dont vous avez besoin pour lutter contre l'oxydation de votre organisme et plus précisément, en ce qui vous concerne, de votre foie.

Comme le mentionne Fréderic Le Cren dans Les *antioxydants – La révolution du XXe siècle*, “non seulement la cystine n'a aucun des effets secondaires qu'on retrouve avec les médicaments décrits précédemment (L-cystéine, N-acétylcystéine ou L-méthionine) [...] mais en plus, le procédé d'extraction très minutieux d'*Immunocal md* assure une protéine pure non dénaturée à 90 %".

Son action en douceur prévient les effets secondaires indésirables. Même si vous souffrez d'une intolérance au lait, vous pouvez prendre *Immunocal md* puisqu'il ne contient pas plus de 1 % de lactose.

Les seules contre-indications concernent les personnes qui ont reçu une greffe d'organe et celles allergiques au lait.

Immunocal md est disponible partout dans le monde. Il s'agit malheureusement d'un produit assez coûteux.

Les stérols et les stérolines

Stérols et stérolines sont des graisses végétales. Le cholestérol a un stérol animal et l'ergostérol a un stérol végétal ou phytostérol.

Des études préliminaires ont démontré que des suppléments de stérols et de stérolines favorisent la production de *gamma interféron*. Cette hormone, puisqu'il s'agit d'une hormone, joue un rôle crucial en cas d'hépatite C. Elle aide les lymphocytes T cytotoxiques de lutter contre le virus de l'hépatite C.

Des études additionnelles ont également prouvé que les stérols et les stérolines réduisent l'inflammation, une des principales complications de l'hépatite C.

Même si, pour l'instant, les stérols et les stérolines ne peuvent être considérées comme curatives, ils se pourraient fort bien qu'elles s'avèrent un moyen sûr, économique et non toxique pour gérer l'hépatite C.

Des études cliniques, actuellement en cours, permettront de mesurer plus précisément la portée bénéfique de ces substances.

Posologie

Vous trouvez des stérols et des stérolines dans tous les végétaux, de même que dans la plupart des poissons et des fruits de mer. Les graines, les fruits et les légumes figurent parmi les meilleures sources.

Il est également intéressant de noter que le chardon-Marie, “la” plante du foie, renferme de ces substances !

Pour vous procurer suffisamment de stérols et de stérolines, consommez quotidiennement 7 à 10 portions de fruits et légumes. Une portion équivaut à 125 ml.

Et rappelez-vous : les procédés de transformation, la congélation et la cuisson détruisent les stérols et les stérolines. Alors, mangez frais et ne vous privez pas de crudités.

Vous pouvez également prendre des stérols et des stérolines sous forme de supplément alimentaire. Pour plus d’information, visitez le site www.moducare.com.

Précautions

Vous n’avez pas à craindre d’effets secondaires. Comme nous le mentionnons un peu plus haut, les stérols et les stérolines sont des substances sûres.

Respectez simplement la posologie qui figure sur l’étiquette.

Le germanium

Le germanium est un oligo-élément que l’on retrouve dans le sol et dans certaines plantes dont l’ail et le ginseng. Il agit à plusieurs niveaux en :

- favorisant une meilleure oxygénation des tissus ;
- améliorant le fonctionnement des cellules immunitaires ;
- combattant les infections virales.

Des études suggèrent également que le germanium aide à prévenir ou à traiter plusieurs affections telles que les maladies hépatiques, l’arthrite rhumatismale, les allergies, les douleurs post-opératoires et le cancer.

La dose quotidienne recommandée varie entre 50 et 150 mg d’un composé de germanium organique.

La lécithine

La lécithine, une substance que l'on retrouve dans certains aliments, fait beaucoup parler d'elle depuis que des recherches scientifiques lui ont attribué des propriétés thérapeutiques pour le cœur et les troubles de la mémoire.

Elle est aussi reconnue pour son action bénéfique dans le traitement des maladies hépatiques ainsi que dans les troubles d'ordre psychologique et neurologique (maladie d'Alzheimer, syndrome de la Tourette, etc.).

La lécithine est riche en choline (phosphatidylcholine). Selon les chercheurs, c'est principalement cette substance qui est responsable des effets thérapeutiques de la lécithine.

Comment vous pouvez vous procurer de la lécithine

Les principales sources alimentaires de lécithine sont :

- la noix du Brésil
- le pissenlit
- la graine de pavot
- la fève de soja
- la fève mung

La lécithine est également disponible en supplément. Pour les maladies hépatiques, *The Natural Pharmacist* (http://www.tnp.com) recommande 3 doses quotidiennes de 350 à 500 mg chacune pour un supplément dont la concentration en phosphatidylcholine (PC) s'élève à 90 %.

Choline ou lécithine ?

Vous l'avez vu un peu plus haut : c'est la choline qui explique les vertus thérapeutiques de la lécithine. Peut-être vous demandez-vous alors pourquoi il n'est pas recommandé de prendre de la choline plutôt que de la lécithine.

La raison en est bien simple : les études dont on dispose pour l'instant ont été faites avec la lécithine. Pour s'assurer que la choline offre les mêmes bienfaits que la lécithine pour le foie, il faudrait reprendre exactement les mêmes recherches en remplaçant la lécithine par la choline.

Ne perdez jamais de vue que l'élément actif d'un composé agit très souvent en synergie avec d'autres substances. Bien souvent, ces dernières contribuent indirectement à l'efficacité de la substance-clé contenue dans un composé.

(Source : BRUNET (J.M.), "La lécithine et la mémoire", *Le Journal de Montréal*, 1er juin, 1996.)

L'huile d'onagre (*Onagraceae genus Oemothera*)

L'huile d'onagre, une huile riche en acides essentiels gamma-linoléniques, possède plusieurs propriétés thérapeutiques.

En plus de favoriser un bon équilibre des hormones sexuelles, d'abaisser le taux de mauvais cholestérol, elle joue un rôle bénéfique dans le traitement de l'hépatite et de la cirrhose du foie. Elle permet de combattre l'inflammation et réduit les graisses sanguines.

L'huile d'onagre est toutefois contre-indiquée en cas de cancer hormono-dépendant, tel que le cancer du sein notamment.

Les vitamines du complexe B

Pour nettoyer et dynamiser votre foie, faites une cure de vitamines B. Vous en trouverez en abondance dans la levure de bière, le pollen, les abats, le germe de blé, les céréales peu raffinées, les poissons gras et les œufs de poisson.

Mais attention. Si les vitamines naturelles du groupe B sont bénéfiques pour votre foie, il en va tout autrement des vitamines de synthèse B1, B2 et B3 ! Prises sur une longue période, celles-ci peuvent créer des nécroses hépatiques.

Chapitre 6

Jeûnes et cures de désintoxication pour votre foie

Pour mieux comprendre les besoins de votre foie, comparez votre corps à un véhicule automobile. Comme vous allez le voir, c'est une comparaison... qui tient la route !

Pour assurer le fonctionnement de votre véhicule automobile, vous devez changer régulièrement l'huile du moteur et remplacer les filtres encrassés par des filtres neufs.

Bien que le corps humain soit infiniment plus complexe que la mécanique d'une automobile, certaines analogies sont néanmoins possibles. Ainsi, pour que votre corps fonctionne bien, vous devez veiller à ce que ses filtres, dont votre foie, restent propres.

Car, lorsque votre foie est encombré de déchets, c'est tout votre organisme qui en est affecté. La digestion se fait mal, vous avez mauvaise haleine, vous manquez de vitalité, vous respirez moins bien, vous avez des gaz, mal à la tête, etc.

Ce sont donc là autant de symptômes qui devraient vous rappeler que le temps d'un nettoyage est peut-être venu.

Cela dit, vous n'êtes pas obligé d'attendre que se manifestent les symptômes d'une intoxication pour penser nettoyage. En fait, il est nettement plus sage d'agir de façon préventive. Et pour ce faire, la pratique régulière de cures ou de jeûnes de courte durée est tout à fait indiquée. Ce sont là 2 méthodes efficaces et sûres pour désintoxiquer votre corps, le dynamiser et augmenter votre résistance aux maladies.

Voyons donc sans tarder quelques conseils sur l'une et l'autre de ces approches.

Les cures et leurs bienfaits sur votre foie

Il est généralement conseillé de faire 4 cures par année, lors des changements de saison. Ce petit nettoyage intérieur est en somme une simple mesure d'hygiène qui permet d'éliminer les déchets qu'emmagasine inévitablement votre organisme.

Des cures régulières vous seront particulièrement bénéfiques si :

- votre alimentation n'est pas tout à fait adéquate ;
- si vous fumez ou consommez de l'alcool ;
- si vous vivez en milieu urbain ;
- si votre travail vous expose à des émanations toxiques ;
- si vous prenez des médicaments ;
- bref, si d'une façon ou d'une autre, vous en imposez un peu trop à votre foie.

Choisissez votre cure

En matière de cures, vous avez l'embarras du choix. Vous pouvez faire une cure à base :

- de légumes ou de raisin ;
- de plantes sous forme de tisanes, de décoctions, de teintures, d'huiles essentielles, d'ampoules ou de comprimés ;
- d'argile.

Les cures de légumes et de raisin

Les cures végétales vous permettent de nettoyer votre organisme en douceur sans vous priver pour autant d'un bon apport alimentaire. Vous pouvez compléter votre cure par la consommation de tisanes, de jus d'aloe vera, par l'utilisation d'argile ou d'huiles essentielles (voyez les sections correspondantes).

> Important : Votre cure ne devrait comporter que des aliments biologiques.

Une cure végétale de 5 jours[1]

Au lever

- Prenez 1 verre d'eau tiède avec le jus d'1/2 citron bio ou 2 gouttes d'huile essentielle de citron avec un peu de miel.

Au petit-déjeuner

- Prenez :
  - 375 ml de jus de raisin ;
  - des fruits à volonté, exception faite des bananes.

À la collation

- Buvez du jus de légumes à volonté, frais ou en bouteille.

Au déjeuner

- Consommez des crudités à volonté (minimum 500 ml), accompagnées d'une vinaigrette composée d'huile d'olive pressée à froid et de jus de citron.
- Si vous tolérez mal les légumes crus, faites-les cuire à la vapeur.

1 - D'après *Info Rachelle-Béry*, Montréal, vol. 5 n° 3, mai-juin 1992.

À la collation

- Buvez du jus de fruits ou mangez des fruits.

Au dîner :

- Buvez 2 tasses de bouillon de légumes (mettez 1 litre de légumes divers dans 2 litres d’eau, couvrez et laissez mijoter durant 40 minutes. Enlevez le bouillon, assaisonnez-le avec un peu de sel végétal et buvez lentement).
- Mangez des légumes cuits à la vapeur à volonté (minimum 500 ml) et arrosés d’huile d’olive pressée à froid si désiré et accompagnés d’une tranche de pain au levain.

À la collation

- Buvez du jus de fruit ou mangez des fruits.
- Tous les légumes verts conviennent : germinations, cresson, persil, laitues, asperges, haricots, oignon, chou-fleur, brocoli, navet, betterave, carotte, etc.
- Si vous tolérez mal les crudités, faites cuire tous vos légumes à la vapeur.

Mono-diètes de fruits : attention !

Si les cures ou les mono-diètes de légumes sont bénéfiques pour votre organisme, tel n’est pas le cas des mono-diètes de fruits, lesquelles entraînent une déminéralisation.

Comme l’explique Robert Masson dans *Mythes et mensonges des régimes classiques et des diététiques naturelles*, si une personne ne mange que des cerises, des pamplemousses ou des fraises durant 24 heures, “sa réserve minérale s’en trouve rapidement spoliée pour tamponner les acides non comburés”.

En clair, la mono-diète aux fruits est susceptible d'entraîner une déminéralisation de l'organisme.

Par exemple, un apport important d'acide citrique force l'organisme à puiser dans sa réserve de calcium afin de rétablir un bon équilibre acido-basique. Il en va de même pour le magnésium. Selon Robert Masson, les mono-diètes aux fruits, même si elles ne durent que 24 heures, sont particulièrement dangereuses pour les personnes longilignes, pâles ou frileuses.

La seule exception à cette règle : la mono-*diète de raisin.* Cette exception s'explique par le fait que le raisin est un fruit peu acide et qu'il est particulièrement riche en glucose.

Pour les types de personnes mentionnées ci-dessus, une cure de 24 à 48 heures est possible tandis que les personnes obèses peuvent poursuivre une cure de raisin durant 1 semaine et plus.

Les cures de tisanes, de décoctions, de teintures, d'huiles essentielles, d'ampoules ou de comprimés

Vous trouverez dans le commerce une grande variété de cures dont la durée varie de quelques jours à quelques semaines.

Dans tous les cas, interrogez-vous sur la fraîcheur des produits. Souvenez-vous que :

- les plantes séchées ont perdu beaucoup de leurs propriétés médicinales au bout d'1 an ;
- les teintures à l'alcool se conservent environ 4 ans tandis que celles à base de glycérine et de vinaigre de cidre ont une durée d'environ 1 an ;
- pour ce qui est des ampoules et des comprimés, la date d'expiration devrait figurer sur l'étiquette.

Un programme qui aide à désintoxiquer votre foie

Voici une cure simple et efficace recommandée par *The Wellness Center*, à San Francisco.

1. Évitez absolument toute consommation d’alcool.
2. Buvez au moins 8 verres d’eau par jour.
3. Consommez quotidiennement des jus de légumes fraîchement pressés et des légumes cuits à la vapeur.
4. Prenez 3 capsules, 2 à 3 fois par jour entre les repas, d’une *formule lipotropique*.

   Vous devriez être en mesure de vous procurer un tel produit dans une boutique de produits diététiques, voire dans les grandes surfaces.

   Sinon, voici une adresse internet où vous pouvez en commander : http://www.maturodoc.com/lipotro.html. La société Naturodoc Products offre différentes formules dont : *Detoxication Factors*, *Lipotropic Complex*, *Livotrit Plus*, *Lipo-Multizyme* et *Alcohol Detox*.
5. 2 à 3 fois par jour entre les repas, prenez 3 capsules de *Ganoderma lucidum* (champignons Reishi). Vous devriez être en mesure de trouver cette plante médicinale dans une boutique de diététique de votre voisinage.
6. Prenez quotidiennement 2 cuillerées à soupe d’un supplément de fibres alimentaires (graine de psyllium, flocons d’avoine, etc.). Disponible dans les boutiques de produits diététiques.
7. Au moins 1 fois par jour, appliquez des compresses d’huile de castor sur votre foie. Ce traitement est très efficace pour réduire l’inflammation du foie, soulager la douleur et éliminer les toxines. Voici comment procéder :
   - Étendez une mince couche d’huile de castor sur un morceau de coton blanc.
   - Placez la compresse sur votre abdomen, dans la région du foie et de la vésicule biliaire.

- Recouvrez la compresse d'une bouillotte ou d'un coussin chauffant et restez allongé durant une trentaine de minutes.

8. Faites un peu d'exercice tous les jours.

Les cures d'argile

Une cure d'eau d'argile permet de remettre les intestins en ordre, de régulariser son pH, d'éliminer les bactéries pathogènes et les toxines qui l'encombrent. Ce nettoyage des intestins réduit considérablement la charge de travail du foie ce qui, bien sûr, l'aide à se remettre d'aplomb.

Au besoin, faites une cure pendant 21 jours, à raison de 3 verres d'eau argileuse par jour.

- Déposez 1 cuillerée d'argile Montmorillonite dans un verre d'eau. (L'argile Montmorillonite, extraite de la mine de Monmoiron, est considérée comme la plus complète des argiles quant à ses propriétés thérapeutiques.)
- Agitez bien avec une cuillère en bois ou en plastique (pas de métal).
- Laissez décanter toute la nuit.
- Le matin au réveil, buvez l'eau qui surnage. Ne buvez pas l'argile déposée au fond du verre !

Au bout de 21 jours, vous pouvez faire un arrêt de 10 jours puis reprendre la cure pour encore 21 jours.

Pour bonifier votre cure, vous pouvez consommer certaines plantes sous forme de tisanes, teintures-mère, extraits, etc. Pour connaître celles qui agissent favorablement sur le foie, consultez le chapitre 7 : *Les meilleures plantes médicinales*.

Afin de favoriser une meilleure élimination des acides biliaires, ajoutez un peu de charbon de bois à votre eau argileuse. Comme le mentionne Jean-François Olivier dans *La puissance naturelle de l'argile*, bien qu'il ne présente pas les propriétés "chimiques" de l'argile, le charbon de bois possède un pouvoir absorbant supérieur à celle-ci.

L'ajout de jus de citron à l'eau argileuse s'avère aussi une bonne mesure. Le jus de citron frais contribue en effet au bon fonctionnement hépato-biliaire et il agit positivement sur la flore intestinale. Quelques gouttes suffisent.

Les aliments que vous devez éviter durant une cure

Lorsque vous faites une cure, vous devez limiter la consommation de certains aliments et en éliminer d'autres.

Parmi les aliments à éliminer figurent :

- le chocolat
- le sucre (sous toutes ses formes)
- l'alcool
- le café
- le thé
- toutes les matières grasses, exception faite de l'huile d'olive pressée à froid
- les aliments raffinés
- les viandes rouges

Parmi les aliments que vous pouvez consommer modérément, on retrouve :

- les œufs
- la volaille
- le poisson
- les produits laitiers
- les féculents

Par ailleurs, augmentez votre consommation de fruits, de légumes (surtout les verts), de jus et d'eau.

→ Sauf avis contraire de la part d'un professionnel de la santé, cessez toute supplémentation autre que celle suggérée pour votre cure.

→ Si :

- vous prenez des médicaments

- vous suivez un traitement médical
- vous souffrez d'un problème de santé grave

Consultez votre médecin avant même d'entreprendre une cure.

→ Notez aussi que les cures sont contre-indiquées en cas de diabète de même que durant la grossesse et l'allaitement. La femme qui porte un enfant et celle qui allaite ont besoin d'un apport accru d'éléments nutritifs et une cure pourrait alors entraîner un manque.

→ Si vous souffrez d'hypoglycémie, prenez des suppléments de protéines. La spiruline en est une bonne source dans la mesure où il s'agit d'un produit de bonne qualité.

Quelques effets secondaires possibles

Il est possible que votre cure donne lieu à quelques manifestations passagères et généralement bénignes. Ainsi :

- des maux de tête
- une mauvaise haleine
- des éruptions cutanées
- la sensation de froid
- des étourdissements

peuvent survenir. Ce sont là des réactions assez normales et qui ne devraient pas vous inquiéter tant qu'elles ne prennent pas un caractère aigu. Elles indiquent tout simplement que votre corps se désintoxique peu à peu.

Vous ne vous sentez pas dans votre assiette

Il est également possible que la privation de nourriture fasse surgir des angoisses "viscérales". Aussi, ne vous étonnez pas si vous ne vous sentez pas tout à fait dans votre assiette durant les quelques jours que dure votre cure. Profitez-en pour observer vos mécanismes psychiques.

Jeûnez de la bonne façon pour obtenir de bons résultats

Peut-être avez-vous déjà pratiqué le jeûne avec beaucoup de succès ? Mais peut-être aussi faites-vous partie de ceux que l'idée de jeûner rebute quelque peu.

Dans ce cas, il faut savoir que le jeûne n'est en rien une fantaisie “nouvelle-âgiste” ou masochiste. Il est pratiqué depuis des siècles et ce, dans toutes les parties du monde.

“*Plutôt que d'avoir recours à la médecine, jeûner un jour*”, disait Plutarque.

Le jeûne est un acte naturel qui s'avère un excellent moyen de garder le corps en bonne santé et de le guérir en cas de maladie. En cas de maladie infectieuse du foie et de la bile, le célèbre Dr H.C.A. Vogel recommande un jeûne absolu afin que le corps se régénère de lui-même.

D'instinct, les enfants et les animaux savent que le jeûne est bon pour leur corps. Lorsqu'ils sont malades, ils cessent spontanément de se nourrir.

Et vous faites de même lorsqu'en proie à des émotions violentes, vous perdez l'appétit. Votre corps sait qu'il n'est pas en mesure de bien digérer et votre appétit s'en trouve affecté.

Comment agit le jeûne

En jeûnant, vous procurez un repos physiologique nécessaire à votre corps et vous augmentez ainsi considérablement votre bien-être.

Sur le plan physique, la pratique régulière du jeûne de courte durée :

- nettoie le foie et les reins
- purifie le sang
- débarrasse le colon des déchets qui l'encombrent

- élimine l'excès de poids
- libère les tissus organiques des toxines qu'ils renferment
- clarifie les yeux et la langue
- rafraîchit l'haleine
- élimine l'excès d'eau

Des périodes de jeûne régulières sont bénéfiques dans le traitement de presque toutes les maladies et plus particulièrement dans celles du foie et du système digestif dans son ensemble.

Qui plus est, le jeûne vous permet même d'ajouter des années à votre vie ! Des expériences menées sur des animaux de laboratoire sont à cet égard très éloquentes.

Sur le plan mental, le jeûne vous apportera une plus grande clarté mentale, améliorera votre mémoire et augmentera votre concentration. Votre force spirituelle s'en trouve également décuplée. Votre intuition, votre sympathie et votre force d'amour se développeront. Ce n'est pas pour rien que, de tout temps, le jeûne a fait partie intégrante des rituels religieux. Il purifie l'esprit aussi bien que le corps.

Combien de temps devez-vous jeûner ?

Il est généralement conseillé de jeûner 1 journée par semaine ou 3 jours, 1 fois par mois.

À raison de 2 fois par année, vous pouvez faire un jeûne de 10 jours mais uniquement sous la supervision d'une personne compétente.

Plusieurs hygiénistes s'entendent pour dire qu'un jeûne de :

- 3 jours permet d'éliminer les toxines du corps,
- 5 jours permet d'amorcer un processus de guérison en cas de maladie,
- 10 jours permet de prévenir l'apparition de la plupart des problèmes avant qu'ils ne surviennent.

Comment devez-vous jeûner ?

- Durant les 2 jours qui précèdent votre jeûne, consommez surtout des légumes crus pour favoriser le nettoyage des intestins.
- Évitez de mastiquer de la gomme à mâcher durant un jeûne. La mastication enclenche la production d’enzymes digestives, lesquelles peuvent causer du tort à l’estomac lorsque celui-ci est vide.
- Évitez de vous exposer à des températures trop froides ou trop chaudes.
- Sans nécessairement vous entourer de luxe, assurez-vous d’un certain confort matériel le temps que dure votre jeûne. Recherchez le calme. Profitez du repos physiologique de votre corps pour reprendre contact avec votre paix et votre harmonie intérieure.
- Si vous cohabitez avec d’autres personnes, l’idéal serait que tout le monde jeûne en même temps. Surtout si c’est vous qui devez préparer les repas de la maisonnée.

  Cela dit, il est également possible de jeûner en solitaire en compagnie d’autres personnes mais, assurez-vous alors, que ces personnes comprennent et respectent votre démarche. Le jeûne fait souvent surgir une certaine fragilité psychologique dont vos proches doivent tenir compte.
- Buvez suffisamment (au moins 2 litres d’eau par jour). Les eaux de Mont-Roucous® ou Volvic® sont particulièrement indiquées.
- Sauf avis contraire, cessez toute supplémentation autre que celle suggérée par un professionnel de la santé. Une exception à la règle toutefois, la *spiruline*. Sa richesse en protéines, en vitamines et en minéraux en fait un bon allié du jeûneur. La spiruline renferme aussi beaucoup de chlorophylle, ce qui aide le corps à se nettoyer.

  Vous pouvez en prendre 5 comprimés, 3 fois par jour ou 1 cuillerée à café de poudre, 3 fois par jour, dans un peu de jus.
- Ne prolongez jamais un jeûne au-delà de 5 jours sans l’avis d’un spécialiste de la santé. Et si :

- vous prenez des médicaments
- vous suivez un traitement médical
- vous souffrez d'un problème de santé grave

Consultez votre médecin avant même d'entreprendre un jeûne, ne serait-ce que d'une journée.

→ Tout comme c'est le cas pour les cures, les jeûnes sont formellement contre-indiqués en cas de diabète et durant les périodes de grossesse et d'allaitement.

Si vous souffrez d'hypoglycémie, prenez des suppléments de spiruline durant votre jeûne afin de combler votre besoin de protéines.

→ La rupture du jeûne est une étape cruciale, surtout s'il s'agit d'un jeûne prolongé. Les bienfaits d'un jeûne peuvent être complètement sapés par le retour trop rapide à une alimentation normale. Lorsque vous recommencez à vous nourrir, ne portez à votre bouche que des aliments sains et naturels.

Consommez d'abord des jus et des bouillons de légumes. Vous pouvez ensuite introduire des fruits et des légumes entiers puis des céréales complètes, des légumineuses et du fromage blanc.

Quelques effets secondaires possibles

La 1ère journée de jeûne est généralement assez facile. C'est généralement durant le 2e jour que la faim commence vraiment à se faire sentir. Cette sensation s'atténue le 3e jour pour disparaître le 4e jour.

La désintoxication qu'entraîne le jeûne se fait sentir très rapidement. Maux de tête, haleine fétide, étourdissements, frilosité, etc., sont autant de signes que le processus est bien enclenché.

Sur le plan psychique, il se peut aussi que la privation de nourriture réveille quelques angoisses liées à la survie. Même si vous savez pertinemment bien que votre survie n'est pas en danger, votre inconscient ne l'entend peut-être pas ainsi. Profitez-en pour vous adonner à des séances de relaxation.

Chapitre 7

Les meilleures plantes médicinales

Si vous n'êtes pas encore familier avec le merveilleux monde des plantes médicinales, il est grand temps de le devenir. Car, comme vous le constaterez tout au long de ce chapitre, plusieurs plantes sont de véritables fées pour votre foie.

N'hésitez pas à les utiliser, que ce soit pour vous guérir en cas de maladie ou à titre préventif.

1.000 assauts contre votre foie

Avec la grande quantité de polluants présents dans l'air que vous respirez, dans l'eau que vous buvez et dans les aliments que vous consommez, votre foie doit abattre une somme considérable de travail. Pour qu'il puisse tenir le coup face à ses assaillants, vous devez en prendre soin.

En plus d'adopter un mode de vie sain, ayez recours à des mesures spécifiques pour nettoyer votre foie. Les plantes sont, à cet égard, d'une très grande utilité. Certaines aident votre foie à se débarrasser des toxines qui l'encombrent, tandis que d'autres augmentent sa résistance contre la pollution.

Lorsque votre foie est atteint

Et en cas de maladie, certaines plantes peuvent regénérer les cellules malades. Elles peuvent vous guérir d'affections aussi graves que l'hépatite C, la cirrhose, voire le cancer du foie. C'est précisément le cas du chardon-Marie, une plante dont l'extrait est vendu un peu partout en Europe.

Outre le chardon-Marie, diverses plantes exercent aussi une action très favorable sur votre foie :

- le schisandra
- le pissenlit
- l'aloe vera
- l'orthosiphon
- la réglisse
- le gingembre
- le lycopode en massue
- le curcuma
- la verveine
- l'épine-vinette
- le ginseng
- le gotu kola

Nous vous présentons toutes ces plantes en espérant que vous vous en ferez de fidèles amies.

Le chardon-Marie (*Silybum marianum*)

Si toutes les plantes ci-dessus mentionnées sont des fées pour votre foie, le chardon-Marie en est certainement la plus puissante. La plante originaire de la Méditerranée possède des feuilles d'un vert brillant, ornées de veines d'un blanc laiteux. La légende veut que quelques gouttes du lait maternel soient tombées sur une feuille tandis que la Vierge Marie allaitait son enfant à proximité d'un plant de chardon-Marie.

La feuille du chardon-Marie présente aussi sur son rebord des bractées épineuses qui ne doivent surtout pas vous rebuter. Car le

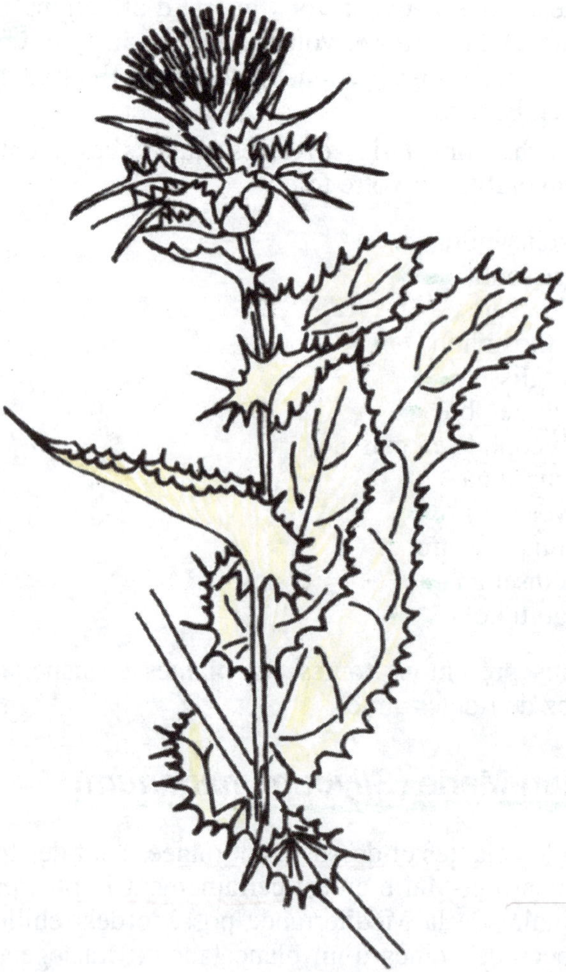

Le chardon-Marie

chardon-Marie est tout simplement miraculeux pour votre foie. Si vous vous croyez condamné à mourir à petit feu à cause d'une maladie chronique du foie, voilà véritablement votre “planche de salut”.

Ses semences agissent beaucoup mieux que ne le font les traitements conventionnels basés sur l'utilisation de puissants stéroïdes, d'immunodépresseurs et, dans les cas ultimes, sur une transplantation de l'organe.

En Allemagne, où la plus grande partie des recherches sur le chardon-Marie ont été menées, les médecins l'utilisent couramment pour traiter les cirrhoses et les affections chroniques du foie.

Le chardon-Marie à travers les siècles

L'usage de cette plante bénie qui remonte à la Rome antique, s'est perpétué à travers les temps. Autrefois, en Europe, on faisait bouillir les capitules floraux que l'on consommait comme des artichauts afin de tonifier le foie.

Au 1er siècle, Pline l'Ancien considérait déjà le chardon-Marie comme un puissant remède pour le foie. Plus tard, les naturalistes du Moyen-Âge et ceux des siècles qui ont suivi l'ont aussi chaudement recommandée. En 1694, Westmacott écrivait : “C'est un ami du foie et du sang.”

Avec l'arrivée du XXe siècle, la plante a temporairement été reléguée aux oubliettes. Le regain de popularité qu'on lui connaît aujourd'hui est en fait assez récent. Il est attribuable à des études allemandes qui, dans les années 1970, ont clairement démontré sa valeur unique, en identifiant plusieurs agents pharmacologiques de la graine, dont la *silymarine*.

Plus de 200 études plus positives les unes que les autres

Aujourd'hui, le nombre d'études cliniques et expérimentales portant sur le chardon-Marie s'élève à plus de 200. Celles-ci démontrent clairement que la plante aide à prévenir et à guérir plusieurs affections du foie dont :

- la stéatose hépatique
- les hépatites aiguës et chroniques
- les lésions hépatiques liées à la prise de médicaments ou à l’exposition à des substances toxiques
- les cirrhoses avancées contre lesquelles la médecine conventionnelle reste souvent impuissante

En fait, ces recherches modernes confirment le bien-fondé de l’utilisation empirique du chardon-Marie pour tous les problèmes hépatiques.

Elles démontrent que la silymarine et son principal ingrédient actif la silybine peuvent :

- prévenir la réduction du taux de glutathion et la peroxydation des lipides du foie ;
- stabiliser les membranes cellulaires ;
- normaliser les cellules (action anti-fibrogénique) ;
- réduire l’inflammation ;
- améliorer plusieurs fonctions hépatiques.

Un bon antidote en cas d’empoisonnement

Dans le cadre de l’une de ces études, les chercheurs ont expérimentalement donné à des rats un produit toxique. 130 jours plus tard, tous les cobayes étaient morts.

Dans un 2e temps, les chercheurs ont répété l’expérience mais, en plus du poison, ils ont donné du chardon-Marie aux rats testés. Résultat : 70 % de ces rats ont survécu.

Mais il n’y a pas que les rats qui peuvent échapper à l’empoisonnement grâce au chardon-Marie. Cette plante a aussi sauvé la vie d’un grand nombre de personnes intoxiquées à l’amanite, un champignon mortel.

Dans le cadre d’une étude qui remonte à 1981, le chercheur G. Vogel, de l’Université de Munich, a donné à 49 patients intoxiqués à l’amanite, une injection quotidienne de silymarine, un complexe de bioflavonoïdes antioxydants contenu dans le chardon-Marie. Cette injection s'ajoutait au traitement conventionnel.

Les résultats ont été spectaculaires. Le taux de mortalité qui variait normalement entre 30 et 40 % est passé à 0 %. Et ce, en dépit du fait que les victimes aient été soignées seulement 2 à 3 jours après avoir été intoxiquées.

Un coup de baguette magique qui peut vous délivrer du cancer

En 1991, cet extrait de chardon-Marie était reconnu pour la protection qu'il conférait au foie. Mais depuis, à la lumière de nouvelles et nombreuses recherches qui se poursuivent toujours, d'autres propriétés ont été découvertes.

Une étude allemande (Sonnenbichler, 1999) a démontré que la *silybine*, le principal agent actif de la silymarine stimule la croissance des cellules saines du foie (et des reins) tout en inhibant celle des cellules malignes.

De plus, le simple fait que la silybine augmente le taux de glutathion dans le foie confère une protection contre le cancer puisqu'un taux supérieur de glutathion produit un changement dans la fonction immunitaire. Celui-ci est alors mieux en mesure de lutter contre le cancer et les infections virales.

En cas de lésions au foie dues à l'alcool

Le chardon-Marie permet de reconstruire les cellules endommagées par l'abus d'alcool et d'en restaurer la capacité métabolique.

Dans une étude regroupant 116 personnes atteintes de lésions hépatiques dues à l'alcool, des chercheurs allemands ont administré des doses quotidiennes de 420 mg de chardon-Marie.

L'état des malades s'est vite amélioré. Au bout de 2 semaines, le taux élevé d'enzymes hépatiques – signe de lésions au foie – avait considérablement diminué.

Des recherches démontrent que la silybine réduit les dommages causés au foie par l'alcool et qu'elle prévient le développement de fibrose, en aidant les cellules hépatiques normales ayant la forme d'étoile.

En cas d'inflammation, ces cellules s'activent et se transforment en myofibroblastes, lesquelles favorisent un accroissement de dépôts de collagène conduisant à la fibrose. De plus, les myofibroblastes sécrètent diverses substances qui, à leur tour, favorisent la formation de cellules de type étoile qui se transformeront aussi en myofibroblastes. Un véritable cercle vicieux !

Grâce à son pouvoir anti-fibrogénique, la silybine inhibe la transformation de cellules stellates en myofibroblastes.

Si vous avez un foie endommagé par l'alcool, n'hésitez surtout pas à prendre du chardon-Marie. Mais retenez aussi que le chardon-Marie s'avère beaucoup plus efficace lorsque la personne affectée cesse de consommer de l'alcool.

En cas d'hépatite chronique d'origine virale

Non seulement le chardon-Marie vient à bout des hépatites virales mais, qui plus est, il peut même enrayer les hépatites chroniques.

Toute une série d'études allemandes le démontre. Dans l'une d'elles, des médecins ont donné aux sujets affectés de telles hépatites une dose quotidienne de 420 mg de chardon-Marie. Au bout de 9 mois, des biopsies ainsi que l'analyse du taux de transaminase sanguin (une enzyme hépatique) ont démontré que les lésions hépatiques s'étaient résorbées.

En cas de cirrhose du foie

Malgré son grand pouvoir sur votre foie, le chardon-Marie ne peut inverser le processus de dégénérescence lorsque la cirrhose est suffisamment avancée pour provoquer des symptômes tels que :

- des saignements œsophagiens ou rectaux ;
- l'ascite (épanchement de sérosité dans le péritoine).

Par contre, des études ont démontré qu'à long terme, la prise quotidienne de 420 mg de silymarine ralentit la progression de la maladie.

Citons notamment cette étude allemande menée en 1987 impliquant 179 patients atteints de cirrhose. Ces malades ont reçu quotidiennement soit 420 mg de silymarine soit un placebo.

Au bout de 2 ans, on a compté 60 % plus de décès chez les patients qui avaient reçu un placebo que chez les autres.

En cas d'intoxication

Vous l'avez vu un peu plus haut, des études ont révélé que le chardon-Marie lutte efficacement contre les intoxications provoquées par l'ingestion de l'amanite. Mais son intérêt ne se limite pas à cette intoxication particulière. Il s'est aussi révélé efficace pour lutter contre les effets toxiques de médicaments psychotropes, à base de phénothiazines et butyrophénones, et contre l'acétaminophène, une composante des Tylenol.

Et si votre travail vous expose à des produits chimiques dangereux tels que l'oxyde de carbone, la formaldéhyde, l'ozone, les gaz carboniques, etc., la prise de chardon-Marie peut encore enrayer les méfaits de ces substances sur votre foie.

En cas de cancer

Certains médecins allemands recommandent le chardon-Marie à leurs patients atteints d'un cancer du foie. Aucune étude ne démontre son efficacité à lutter contre cette grave affection, mais il est évident que le chardon-Marie ne peut pas nuire. Ces médecins seraient plutôt portés à penser le contraire.

De toute façon, puisque le cancer du foie est considéré comme incurable, le malade n'a vraiment rien à perdre.

Par ailleurs, vous serez peut-être intéressé d'apprendre que grâce à sa puissante action antioxydante, le chardon-Marie offre une bonne protection contre les cancers de la peau.

Des expériences cliniques conduites sur des souris ont donné à cet égard d’excellents résultats ce qui, selon les chercheurs, augure très bien pour les humains.

Cueillette et utilisation

Les principes actifs du chardon-Marie sont contenus dans ses semences. Comme le chardon-Marie pousse très bien dans les jardins, vous pouvez en cultiver quelques plants et faire une provision de semences. Récoltez les graines vers la fin de l’été ou au début de l’automne, alors qu’elles sont bien mûres. Voici quelques modes d’utilisation :

En décoction

- Mesurez 1/2 cuillerée à café de semences broyées pour 1 tasse d’eau.
- Amenez à ébullition et laissez mijoter durant 5 minutes.
- Laissez infuser 20 à 30 minutes, filtrez et buvez.

À titre préventif ou pour une cure de nettoyage, vous pouvez boire 2 tasses par jour réparties tout au long de la journée.

Vous pouvez aussi préparer une macération à l’alcool. Dans ce cas :

- Mettez 1/2 cuillerée à café de semences écrasées dans un minimum d’alcool à 40 %.
- Laissez macérer 2 à 3 heures.
- Filtrez, ajoutez une tasse d’eau chaude, un peu de miel et buvez.

Si vous souffrez d’un problème de foie, buvez 1 tasse de votre préparation avant chaque repas. En soirée, buvez une préparation qui combine le chardon-Marie et la menthe.

En pilules

Vous trouverez sur le marché des pilules qui sont des concentrés de silymarine (70 à 80 % d’extrait normalisé de silymarine) pour soigner les maladies du foie et les troubles de la fonction hépatique.

Comme le précise l'étiquette, vous devez en prendre 420 mg par jour, répartis en 3 prises.

> ### *La rapidité d'action du chardon-Marie*
>
> Le chardon-Marie agit rapidement. Une amélioration mesurable à la réduction du taux d'enzymes et de l'hypertrophie du foie se produit souvent au bout de 5 à 8 jours.
>
> Par contre, si vous présentez des dommages au foie liés à une consommation excessive d'alcool, l'amélioration est plus lente. Selon les études, elle commence à se manifester au bout d'1 à 2 mois de traitement. Et pour une guérison complète, vous devez poursuivre votre traitement sur plusieurs mois.

Des effets secondaires ?

En plus de son efficacité qui surpasse la presque totalité des médicaments dont dispose la médecine conventionnelle pour traiter les problèmes du foie, le chardon-Marie possède un autre avantage. Il n'entraîne aucun effet secondaire si ce n'est de légers troubles digestifs qui n'affectent qu'1 % des utilisateurs.

Vous pouvez également le prendre en combinaison avec d'autres médicaments. Selon les études réalisées, aucune toxicité n'en résulte.

Le pissenlit (*Taraxacum officinal Weber*)

Ce n'est sans doute pas un hasard si le pissenlit est une des premières fleurs à égayer nos pelouses, et qui plus est, avec une telle abondance !

Si, à la sortie de l’hiver, votre teint tire un tantinet sur le jaune, c’est à cette plante que vous devez penser.

Outre ses nombreux minéraux, dont le soufre et la silice, ainsi que ses vitamines (beaucoup de vitamine A, notamment : 13.700 U.I. pour 100 g), on trouve dans sa composition plusieurs substances rares : taraxacine, inuline, choline, mannitol, acide hydroxycinnamique, lévulose, diastases, stérols, etc.

Autant de substances qui se conjuguent pour exercer une action des plus toniques sur le foie et sur le pancréas (avis aux diabétiques !). C’est donc une plante précieuse en cas :

- d’angiocholite chronique
- de jaunisse
- de petite insuffisance hépatique
- de lithiase biliaire et vésiculaire (le pissenlit permet notamment la résorption des calculs)
- de tous problèmes découlant d’un foie paresseux : mauvaise digestion, maux de tête, manque d’énergie, eczéma, etc.

Mentionnons encore que le pissenlit :
- exerce une action stimulante sur l’estomac et l’intestin
- qu’il combat les infections fongiques (champignons)
- qu’il favorise une bonne circulation sanguine
- qu’il tonifie la peau
- qu’il nettoie et tonifie les vaisseaux sanguins
- qu’il est diurétique, légèrement laxatif et fait baisser le mauvais cholestérol
- qu’il combat les rhumatismes, l’arthrite
- que c’est un tonique général extraordinaire

Étonnant tout de même qu’autant de jardiniers s’acharnent contre une plante dotée d’autant de vertus.

Cueillette et utilisation

Si votre terrain est exempt de produits chimiques et peuplé de pissenlits, n'hésitez pas à en cueillir de bonnes quantités. N'ayez crainte, l'espèce ne figure pas sur la liste des plantes menacées.

– Pour une cure printanière, ajoutez les jeunes feuilles dont l'extrémité est encore blanche dans vos salades. C'est ainsi que vous profiterez au maximum des vertus de la plante. Vous pouvez également faire sécher les feuilles pour en faire des tisanes lorsque l'hiver sera venu.
– En été, les feuilles sont trop amères pour les manger en salade, mais vous pouvez en faire des infusions..

  Vous pouvez aussi cueillir les boutons du pissenlit pour en faire de délicieuses macérations. Du même coup, vous empêchez des milliers de petits parachutes de se répandre un peu partout.
– À l'automne (ou au printemps), muni d'un tire-racines, faites une provision de racines. Choisissez des plants de 2 ans en raison de leur plus forte concentration en principes actifs.

Après avoir lavé les racines, étendez-les sur une claie dans un endroit ombragé et bien aéré. Il faut environ 2 semaines pour qu'elles sèchent complètement.

Ces racines pourront vous être utiles en décoctions durant les mois d'hiver. Utilisez alors 1 bonne cuillerée à café de racines hachées pour 250 ml d'eau. Faites mijoter 5 à 10 minutes, laissez infuser et buvez.

Contre-indications

Le pissenlit ne semble avoir aucun effet secondaire nocif outre une légère irritation cutanée suite à des contacts répétés avec la plante.

Par ailleurs, certains naturophates recommandent de ne pas avoir recours au pissenlit en cas :

– d'insuffisance rénale ou cardiaque ;
– d'obstruction des intestins ou des conduits biliaires ;
– d'inflammation de la vésicule biliaire.

Un vin de pissenlit pour stimuler votre vésicule biliaire

- 4 litres d’eau bouillante
- 250 g de fleurs de pissenlit tout juste cueillies
- 2 oranges et 2 citrons (sans leur jus)
- 1,5 kilo de miel (de pissenlit, idéalement)
- 15 g de levure sèche à vin blanc

Versez l’eau bouillante sur les fleurs.

Diluez le miel dans le mélange. Coupez les agrumes en dés et ajoutez-les au mélange.

Laissez fermenter le tout dans un contenant de verre ou de grès dans un endroit sombre, à 20ºC, pendant 3 semaines, en remuant le mélange tous les 2 ou 3 jours.

Quand la fermentation est finie, filtrez avec du coton à fromage, et mettez le vin en bouteille.

Laissez vieillir pendant au moins 9 mois.

Recette tirée de *Plantes sauvages médicinales*, Anny Schneider, Éditions de l’Homme, 1999.

Le schisandra (*Schisandra chinensis*)

Le schisandra est une plante très populaire en Chine mais encore peu connue des Occidentaux. Elle est pourtant très intéressante dans le traitement des troubles hépatiques. Comme le rapporte James A. Duke dans *Le Pouvoir des Plantes*, Éd. Marabout, il ne serait pas étonnant que cette plante occupe sous peu une place aussi importante que le chardon-Marie dans le traitement des troubles hépatiques.

En effet, la semence du schisandra renferme plus de 30 composés qui protègent le foie. En 1984, 22 de ces composés ont été testés par le chercheur japonais H. Hikino et la majorité d'entre eux se sont avérés efficaces.

Posologie

En Chine, les gens prennent 1 à 7 cuillerées à café de semences broyées durant 1 mois pour se remettre d'hépatites virales.

Des effets secondaires ?

Une étude tchécoslovaque effectuée sur de petits animaux en 1966 indique que la plante possède un effet stimulant à faible dose mais que celui-ci s'inverse à dose élevée.

Les études du chercheur japonais H. Hikino, ci-dessus mentionné, vont dans le même sens.

L'aloe vera (*Aloe barbadensis*)

L'aloe vera est une plante des contrées tropicales, assez bien connue dans le domaine des soins cutanés. Mais saviez-vous que le jus de cette plante grasse facilite grandement la digestion et qu'il exerce aussi une action très favorable sur le foie ?

Posologie

Si vous souffrez de problèmes digestifs, qu'ils soient liés à l'estomac, au foie ou à l'intestin, prenez 2 ou 3 cuillerées à soupe de jus d'aloe vera avant ou après les repas. Vous trouverez facilement ce produit dans les boutiques de produits diététiques.

Le jus d'aloe vera est également idéal pour atténuer les méfaits d'un abus d'alcool. Si vous avez trop bu, prenez-en quelques cuillerées à soupe sans oublier de boire beaucoup d'eau. Le lendemain sera certainement moins pénible.

Où pouvez-vous en trouver ?

Il y a beaucoup de mauvais produits à base d'aloe vera sur le marché. Pour en avoir un excellent, contactez Forever Living Products.

Adresse : 14, rue Pergolèse – 75116 Paris.

Téléphone : 01.45.00.00.85

L'orthosiphon (*Orthosiphon stamineus*)

Orthosiphon vient des termes grecs ortho et syphon. Ortho pour droit, élancé, élevé et syphon pour tuyau. L'appellation définit parfaitement la corolle de la fleur, un long tube effilé.

L'orthosiphon pousse spontanément dans toutes les régions tropicales et subtropicales.

Une action hépato-biliaire reconnue

En Indonésie, on en tire un thé, le thé de Java que l'on boit depuis de nombreux siècles pour soigner les maladies des reins et de la vessie. Des recherches modernes ont depuis confirmé ces propriétés mais elles ont aussi révélé une action hépato-biliaire importante.

L'orthosiphon est désormais reconnu pour son effet cholérétique (stimulation des cellules hépatiques et des sécrétions biliaires dans les voies intestinales) et son effet cholagogue puissant (il stimule les fonctions du foie et facilite l'évacuation de la bile) ainsi qu'un renforcement de l'activité anti-toxique du foie.

Le Dr Yves Donnadieu, de la faculté de médecine de Paris, voit dans l'orthosiphon un “désintoxicant hépato-biliaire de tout premier plan”.[1]

Notons au passage que des recherches ont également confirmé 2 autres propriétés de l'orthosiphon :

– une action anti-cholestérol qui le rend utile dans les cas d'hypercholestérolémie ;

1 - “L'orthosiphon (Thé de Java) des propriétés thérapeutiques confirmées“, *Plantes & Santé*, France, juin 2000.

– une action hypoglycémiante qui, en mesure d'appoint, en fait une plante utile dans le traitement du diabète.

Sa richesse en flavoïdes permettrait également une meilleure mobilisation de graisses hors des cellules graisseuses d'où son intérêt dans les cas de cellulite et de surcharge pondérale.

Posologie

L'orthosiphon se trouve facilement un peu partout en Europe. Vous pouvez vous le procurer sous forme de feuilles séchées, de gélule ou d'ampoule.

1. En infusion :
   - Infusez 10 g de feuilles séchées pour 1/2 litre d'eau.
   - Laissez infuser 15 à 20 minutes.
   - Filtrez et buvez l'infusion en 2 prises : une première moitié vers le milieu de la matinée et l'autre durant l'après-midi.
2. En infusé concentré :

   Disponible en pharmacie sous l'appellation “Urosiphon”. Versez une ampoule dans un grand verre d'eau et buvez avant le repas du matin ou du midi. 1 ampoule par jour suffit.
3. En extrait sec :

   Disponible en pharmacie sous l'appellation “Titrex d'orthosiphon”. Prenez-en 400 à 600 mg par jour répartis sur 2 prises.
4. En gélules de poudre de feuilles séchées :

   Selon Yves Donnadieu à qui nous avons déjà fait référence un peu plus haut, les gélules de poudre de feuilles séchées sont la meilleure forme d'utilisation, puisqu'en offrant le totum végétal de la plante, l'action synergique est préservée. Dans le cas de l'orthosiphon, cette synergie est particulièrement importante.

   Prenez 4 à 6 gélules par jour avant le petit déjeuner et le repas du midi. Les gélules renferment habituellement entre 250 et 300 mg de poudre de feuilles séchées.

Quelle que soit la forme que vous choisissez, pour être efficace votre cure devrait durer au moins 1 mois et être répétée tous les trimestres, durant un certain temps, afin de maintenir les résultats obtenus.

Une fiche parfaitement vierge

L'orthosiphon ne fait l'objet d'aucun effet secondaire indésirable connu et il est parfaitement bien toléré même en cas d'absorption massive.

Aucune incompatibilité avec d'autres thérapeutiques n'a été signalée dans les nombreuses publications scientifiques déjà parues.

La réglisse (*Glycyrrhiza glabra*)

La réglisse était déjà utilisée 500 ans avant J.-C. Chez les anciens Grecs, on s'en servait pour soigner l'asthme, les affections pulmonaires et les ulcères de la bouche.

En médecine traditionnelle chinoise, elle est l'une des plantes les plus importantes. On l'utilise pour traiter plusieurs maux dont notamment certains troubles hépatiques.

La racine de la réglisse, que l'on récolte en automne, renferme de la glycyrrhizine, un composé actif qui vous permet d'inhiber les dommages hépatiques causés par plusieurs substances chimiques.

Le naturopathe Joseph Pizzorno, président du Bastyr College of Naturopathy à Seattle ainsi que Michael Murray, co-auteur de *A Textbook of Natural Medicine*, font état d'essais cliniques bien conçus démontrant que la glycyrrhizine est tout à fait efficace dans le traitement des hépatites virales.

Du côté de la Russie, des études menées sur des animaux suggèrent que le mélange de plantes suivant aide à prévenir les dommages du foie :

- réglisse
- menthe
- rose
- tanaisie vulgaire
- ortie

Autre fait intéressant, des études ont aussi démontré que la glycyrrhizine peut ralentir la progression du HIV, en retarder l'apparition des symptômes et atténuer les effets secondaires de l'AZT.

Son usage particulier au Japon

Au Japon, la *glycyrrhizine* est couramment employée en injections intraveineuses sous le nom de SNMC (ou Stronger Neo-Minophagen C – un extrait de réglisse). Outre la glycyrrhizine, le SNMC renferme un acide aminé – la *glycine* – et d'autres substances qui agissent comme stabilisant de la réglisse et qui neutraliseraient ses effets secondaires potentiels.

Pour la médecine japonaise, c'est une méthode classique pour soigner les hépatites B et C.

Ainsi, lors d'une étude consacrée à l'hépatite B chronique, le SNMC a fait fort bonne figure par rapport au traitement habituel : l'interféron alpha.

Et tout indique qu'en réduisant l'inflammation du foie, le SNMC peut aussi empêcher les hépatites virales d'évoluer jusqu'à la cirrhose et au cancer du foie. (Au Japon, le taux de cancer du foie augmente de 5 à 7 % chaque année parmi les personnes atteintes d'une cirrhose d'origine virale !).

De toute évidence, vous avez intérêt à essayer cette méthode si votre médecin peut se procurer ce produit.

Posologie et mode d'emploi

Par voie interne, vous pouvez prendre :

- 5 à 15 g de racine par jour, ce qui équivaut à 200 à 600 mg de glycyrrhizine ;
- 200 à 300 mg de gomme à mâcher, 3 fois par jour avant les repas et avant d'aller au lit ;
- 2 à 5 ml de teinture, 3 fois par jour également ;
- sous forme de décoction, mélangez 1 part de réglisse pour 3 parts de racines de pissenlit. Buvez-en 2 à 3 tasses par jour.

Contre-indication et effets secondaires

Chez certaines personnes, la glycyrrhizine peut augmenter la pression artérielle et provoquer une rétention d’eau.

De plus, elle est déconseillée :

- aux femmes enceintes
- aux personnes qui souffrent d’hypertension
- à celles qui prennent des médicaments à base de corticoïdes
- à celles qui présentent des problèmes rénaux

Par ailleurs, notez qu’une consommation excessive (plus de 3 tasses par jour) ou prolongée (plus de 2 ou 3 semaines) peut occasionner les effets suivants :

- maux de tête
- léthargie
- rétention de sel et d’eau
- perte excessive de potassium
- hypertension artérielle

Pour toutes ces raisons, mieux vaut consulter avant d’entreprendre une cure à long terme soit, plus de 2 ou 3 semaines.

La réglisse peut également interagir quand elle est prise avec certains médicaments. Combinée à la prise de diurétiques notamment, elle augmente parfois la perte de potassium. (Une perte accrue de potassium augmente la sensibilité aux glucosides de la digitaline.)

En solo ou en chœur ?

Vous avez peut-être déjà remarqué que plusieurs fabricants offrent des produits constitués d’une variété de plantes plus ou moins importante.

Il est vrai que la combinaison de certaines plantes médicinales crée une synergie qui confère une plus grande efficacité au tout qu'à la somme de chacune de ses parties. Mais tel n'est pas toujours le cas.

Plusieurs sociétés ont plutôt recours à ce stratagème pour créer un produit difficilement imitable par les concurrents.

Comme le rapportait Varro E. Tyler, une référence internationale dans le domaine des plantes, la plupart des mélanges que l'on trouve sur le marché n'ont fait l'objet d'aucune étude.

Rien ne prouve que ces combinaisons offrent un avantage particulier. Au contraire, en règle générale, plus il y a de plantes qui figurent sur l'étiquette, moins la quantité de chacune de ces plantes est importante. Elle est parfois même tout à fait insignifiante.

C'est pourquoi Varro E. Tyler préfère, pour sa part, se procurer des comprimés qui ne contiennent qu'une seule plante.

Si, de votre côté, vous préférez des formules mixtes, lisez attentivement l'étiquette pour savoir dans quel pourcentage chacune des plantes est présente. Les plantes les plus actives devraient évidemment figurer en tête de liste.

(D'après *Prevention*, novembre 2000)

Le gingembre (*Zingiber officinale*)

Les Chinois connaissent et apprécient ce savoureux rhizome depuis plus de 2.500 ans. Ils l'utilisent abondamment dans la cuisine mais également à des fins médicinales. Le gingembre est excellent pour combattre la nausée qui vous le savez, est souvent liée à un problème hépatique.

Lors d'une étude en double aveugle impliquant 36 étudiants souvent nauséeux, on a constaté que la prise de 940 mg de poudre de gingembre était plus efficace que la prise de 100 mg de dimenhydrinate (un médicament anti-nausée) pour soulager la nausée.

Les 2 remèdes étaient consommés 25 minutes avant un test qui consistait à asseoir les patients sur une chaise inclinée et rotative.

En plus d'enrayer la nausée, le gingembre renferme plusieurs composés qui protègent le foie. James A. Duke, déjà cité ci-dessus, doute que le gingembre puisse traiter un problème d'hépatite virale. Mais si vous en aimez le goût, n'hésitez pas à en consommer pour faciliter votre digestion et supprimer les nausées liées aux troubles du foie.

Posologie

Vous pouvez utiliser le gingembre dans la préparation de vos plats, en faire des décoctions ou le prendre en comprimés.

La dose recommandée par le *Complete German Commission E Monographs*[1] est de 2 à 4 grammes de rhizomes par jour ou une préparation équivalente.

Contre-indication

En cas de calculs biliaires, le *Complete German Commission E Monographs* recommande de consulter d'abord son médecin.

Précaution

D'importantes mégadoses de gingembre peuvent entraîner une dépression du système nerveux central et provoquer de l'arythmie cardiaque.

1 - La “Commission E” est un comité d'experts allemands qui a étudié les plantes médicinales de manière systématique et indépendante. Font principalement partie de ce comité : des médecins, des pharmaciens, des pharmacologues, des toxicologues, des représentants de l'industrie pharmaceutique.
Ce comité a accompli un travail remarquable qui fait autorité en matière de phytothérapie, partout dans le monde. Les recommandations de la Commission E correspondent à la pharmacopée officielle allemande.

Le lycopode en massue (*Lycopodium clavatum*)

Également désigné sous les appellations patte-de-loup, pied de loup, herbe aux massues, griffe de loup et éguaire, le lycopode pousse abondamment dans les endroits boisés frais. Il ressemble à de la bruyère mais son feuillage est toutefois plus mou et plus épais.

Dans *La Santé à la Pharmacie du Bon Dieu*, Maria Trében mentionne que le lycopode est irremplaçable dans les cas d'hépatite et de tumeurs maladives des tissus conjonctifs du foie.

Elle rapporte même le cas d'un homme qui souffrait d'une cirrhose au dernier degré accompagnée de dyspnée nocturne. Selon les médecins, l'homme était incurable.

Sur les conseils de Mme Trében, l'épouse de l'homme en question commença à lui donner des tisanes de lycopode ce qui fit rapidement effet. Dès les premières tasses, la dyspnée dont il souffrait depuis des années disparut.

L'auteur recommande chaudement le lycopode dans tous les cas de cirrhose, voire d'atteinte maligne du foie.

Cueillette et utilisation

- Jetez 1 cuillerée à café rase de lycopode dans 250 ml d'eau bouillante.
- Laissez infuser quelques minutes avant de boire à petites gorgées.

Pour les affections bénignes du foie, ne prenez qu'1 tasse par jour, le matin avant le petit déjeuner.

En cas de cirrhose ou de maladies malignes du foie, buvez-en 2 tasses par jour.

Le curcuma (*Curcuma domestica*)

Le curcuma, cette racine jaune vif qui confère un goût typique aux mets indiens, ne possède pas que des qualités culinaires. L'Inde et la Chine l'utilisent depuis longtemps pour traiter la jaunisse. Et depuis quelques décennies, les Occidentaux découvrent aussi ces vertus. Des études ont en effet démontré que le curcuma combat efficacement les troubles hépatiques. Cette plante recèle également des vertus anticoagulantes, anti-inflammatoires et hypocholestérolémiantes.

Posologie

Prenez 3 fois par jour 1 cuillerée à café de poudre de curcuma diluée dans de l'eau chaude.

Précaution

En trop grande quantité, le curcuma provoque parfois des réactions cutanées et des irritations gastriques.

Par ailleurs, en cas de calculs biliaires, le *Complete German Commission E Monographs* recommande de consulter d'abord un médecin.

La verveine (*Verbena officinalis*)

Pline disait de la verveine qu'elle guérit tout ; d'où son appellation populaire : herbe de tous les maux. Cette affirmation est certainement exagérée mais il n'en reste pas moins que la verveine a été appréciée de plusieurs peuples.

Pour les Druides, il s'agissait d'une plante sacrée tandis que les Romains l'utilisaient pour purifier leurs demeures et leurs temples.

Au Moyen-Âge, la verveine entrait dans la préparation de filtres magiques.

Le fameux *Complete German Commission E Monographs* lui reconnaît aussi plusieurs propriétés dont celles de stimuler la fonction hépatique et de lutter contre la jaunisse.

Cueillette et utilisation

La verveine médicinale pousse facilement dans les champs ou au jardin, il est facile d'en faire des provisions. Cueillez les parties aériennes juste avant l'épanouissement complet des fleurs et faites sécher en petits bouquets suspendus dans une pièce sombre et bien aérée.

Pour obtenir des infusions :

- Prenez 1 cuillerée à café de plante séchée pour 1 tasse d'eau chaude.
- Laissez infuser quelques minutes et buvez à raison de 3 tasses par jour.

L'épine-vinette (*Berberis vulgaris*)

L'écorce de l'épine-vinette contient de la berbérine, un alcaloïde qui exerce une action tonique sur le foie. Les Amérindiens avaient recours à cette plante pour régulariser la fonction biliaire et du même coup nettoyer l'estomac et l'intestin.

L'épine-vinette est également excellente pour soulager la rate lorsque celle-ci est enflée et douloureuse.

Cueillette et utilisation

Recueillez l'écorce de la tige et celle des racines.

Contre-indications

Chez les femmes enceintes, l'épine-vinette peut provoquer une fausse-couche ou un accouchement prématuré ce qui en fait une contre-indication.

Le ginseng (*Panax ginseng C. A. Meyer*)

Le *Panax ginseng* est un ginseng en provenance de l'Extrême-Orient, par opposition au *Panax quinquefolium L.* ou *ginseng américain*, dont nous vous dirons quelques mots à la fin de cette section.

Des chercheurs ont démontré que le ginseng asiatique :

- stimule l'activité du foie ;

- favorise la production d’enzymes qui décomposent les substances absorbées par le corps.

Parmi ces chercheurs, il faut signaler notamment H. Oura et ass. (1973) et S. Igarashi et ass. (1975) qui ont étudié l’effet des *saponines* du ginseng coréen sur les cellules hépatiques de rats. Ces 2 équipes ont ainsi pu observer que les saponines stimulaient la biosynthèse de l’ARN, de l’ADN et des protéines du foie (in vivo et in vitro).

D’autres chercheurs, S. Igarashi et ass., ont été témoin d’un phénomène remarquable après avoir injecté des saponines à des rats dont ils avaient éliminé 2/3 du foie. *La régénération du foie était 34 % plus rapide que dans le groupe-contrôle !*

De toute évidence, le ginseng peut protéger votre foie contre des agents très toxiques. C’est ainsi que lors d’une étude (1978), Hahn et ses coéquipiers ont vu qu’en comparaison du foie des rats du groupe-contrôle, le foie des rats traités avec du ginseng était moins endommagé par des substances très toxiques.

Les remarquables possibilités du ginseng

→ Le ginseng peut vous aider à traiter l’hépatite B, comme le suggère une étude de K.H. Koo et ass. menée en 1981. Selon ces chercheurs, il est intéressant de combiner les thérapeutiques connues avec le ginseng.

De la sorte, on arrive entre autres à empêcher que les crises d’hépatites aiguës ne dégénèrent en hépatites chroniques.

→ Le ginseng vous offre d’autres possibilités thérapeutiques :

- cirrhose du foie ;
- symptômes secondaires des troubles hépatiques (maux de tête, vertige, nausée, etc.).

→ Servez-vous du ginseng pour combattre l’effet de la “gueule de bois” ! Comme l’explique le biologiste et gériatre britannique, Stephen Fulder, dans l’un de ses ouvrages :

“Quant à l’alcool, il est désormais prouvé que le ginseng (...) accélère sa décomposition et son élimination. La dose mortelle ou nocive d'alcool est plus élevée si l'organisme a absorbé auparavant du ginseng ou de l'éleuthérocoque [voyez ci-après]. Des chercheurs soviétiques ont soumis à des tests de précision, de vitesse et de coordination des volontaires auxquels ils donnaient de la vodka : les performances étaient améliorées par l'ingestion préalable d'éleuthérocoque." *Le Tao de la médecine – Ginseng, remèdes orientaux et techniques de l'harmonie*, Presses de la Renaissance, Paris, 1983, p. 227)

Posologie

Normalement, la dose recommandée pour les divers usages du ginseng va de 1.000 mg à 3.000 mg par jour pendant une période maximale d'un mois et demi. Mais ce n'est pas forcément une règle absolue.

Toutefois, si vous comptez faire un usage prolongé du ginseng, il vaudrait mieux que vous vous fassiez suivre par un naturopathe ou un médecin ouvert aux thérapeutiques naturelles. De toute façon, une approche globale est toujours préférable pour traiter les troubles de foie sérieux.

Pour prévenir ou soigner la "gueule de bois", prenez 1.000 à 3.000 mg la "veille" et le "lendemain de la veille".

Remarque

Ce qui vient d'être dit ici vaut également dans une certaine mesure pour le ginseng américain.

L'éleuthérocoque (*Eleutherococcus senticosus Maxim.*)

Cette plante est le cousin sibérien du ginseng. D'où son surnom commercial de "ginseng sibérien".

Grosso modo, tout ce qui vient d'être dit au sujet du ginseng s'applique à l'éleuthérocoque.

Cette plante a fait l'objet d'études considérables dans l'ex-URSS où, de façon générale, les plantes médicinales étaient à l'honneur. (Et ce, pour une raison très simple : par réaction contre le capitalisme sauvage associé aux grandes sociétés pharmaceutiques, le communisme privilégiait la médecine populaire autant que possible.)

Les chercheurs de l'ex-URSS étaient convaincus que l'éleuthérocoque exerçait la même action protectrice contre les toxines que le ginseng. Tant et si bien qu'ils avaient inclus un certain pourcentage d'éleuthérocoque dans des médicaments puissants afin de contrecarrer leurs effets secondaires toxiques.

Posologie

Même recommandation que pour le ginseng.

Gotu kola ou hydrocotyle asiatique (*Centella asiatica ou Hydrocotyle asiatica*)

Cette plante de marécage est originaire de l'Inde. Mais on la retrouve aussi au Sri Lanka, en Chine, en Indonésie, en Australie et en Afrique du Sud ainsi que dans les régions tropicales du Nouveau Monde.

Vous pouvez néanmoins vous en procurer facilement des extraits en Europe.

En Asie, le gotu kola a la réputation de favoriser la longévité. Un proverbe du Sri Lanka dit d'ailleurs ceci à ce propos : "Deux feuilles par jour éloigneront la vieillesse."

La médecine ayurvédique l'utilise depuis longtemps pour une multitude d'usages. Traditionnellement, on l'utilisait aussi pour la jaunisse.

De nos jours, on la recommande notamment pour traiter les veines variqueuses, divers troubles cutanés (dont le psoriasis) mais aussi les pertes de mémoire. Le gotu kola fait d'ailleurs partie de plusieurs préparations pour améliorer les capacités cérébrales.

Des études ont aussi porté sur son usage pour traiter la cirrhose, la jaunisse, les hépatites chroniques, les fibroses hépatiques et les lésions de la vessie dues aux infections par la bilharzie (voyez le lexique).

Son usage pour les cirrhoses d'origine alcoolique ou inconnue et les fibroses hépatiques semble assez concluant.

Utilisation

Ce sont ses feuilles qui sont utilisées à des fins thérapeutiques.

Notez que dans le cas des lésions à la vessie causée par la bilharzie, le traitement se fait par injection.

Posologie

Pour l'usage par voie interne :

- Extraits standards (40 % d'asiaticosides, 29-30 % d'acide asiatique, 29-30 % d'acide madécassique et 1-2 % de madécassosides) : 60 à 120 mg par jour.
- En teinture (concentration 1 pour 5) : 10 à 20 ml par jour.
- En feuilles séchées : 2 à 4 g par jour.
- En extraits fluides (concentration 1 pour 1) : 2 à 4 ml par jour.

Des effets secondaires ?

Il y a fort peu de données scientifiques sur les risques possibles liés à l'usage du gotu kola. Reste que cela fait très longtemps qu'il est utilisé et que l'on n'a pas relevé de contre-indications particulières.

Par contre, soyez conscient que le gotu kola pourrait provoquer des éruptions cutanées chez les personnes sensibles et – mais rarement – des maux de tête.

Certaines sources indiquent qu'il pourrait avoir une action abortive, mais une étude italienne réalisée avec des femmes enceintes semble les contredire.

Contre-indications

En théorie, le gotu kola ne devrait pas être employé avec les sédatifs ainsi que les médicaments pour combattre l’hypercholestérolémie et l’hyperglycémie (diabète).

Le boldo (*Pneumus boldus*)

Cette plante, originaire du Chili et du Pérou, est maintenant présente sur la côte ouest de l’Amérique du Nord et dans la région méditerranéenne. Ce sont ses feuilles qui sont employées à des fins médicinales.

La feuille de boldo stimule la sécrétion de la bile et l’activité du foie. Elle peut aussi soulager les douleurs associées à la vésicule biliaire ou au foie.

Dans le monde anglo-saxon, les médecins combinent le boldo à l’épine-vinette (voyez plus haut) et à l’arbre de neige (*Chionanthus virginicus*) pour dissoudre les calculs biliaires.

Vous pouvez aussi utiliser le boldo pour soulager vos troubles gastro-intestinaux (spasmes légers, etc.).

Posologie

Utilisez la feuille de boldo durant quelques semaines en infusion ou en teinture :

- En infusion : la dose recommandée pour la plante sèche est de 3 g par jour.
- Pour la teinture : suivez les instructions du fabricant.

Contre-indications et effets secondaires

N’utilisez pas le boldo durant la grossesse.

Si vous en prenez à fortes doses, vous aurez des nausées et de la diarrhée.

La Commission E (voir page 96) déconseille l’usage du boldo en cas d’obstruction des conduits biliaires ou de graves maladies du foie.

Remarque

Toujours selon la Commission E, en cas de calculs biliaires, il ne faudrait utiliser cette plante qu'après avoir consulté un médecin.

Quelques recettes qui combinent plusieurs plantes

En herboristerie, le mélange de "plantes complices" crée une synergie qui augmente l'efficacité du traitement. C'est le cas pour les mélanges qui suivent :

Recette pour bien digérer

– Immédiatement après le repas, buvez une infusion composée de l'une ou l'autre des ces plantes :

- menthe poivrée (*Mentha X piperita L.*)
- romarin officinal (*Rosmarinus officinalis L.*)
- sariette des montagnes (*Satureia montana S.*).

Pour stimuler le foie et la vésicule biliaire[1]

- 30 g de semence de chardon-Marie (*Silybum marianum*)
- 15 g de feuilles et de rhizomes de chicorée (*Cichorium intybus*)
- 30 g de racines de pissenlit (*Taraxacum officinalis*)

– Utilisez 1 cuillerée à café de ce mélange pour 1 tasse d'eau. Amenez à ébullition et laissez mijoter 5 à 10 minutes. Buvez-en 2 à 3 tasses par jour avant les repas.

Pour stimuler la vésicule biliaire

- 30 g de sommités fleuries de romarin (*Rosmarinus officinalis*)
- 30 g de sommités fleuries de caille-lait (*Galium aparine*)
- 30 g de prêle des champs (*Equisitum arvense*)

1 - D'après *The No-Drugs Guide to Better Health* Parker, Publishing Compagny, Inc., New York, 1984.

- 30 g d'aspérule odorante (*Asperula odorata*)
- 30 g de racine de réglisse (*Liquiritiae radix*)
- 20 g de sommités fleuries de souci (*Calendula officinalis L.*)
- 20 g de feuilles de menthe poivrée (*Mentha X piperita L.*)
- 20 g de racines de pissenlit (*Taraxacum officinalis*)

– Mélangez bien toutes les plantes. Pour préparer une tisane, utilisez 2 cuillerées à soupe de ce mélange pour 1 tasse d'eau bouillante.

– Laissez infuser pendant 20 minutes et buvez juste après les repas.

– Faites des cures de 2 semaines par mois.

Pour stimuler le foie et les reins[1]

- 15 g d'épine-vinette (*Berberis vulgaris*)
- 15 g de feuilles de bouleau (*Betula alba*)
- 15 g d'achillée mille feuilles (*Achillea millefolium*)
- 15 g de baie broyées de genévrier commun (*Juniperus communis*)
- 15 g d'armoise absinthe (*Artemisia absinthium*)

– Utilisez 1 cuillerée à café du mélange pour 1 tasse d'eau bouillante. Laissez infuser durant 5 minutes et buvez-en 1 à 3 tasses par jour.

Pour restaurer et améliorer les fonctions hépatiques

- 15 g de semence de chardon-Marie (*Silybum marianum*)
- 15 g de racines de pissenlit (*Taraxacum officinalis*)
- 15 g de marrube blanc (*Marrubium vulgare*)

– Utilisez 1 cuillerée à café de ce mélange pour 1 tasse d'eau bouillante, laissez infuser durant 15 minutes. Buvez-en 1 à 3 tasses par jour avant les repas.

---

1 - D'après *The No-Drugs Guide to Better Health,* Parker Publishing Compagny, Inc., New York, 1984.

Une excellente formule pour le foie : Boldocynara®

Il existe sur le marché une excellente formule pour désintoxiquer le foie. Elle a été mise au point par le célèbre naturopathe A. Vogel.

Outre la dent-de-lion sauvage, cette formule de teinture contient 3 plantes mentionnées dans cet ouvrage :

- l'artichaut
- le chardon-Marie
- le boldo

Quelques huiles essentielles bonnes pour votre foie

En cas de troubles hépatiques, l'aromathérapie vous recommande tout particulièrement les huiles essentielles de menthe et le romarin.

Le romarin (*Rosmarinus officinalis*)

Parmi les différentes espèces de romarin, le romarin à verbénone est celui qui agit le plus efficacement sur les troubles hépatiques.

– Prenez 3 à 4 gouttes d'huile essentielle sur un morceau de sucre 2 à 3 fois par jour avant ou pendant les repas.

Attention ! En trop grande quantité et sur de longues périodes, l'huile essentielle de romarin peut provoquer des crises d'épilepsie.

La menthe poivrée (*Mentha X piperita L.)*

- Pour drainer le foie, prenez des bains d'eau chaude à laquelle vous aurez ajouté 5 gouttes d'huile essentielle diluées dans un peu de lait non-écrémé.
- Vous pouvez également verser quelques gouttes d'huile essentielle dans une huile de massage neutre pour effectuer des massages dans la région du foie ou sur tout le corps.

Attention ! Si l'huile essentielle de menthe poivrée est bénéfique pour le foie, en usage externe, tel n'est pas le cas en interne. Selon le *Complete German Commission E Monographs*, elle est contre-indiquée dans les cas d'obstruction des conduits biliaires, d'inflammation de la vésicule biliaire et de dommages sévères du foie.
Il en va de même pour l'huile essentielle de niaouli (*Niauli aetheroleum*).

Chapitre 8

Pour dynamiser votre foie : bougez...

Vous le savez, la sédentarité est source de bien des problèmes. Et, si vous ne le savez pas, votre foie lui en sait quelque chose. Lorsque vous ne bougez pas assez, il s'en ressent assez vite.

Car, c'est un fait, le manque d'activité physique va de pair avec une respiration déficiente, laquelle ne permet pas d'éliminer adéquatement les toxines du corps. Celles-ci viennent alors encombrer le foie.

Le manque d'exercice entretient également une certaine paresse intestinale. Du même coup, une quantité importante de toxines non évacuées s'ajoutent encore au travail de votre foie.

Mais heureusement, si la sédentarité nuit à votre foie, vous pouvez améliorer rapidement son fonctionnement en vous adonnant à des activités physiques de façon régulière. Vous disposez là de l'un des meilleurs moyens qui soient pour prévenir l'encrassement du foie.

Selon une nouvelle étude du *New England Journal of Medicine*, menée auprès de 60.000 femmes, celles qui font au moins 2 heures d'exercices modérés par semaine (marche, danse aérobique, jogging, etc.) diminuent leur risque d'avoir des calculs biliaires de plus de 33 % par rapport aux femmes sédentaires.

Votre auto rend-elle service à votre foie ?

Si la marche est un mode de locomotion salutaire pour votre foie, il en va tout autrement de la voiture.

Voici ce qu'en dit A. Vogel dans *Le foie – Régulateur de la santé* : “Abstraction faite des gaz de benzine susceptibles de perturber un foie très délicat, le fait d'être assis longtemps sous forte tension nerveuse dans une petite voiture, surtout, est très défavorable pour l'hépatique. Selon la position du siège, le foie peut être comprimé, d'où mauvaise irrigation sanguine, congestion ; cet état de chose rend toute guérison plus difficile s'il ne la rend impossible. Quand les automobilistes se plaignent de douleurs à l'estomac, le médecin découvre souvent, au cours d'un examen minutieux, des troubles hépatiques”.

Un mécanisme fort simple

Si l'exercice agit si favorablement sur le foie, c'est en partie parce qu'il permet une utilisation maximale des éléments nutritifs fournis par la nourriture prévenant ainsi les dépôts toxiques. Du coup, la charge de votre foie s'en trouve allégée.

D'autre part, l'exercice physique stimule les foies paresseux ainsi que les divers organes qui y sont reliés à savoir l'intestin, la vésicule biliaire, l'estomac et le pancréas.

Notez aussi que tous les exercices qui tonifient votre sangle abdominale ont un effet direct sur le foie. Une sangle abdominale tonique vous évite les problèmes de constipation, une source importante d'intoxication organique.

Quels exercices devez-vous privilégier ?

Toute forme d'activité physique améliore la fonction hépatique. Une simple marche quotidienne que vous entreprenez d'un pas énergique fait déjà des merveilles.

Par ailleurs, des disciplines – telles que le yoga et le Qi Gong notamment – proposent des exercices, postures et mouvements qui exercent une action très spécifique sur le foie et les organes qui y sont reliés.

Idéalement, inscrivez ces exercices dans le cadre d'une pratique plus générale, d'une séance complète de yoga ou de Qi Gong que vous pratiquerez quelques fois par semaine.

En vous adonnant à des séances plus complètes, vous agissez plus en profondeur et plus efficacement. N'oubliez pas que votre corps est un tout, que la santé d'un organe n'est jamais indépendante de votre état de santé général. Nous vous encourageons fortement à développer une vision globale de l'une ou l'autre de ces disciplines.

Pour bien maîtriser la discipline de votre choix, vous pouvez vous inscrire à des cours et bénéficier des conseils d'un professeur. C'est l'idéal.

Mais cela dit, vous pouvez aussi travailler à l'aide d'un livre. Il y en a d'excellents sur le marché :

- Pour ce qui est du yoga, les livres d'André Van Lysbeth font référence.
- En ce qui a trait au Do-In, vous pouvez vous fier à *Guérir par l'Auto-massage Do-In*, publié chez Edi-Inter.
- Ce même éditeur a également publié un excellent livre sur le Qi Gong : *Comment utiliser les forces de l'Énergie vitale pour vous guérir et rester en bonne santé* du Dr Martine Migaud.

Pour bien exécuter vos exercices, vous pouvez enregistrer la description écrite des exercices choisis. Lisez lentement le même exercice 3 ou 4 fois de suite puis laissez un temps de silence entre 2 exercices différents.

Pour retrouvez rapidement la description d'un exercice choisi, faites vos enregistements avec un lecteur de cassettes muni d’un compteur et indiquez sur une feuille le numéro correspondant au début de la description de chacun des exercices.

Des postures de yoga pour tonifier votre foie

Le yoga est un excellent moyen pour équilibrer et harmoniser le corps. Sa pratique vous permet notamment d’améliorer votre posture corporelle générale ce qui est indispensable pour que vos organes digestifs puissent s’épanouir sans entrave.

Pour vous en convaincre, voici un petit exercice qui parle de lui-même :

- Debout, assis sur une chaise, par terre ou sur un fauteuil, peu importe, prenez une posture “avachie” au maximum.
- Comment vous sentez-vous ? Observez ce qui se passe dans votre corps. Sentez-vous la compression qui s’exerce sur vos poumons, votre estomac et votre foie ? Sentez-vous comment votre intestin s’affaisse et le relâchement de votre sangle abdominale ?

Si c’est là votre posture habituelle, il est fort probable que vos organes digestifs en souffrent.

Faites maintenant l’expérience contraire. Redressez-vous – sans pour autant devenir rigide ! Imaginez votre colonne vertébrale s’allongeant de quelques centimètres. Sentez-vous qu’automatiquement, vous redonnez ainsi à vos organes l’espace dont ils ont besoin pour s’exprimer librement ? Qu’instantanément, tout semble s’harmoniser à l’intérieur de vous, que l’énergie se fluidifie ?

Postures ou tortures : faites la différence

Pour obtenir des résultats tangibles, nous vous suggérons de pratiquer régulièrement les exercices qui suivent. Installez-vous dans un coin tranquille. Exécutez vos postures avec lenteur en portant une attention soutenue à votre corps, votre souffle et vos mouvements.

Cette conscience de vous-même qu'exige la pratique du yoga est en soit aussi importante que la stricte exécution des postures.

Si l'une ou l'autre des postures suggérées vous semble trop exigeante, ne vous acharnez pas à la tâche. Respectez vos limites, sans quoi vous pourriez vous blesser. Écoutez votre corps ! Car, en fin de ligne, vous progresserez plus vite si vous tenez compte de vos limites physiques.

Lorsque vous sentez une résistance, stoppez votre mouvement et prenez conscience de cette partie de votre corps qui ne peut aller plus loin. Respirez profondément et vous constaterez un léger relâchement s'effectuer peu à peu. C'est là la meilleure façon de progresser.

Une pratique régulière vous permettra de repousser lentement mais sûrement chacune de vos limites.

Complétez votre pratique par une courte relaxation, afin que l'énergie mise en circulation puisse se diffuser harmonieusement dans tout votre corps.

La posture en torsion couché au niveau de l'estomac (*Jathara parivritti*)

En plus de stimuler le foie et les autres organes du système digestif, cette posture assouplit la colonne vertébrale.

1. Allongez-vous sur le dos, le corps bien droit.
2. Placez les bras en croix, paume des mains tournée vers le sol.
3. Sur une expiration, amenez les jambes à la verticale en les gardant jointes et sans plier les genoux. Si vous souffrez d'incontinence urinaire ou d'un problème lombaire, repliez les genoux avant d'amener les jambes à la verticale.
4. Sur une nouvelle expiration, déplacez les jambes du côté gauche jusqu'à ce que les orteils touchent les doigts. Contrôlez bien la descente. Si ce mouvement vous semble trop exigeant, réduisez-en l'ampleur. Vous pouvez très bien, dans une première phase, amener vos jambes à mi-chemin. N'oubliez pas que force et souplesse ne s'acquièrent pas du jour au lendemain. Donnez-vous le temps nécessaire, car en voulant trop bien faire, vous risquez de

vous blesser. Gardez les jambes jointes et l’épaule droite collée au sol.

Pour faciliter l’exécution de la posture, maintenez une bonne contraction des cuisses et de l’articulation du genou.

5. Tournez la tête vers la droite de façon à inculquer une torsion complète à la colonne vertébrale, de l’atlas – la plus haute vertèbre – jusqu’au coccyx.
6. Maintenez la posture le temps qui vous convient tout en respirant profondément. Utilisez l’expiration pour “inviter” les zones tendues à se relâcher.
7. Sur une expiration, ramenez progressivement les jambes à la verticale, gardez cette position durant quelques secondes puis, ramenez-les au sol et redressez la tête.
8. Prenez quelques secondes pour vous reposer et enchaînez avec le même mouvement en sens inverse. Lorsque vous aurez bien maîtrisé la posture, répétez le cycle à plusieurs reprises.

La posture en flexion debout (*Uttana*)

Outre son effet stimulant sur les fonctions hépatiques, cette posture aide à combattre les états dépressifs, elle agit favorablement sur l’asthme et fait disparaître certaines migraines d’origine digestive.

1. Placez-vous debout, jambes bien tendues, pieds joints et maintenez les bras le long du corps.
2. Respirez profondément à plusieurs reprises, puis sur une inspiration, amenez les bras à la verticale. Attention de ne pas cambrer le dos.
3. Prenez à nouveau quelques respirations profondes puis sur une expiration, fléchissez le tronc vers l’avant. Si possible, posez les mains au sol mais évitez toutefois de plier les genoux.

   Mieux vaut descendre un peu moins et garder les jambes bien tendues que poser les mains au sol en pliant les genoux.
4. Gardez la posture tant qu’elle reste confortable puis, revenez lentement à la position de départ. Déroulez progressivement le dos :

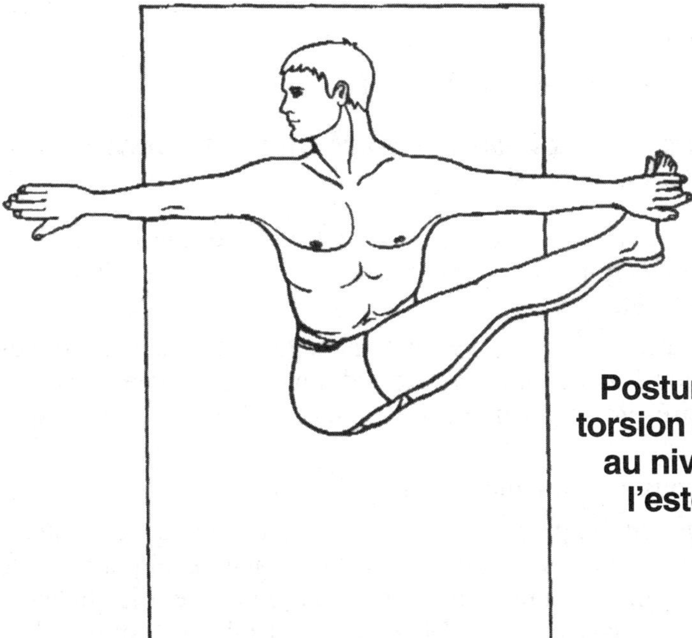

Posture de la torsion couchée au niveau de l'estomac

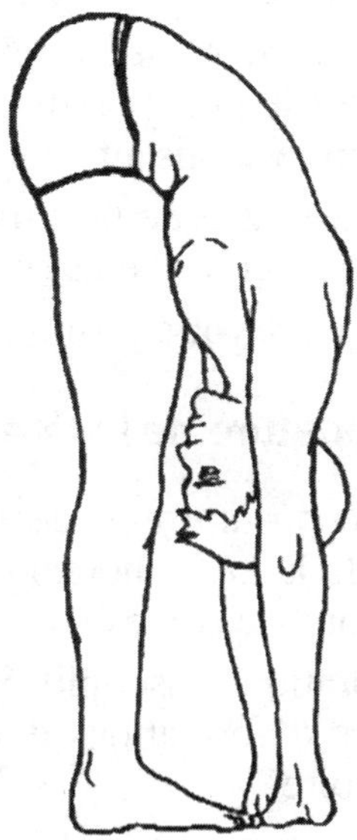

Posture en flexion debout

Source : JACQUEMART (Pierre) et ELKEFI (Saïda), *Le yoga thérapeutique*, Maloine, 1989.

la région lombaire d’abord, le milieu du dos et en tout dernier lieu, la nuque.

5. Répétez l’exécution de la posture à plusieurs reprises.

La posture de l’angle du bassin lié (*Banddha kona asana ou baddha konasana*)

Cette posture fort simple agit sur le foie, elle aussi, mais elle exerce également une action favorable sur la vésicule biliaire, la vessie et la prostate.

Elle est particulièrement recommandée aux femmes enceintes dont le foie doit fournir un effort accru durant la grossesse mais aussi pour favoriser un accouchement plus aisé et réduire la propension aux varices.

1. Asseyez-vous au sol, jambes allongées devant vous.
2. Pliez les genoux et placez les plantes de pied l’une contre l’autre. Attrapez les chevilles avec vos mains – la main droite autour de la cheville droite et la main gauche autour de la cheville gauche – et rapprochez vos pieds le plus près possible de votre pubis. Maintenez le côté externe des pieds bien en contact avec le sol.
3. Dans cette position, vos jambes s’apparentent à 2 ailes que vous ouvrez le plus possible, jusqu’à ce qu’elles touchent le sol, idéalement. Ce faisant, évitez de cambrer le dos.
4. Maintenez cette posture tant qu’elle reste confortable. Vous pouvez fermer les yeux ou fixer un point au loin.
5. Reprenez votre position initiale. Répétez à plusieurs reprises.

La posture de la tête de vache (*Gomuka asana*)

Cette posture agit de façon notable sur la partie basse et antérieure de la cage thoracique. Elle a donc d’heureuses répercussions sur les organes digestifs et, en particulier, sur la vésicule biliaire.

Sa pratique assouplit également les épaules et les poignets, prévient les déformations dorsales et améliore grandement la capacité respiratoire.

1. Asseyez-vous au sol sur les talons ou dans la position du tailleur.

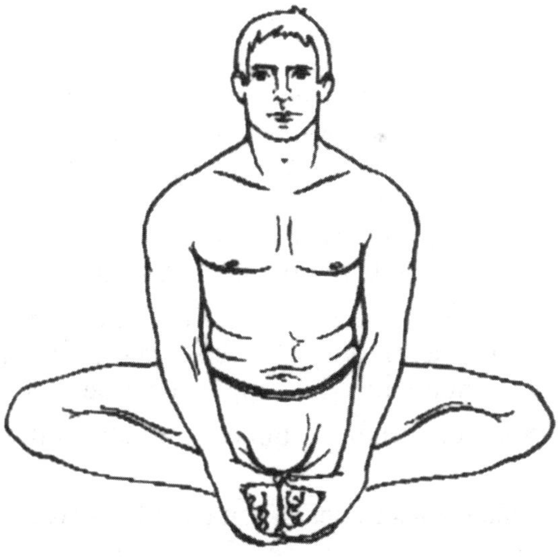

Posture de l'angle de bassin lié

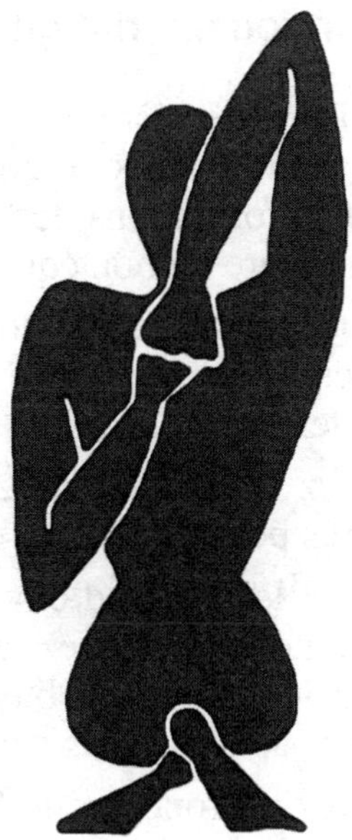

Posture de la tête de vache

Source : JACQUEMART (Pierre) et ELKEFI (Saïda), *Le yoga thérapeutique*, Maloine, 1989.

2. Placez les bras en croix, à la hauteur des épaules et étirez-les bien afin de dégager l’articulation de l’épaule.
3. Étirez le bras droit vers le haut et le gauche vers le bas, pliez les coudes et, si possible, reliez les mains l’une à l’autre derrière le dos. Si vos mains ne peuvent se rejoindre, faites l’exercice avec une courroie que vous tiendrez dans la main dirigée vers le haut et que vous rattrapez ensuite avec l’autre main. Dans un cas comme dans l’autre, exercez une traction afin de libérer un peu plus l’articulation de l’épaule et la région de l’omoplate.

   Maintenez la posture le temps que vous jugez opportun sans trop exiger de votre corps. Gardez la tête et le cou bien droits. Pour vous y aider, fixez un point au loin situé à la hauteur des yeux.
4. Tout au long de la posture, prenez d’amples respirations thoraciques.
5. Sur une expiration, relâchez les mains et ramenez les bras de part et d’autre du corps.

La torsion en triangle debout

Voici une dernière posture réputée pour ses bienfaits sur tous les organes abdominaux. Pratiquée régulièrement, elle prévient également les déformations de la colonne vertébrale, dégage la cage thoracique, assure un bon équilibre et soulage les cœurs rapides.

1. Debout, pieds joints, contractez les cuisses afin de remonter les rotules. Pour que la posture soit efficace, vous devez maintenir cette tension des jambes tout au long de l’exécution.

   Rentrez le ventre et tirez tout le corps vers le haut. Pour l’instant, les bras pendent le long du corps.
2. Écartez les pieds d’environ un mètre en maintenant les jambes bien tendues et placez les bras en croix, à la hauteur des épaules. Étirez les bras pour bien dégager l’articulation de l’épaule. Les paumes sont dirigées vers le sol.
3. Inspirez profondément. Sur l’expiration, tournez le haut du corps vers la droite de manière à former un angle droit avec l’axe des bras et celui des pieds. Le bassin reste dans l’axe des jambes.

4. Sur une nouvelle expiration, inclinez le tronc vers l'avant en dirigeant la main droite vers le pied gauche et la main gauche vers le plafond. Tournez la tête vers le haut et regardez la main pointée vers le plafond dont la paume est dirigée vers la gauche. À moins d'un problème médical, évitez de plier les genoux sans quoi la posture perd beaucoup de son intérêt.
5. Lorsque vous le jugez nécessaire, revenez à votre position de départ. Prenez quelques respirations profondes, détendez-vous et exécutez la posture en sens inverse.

Posture de la torsion en triangle debout

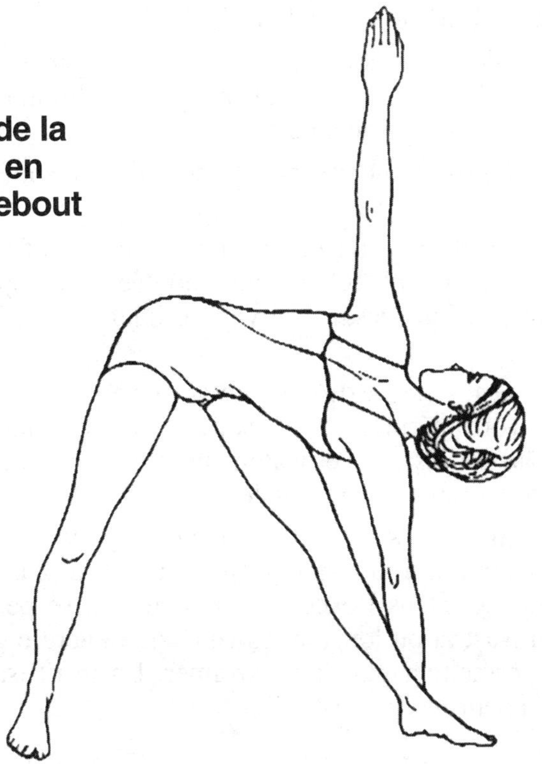

Source : JACQUEMART (Pierre) et ELKEFI (Saïda), *Le yoga thérapeutique*, Maloine, 1989.

La sagesse chinoise veille sur votre foie

Si l’Inde est le berceau du yoga, la Chine est celui du Qi Gong. Le Qi Gong est une forme de travail sur l’énergie vitale qui associe la pensée, le mouvement et la respiration. Comme c’est le cas pour l’acupuncture et pour le Do-In dont nous vous parlons dans le chapitre suivant (chapitre 10 : *Le Do-In : Mettez le doigt sur le bobo !*), le Qi Gong est issu de la médecine chinoise et tient compte des 5 éléments fondamentaux auxquels sont associés les 5 principaux organes du corps : le Foie, le Cœur, la Rate, les Poumons et les Reins.

Selon la médecin chinoise, chacun de ces organes est une entité énergétique dotée de son dynamisme propre. Pour ce qui est de l’entité Foie, voici ce qu’on en dit :

> “Le Foie initie le mouvement interne qui correspond à l’énergie de l’Est et du printemps.
>
> C’est un élan de vie, un désir d’expression, d’affirmation tranquille de vous-même. C’est une montée, accompagnée d’une tension interne, qui va du bas vers le haut et de l’intérieur vers l’extérieur.
>
> Ce mouvement – de l’extrémité de vos orteils vers le bout de vos doigts, de votre périnée vers le sommet de votre tête – monte en spirale, vous redressant verticalement tout en installant au fur et à mesure vos structures horizontales.
>
> C’est le Yang, dans sa tension maximum, qui va vers son expression. c’est donc le mouvement qui contient le plus de vitalité et de dynamisme. Dans l’excès, ce mouvement se pervertit en colère ou en frustration lorsque les voies de l’énergie sont bloquées et ne lui permettent pas de s’exprimer. En insuffisance, c’est la timidité, la peur de l’autorité.”

Utilisez votre force vitale pour tonifier vos organes

Cet exercice de base du Qi Gong qui est en fait l’enchaînement de différents exercices, a pour but de stimuler et d’harmoniser l’énergie de chacun de vos organes dont, bien sûr, le foie.

1. Placez-vous debout, la plante des pieds en contact avec le sol, les genoux souples pour permettre une bonne circulation de l'énergie, gardez le dos droit mais non rigide.
2. Prenez quelques respirations calmes et profondes pour vous détendre, écoutez le silence entre vos pensées et prenez conscience de votre champ énergétique.
3. À l'inspiration, souvelez vos bras à hauteur d'épaules, de chaque côté du corps. Tournez les paumes vers le ciel.
4. À l'expiration, tournez les paumes vers le sol et rabaissez les bras.
5. À l'inspiration, dirigez les bras vers le ciel. Dans un premier temps, vos paumes sont tournées vers l'extérieur, puis ensuite vers le ciel.

   Laissez l'énergie de vos mains et celle de vos pieds se diffuser tout autour de vous.
6. À l'expiration, ramenez vos bras de chaque côté du corps et dans un même mouvement placez vos mains dos à dos devant votre ventre en même temps que vous arrondissez le dos et que vous pliez un peu les genoux. Avec votre corps qui se referme ainsi sur votre ventre, imaginez que votre énergie se concentre dans votre bassin.
7. À l'inspiration, dirigez vos paumes de mains sur vos Reins tandis que vous vous redressez. Dirigez alors votre énergie dans vos Reins, vos organes internes et votre moelle osseuse.
8. À l'expiration, tournez vos paumes vers le sol, puis poussez-les devant vous à hauteur en étirant les bras tandis que vous dirigez votre coccyx vers la terre. Ce mouvement vise à tonifier le Foie.
9. À l'inspiration, dirigez les bras vers le ciel tandis que vous vous redressez. Vos paumes sont dirigées vers l'avant puis vers le haut. Ensuite, sur une inspiration, enchaînez la suite des mouvements à partir du numéro 3. Répétez 6 fois le cycle complet suite à quoi, vous prendrez un court temps de relaxation afin de laisser l'énergie mise en mouvement se diffuser plus en profondeur dans tout votre corps.

Chapitre 9

Auto-hypnose, prière et méditation pour agir à la source

“Il est logique de croire que l’Intelligence qui a créé nos corps physique, mental et spirituel a le pouvoir de corriger toutes leurs dysfonctions”.

Alan Young

Vous n’y comprenez rien ! Malgré une alimentation exemplaire, des séances d’exercices régulières et une consommation d’alcool tout à fait raisonnable, bref, malgré des habitudes de vie qui ne devraient en rien affecter votre foie, vous sentez bien que celui-ci n’est pas toujours au meilleur de sa forme.

Dans ce cas, vos émotions sont peut-être en cause. Il existe en effet un lien étroit entre celles-ci et votre foie.

Le Foie avec un grand F

Vous avez pu le voir au chapitre précédent, dans la section *Utilisez votre force vitale pour dynamiser votre foie*, la médecine chinoise établit un lien direct entre les désordres du foie et les émotions.

Selon ces principes, le Foie est une entité *énergétique* spécifique, différente des autres entités que sont le *Cœur*, les *Poumons*, la *Vésicule biliaire* et les *Reins*.

On dit du *Foie* qu'il est le siège des émotions primaires. Il est fréquent, en effet, que les problèmes hépatiques s'accompagnent d'une certaine difficulté à vivre avec ses émotions. Et inversément, les troubles hépatiques peuvent révéler un malaise émotionnel, une difficulté à exprimer ses élans vitaux.

Selon les médecines chinoise et ayurvédique, le *Foie* est tout particulièrement lié à la colère. Si vous avez tendance à vous irriter pour tout et pour rien, il est probable que votre organe hépatique ne fonctionne pas aussi bien qu'il le devrait.

D'ailleurs, des chercheurs américains ont peut-être trouvé l'explication de ce lien.

Quand votre foie vous fait enrager

Une étude réalisée à l'Université de Californie à Los Angeles (University of California, Los Angeles, Medical Center) démontre qu'un foie affecté par une hépatite, une cirrhose ou tout autre maladie, libère certaines toxines dans le sang.

Lorsque ces toxines pénètrent dans le cerveau, elles peuvent déclencher des épisodes d'irritabilité, de colère, voire de rage, ou donner lieu à des états d'anxiété et d'apathie.

Ces données pourraient expliquer, en partie du moins, les accès de colère fréquents chez les alcooliques. Comme le mentionne le Dr Jambur Anath qui a dirigé cette recherche, "parmi les alcooliques qui souffrent d'une maladie hépatique, c'est la maladie du foie plutôt que l'abus d'alcool en soi qui donne lieu aux comportements les plus instables".

Cela dit, si, comme tend à le prouver cette étude, les troubles hépatiques prédisposent à la colère, la médecine chinoise croit que l’inverse est tout aussi vrai. Lorsque vous vous mettez en colère, vous imposez un stress à votre foie.

Votre foie peut vous empoisonner l’existence

Les chercheurs commencent tout juste à comprendre le rôle important que joue votre foie dans la gestion de vos émotions.

Qu’il s’agisse de la colère, de la peur, de la jalousie ou de toute autre émotion, chacune d’elles déclenche une gamme de sécrétions bio-chimiques spécifiques. Dans tous les cas, ces substances transitent par le foie, lequel est chargé de les transformer et de les éliminer.

Si votre foie fonctionne mal, ce processus de transformation et d’élimination se produit au ralenti. Et, par voie de conséquence, plutôt que de vous libérer facilement de vos émotions, vous avez du mal à vous en défaire. Vous risquez dès lors de vous enliser dans un cercle vicieux. Votre foie élimine mal les substances qu’engendrent vos émotions négatives et, à l’inverse, ces substances nuisent à votre foie.

Travaillez sur vos émotions pour guérir votre Foie

Lorsque votre foie vous donne du fil à retordre, vous pouvez appliquer les mesures de base déjà mentionnées :

- surveillez votre alimentation d’un peu plus près
- faites une cure de nettoyage
- un peu plus d’exercices

Parallèlement à cela, il serait fort utile – sinon nécessaire – d’entreprendre un travail sur votre subconscient.

Comme le foie, le cerveau et les émotions participent quelque part, à une même dynamique. Il va s’en dire qu’en “travaillant” sur l’un, vous travaillez aussi sur les 2 autres.

C’est ainsi que des approches thérapeutiques telles que l’auto-hypnose (ou l’hypnose), la prière et la méditation, prennent tout leur sens. Leur pratique crée une harmonie intérieure qui se répercute inmanquablement sur votre foie.

Dans les pages qui suivent, vous verrez plus en détail :

- comment interviennent chacune de ces approches ;
- comment vous pouvez les utiliser pour en tirer le plus grand bienfait.

Pourquoi avoir recours à l'auto-hypnose ?

L'auto-hypnose repose sur une loi bien concrète : *toute pensée que vous entretenez dans votre esprit tend à devenir réalité.* Autrement dit, vos pensées – mais aussi vos émotions, qui sont toujours étroitement liées à vos pensées – vous façonnent jour après jour. Aussi vrai que 1 et 1 font 2.

À partir du moment où vous prenez conscience de ce phénomène, vous disposez d'un moyen extraordinaire pour agir sur vous-même – et sur votre foie.

Si votre foie vous cause des problèmes, remplacez vos pensées négatives, génératrices de maladies, par des pensées positives qui, elles, sauront le garder en bonne santé.

La pensée qui soigne

De plus en plus de médecins et de dentistes ont recours à l'hypnose avec leurs patients. Ils l'utilisent principalement comme anesthésiant pour des chirurgies mais ce n'est pas là son unique champ d'action.

En fait, il est désormais prouvé que votre subconscient peut trouver une réponse personnelle et créative aux problèmes qui vous concernent, quels qu'ils soient.

Appliquée à la guérison, l'auto-hypnose est une méthode qui vous aide :

- à descendre dans votre subconscient ;
- à voir plus clairement comment et dans quelle mesure votre psychisme est responsable de vos troubles de santé ;

– à puiser au fond de vous-même l’énergie nécessaire et les stratégies qui vous guideront vers un mieux-être.

En somme, l’auto-hypnose vous permet d’utiliser vos propres ressources pour cheminer vers la guérison.

L’hypnose fonctionne-t-elle vraiment ?

Peut-être nourrissez-vous quelques doutes au sujet de l’hypnose – ou de l’auto-hypnose – comme mode de guérison ? Dans ce cas, vous ne seriez, ni le premier, ni le dernier à douter de son efficacité.

S’il est vrai que le travail suggestif qui est le moteur de l’hypnose ne fonctionne pas à chaque fois, force est de reconnaître qu’il donne d’incroyables résultats dans plusieurs domaines dont notamment, celui de la publicité et de l’éducation. Tous les athlètes ont recours à l’hypnose dans le cadre de leur entraînement. Freud a lui-même reconnu que “l’aptitude à être suggestionné est un fait fondamental de la vie psychique de l’homme”.

Pourquoi l’hypnose ne fonctionne-t-elle pas toujours ?

Toutefois, il est vrai que l’hypnose ne donne pas toujours les résultats escomptés. Il y a une bonne raison à cela et vous pouvez y remédier : pour que l’hypnose fonctionne, vous devez VÉRITABLEMENT vouloir guérir et tel n’est pas toujours le cas.

Voyez laquelle des 3 raisons qui suivent peut s’appliquer à vous :

1. Un éventuel manque de confiance en votre pouvoir de guérison

Bien souvent, des forces cachées empêchent la guérison de se produire. La complaisance, la peur et l’anxiété l’emportent sur le désir de guérir et la confiance.

Ainsi, il peut arriver qu’une personne malade qui, apparemment, souhaite guérir, ne montre aucun signe de guérison malgré un travail assidu sur son subconscient. C’est souvent le cas, par exemple, lorsque le malade fait appel à l'hypnose en tout dernier recours alors que la médecine ne peut plus rien pour lui.

Il est à supposer que, si le malade avait eu confiance en son potentiel de guérison et à l'hypnose, il aurait mobilisé ces forces subconscientes bien avant.

Cela dit, même si, par manque de confiance, vous ne faisiez appel à un hypnologue qu'en tout dernier recours, il est possible que votre état s'améliore. C'est très souvent le cas.

2. La maladie qui est en fait un S.O.S.

Il arrive également qu'un malade se serve de sa maladie pour passer un message. Le cas d'un petit garçon d'un an et demi qui tomba malade suite au divorce de ses parents est à cet égard assez éloquent.

Son père avait en quelque sorte renoncé à la paternité et refusait de voir son enfant jusqu'au jour où celui-ci fut hospitalisé pour une grave infection. Malgré 3 semaines de traitement aux antibiotiques par voie intraveineuse, la guérison tardait à se produire. Toutefois, dès que le père de l'enfant réapparut et commença à lui rendre visite, l'enfant se rétablit de façon quasi miraculeuse.

De toute évidence, cet enfant avait un but subconscient très précis en tombant malade : celui de ramener son père auprès de lui.

Demandez-vous si, en ce qui vous concerne, votre maladie n'est pas une façon inconsciente de demander de l'attention ou de l'aide.

3. Les dilemmes de l'inconscient

Il arrive encore qu'une personne malade trouve certains avantages à le rester. Vous connaissez sans doute dans votre entourage quelqu'un qui, de toute évidence, manifeste une grande complaisance à parler de ses bobos.

Chez ce type de personnalité, la disparition de la maladie serait un drame, car le malade perdrait du même coup son seul et unique moyen de se rendre intéressant. C'est du moins l'impression qu'il aurait. Ainsi, malgré les plaintes répétées du malade, ses visites fréquentes chez les médecins, une bonne part du subconscient d’une telle personnalité travaille à créer et à perpétuer la maladie.

Comment déjouer les aspects sombres de votre subconscient

Dans chacune de ces situations, le travail hypnotique doit tenir compte des forces antagonistes en jeu, aller un peu plus en profondeur pour découvrir où se loge le grain de sable qui empêche la mécanique de bien opérer, pour voir d’où vient la résistance.

Vous devez d’abord reconnaître la présence de vos mécanismes morbides, en comprendre le rôle et l’utilité.

Ce n’est qu’une fois ce travail de décodage effectué que votre subconscient peut accueillir des suggestions positives, remplacer les anciens scénarios par de nouveaux.

Par exemple, si vous vous reconnaissez dans la courte description du malade “complaisant” faite ci-dessus, voici quelques pistes pour guider votre réflexion :

- Pourquoi est-ce que je ressens le besoin d’attirer l’attention sur mes problèmes de santé ?
- Qu’est-ce que j’attends véritablement de l’autre ?
- Ai-je vraiment besoin d’être malade pour être considéré ?
- Est-ce là une réalité actuelle ?
- Ne serais-je pas plus heureux si je trouvais un autre moyen pour obtenir l’attention dont j’ai besoin ?

Prenez le temps de vous arrêter, d’observer vos mécanismes psychiques, de poser des questions et d’écouter les réponses qui viennent. Puis considérez ensuite la possibilité d’exprimer autrement votre désir d’être aimé.

Osez formuler votre besoin. Même si, quelque part à l’intérieur de vous, monte une peur bleue d’être rejeté. Comme le dit l’adage : “qui ne risque rien n’a rien !”. Et puis, soyez plus attentif peut-être aux besoins affectifs des personnes qui vous entourent.

Une grande loi de la vie veut que l'on reçoive ce que l'on donne.

Hypnose et auto-hypnose : où est la différence ?

L'hypnose et l'auto-hypnose reposent sur une même base, celle de la suggestion. Il s'agit donc d'une seule et même chose, à cette différence près que l'hypnose se pratique avec l'aide d'un hypnologue tandis que l'auto-hypnose, comme le terme l'indique, signifie que vous dirigez vous-même votre séance d'hypnose.

Quand le recours à un hypnotiseur s'impose-il ?

Si vous faites face à un problème qui vous semble particulièrement difficile à surmonter – dans les cas d'alcoolisme, de toxicomanie, de tabagisme ou de maladies chroniques, par exemple –, mieux vaut opter pour l'hypnose.

Vous aurez sans doute besoin d'une aide extérieure pour mener votre tâche à bien.

Où vous adresser ?

Pour obtenir la liste des écoles et des centres de soin de votre région, faites une recherche avec le mot-clé hypnose sur Minitel ou Internet.

N'hésitez pas à contacter différentes personnes avant d'arrêter votre choix. Surtout si vous envisagez un suivi de longue haleine, ce qui est généralement nécessaire si vous vous attaquez à un problème profondément ancré. Il est important que votre thérapeute vous inspire la plus grande confiance.

Soyez fidèle à votre engagement

Une fois que vous avez commencé votre suivi, évitez de sauter des rendez-vous même si l'angoisse vous tenaille au moment de vous rendre chez votre thérapeute. Ces crises d'angoisse qui précèdent généralement les premières visites sont vite évacuées. Au fur et à mesure que la séance progresse, l'angoisse cède la place à un état de bien-être et de confiance.

Les coûts et les remboursements possibles

Une séance d'hypnose coûte entre 200 et 600 francs, selon le thérapeute auquel vous vous adressez.

Si vos séances d'hypnose vous sont dispensées en milieu hospitalier ou en dispensaire, vous avez droit à un remboursement intégral.

En consultation privée, vous pouvez également vous faire rembourser si vous êtes envoyé par un médecin. En principe, celui-ci devrait remplir une feuille de maladie que vous pouvez ensuite présenter à la Sécurité sociale afin de toucher un remboursement.

Par ailleurs, rien ne vous empêche de combiner hypnose et auto-hypnose. Dans les pages qui suivent, vouz verrez comment cette approche peut vous servir et comment vous en servir.

L'auto-hypnose : pour mieux gérer vos émotions et prendre soin de votre foie

L'auto-hypnose peut vous aider à soigner votre foie. Après quelques brèves explications et des indications sur l'ABC de l'auto-hypnose, nous vous proposerons quelques applications pratiques.

Ces exercices favorisent une plus grande fluidité émotionnelle et une harmonisation de l'énergie régissant votre foie. Par voie de conséquence, ils améliorent aussi votre santé hépatique.

Quelques conseils pour réussir vos séances d'auto-hypnose

Notez d'abord que les meilleurs moments pour vous adonner à vos séances d'auto-hypnose sont le matin, avant votre petit déjeuner ou le soir, avant de vous mettre au lit.

En incorporant l'auto-hypnose à votre réveil ou à votre coucher, vous amorcez votre journée ou votre nuit dans de bonnes dispositions d'esprit.

Et maintenant, voici comment vous devez procéder pour que s'accomplissent vite et bien les transformations que vous souhaitez :

1. Pénétrez d'abord dans votre monde intérieur, là où s'effectue votre travail. Le temps que dure votre séance, vous devez faire abstraction de ce qui vous entoure. Pour vous y aider, retirez-vous dans un endroit calme où vous ne risquez pas d'être dérangé. Débranchez le téléphone, si c'est nécessaire.

2. Asseyez-vous sur une chaise dans la "position du pharaon" c'est-à-dire le dos bien droit, les avant-bras sur les accoudoirs, les cuisses parallèles et les pieds à plat sur le sol.

   Cette position permet une bonne circulation énergétique dans le corps, en même temps qu'elle vous aide à vous couper du monde extérieur.

   (À l'inverse, la position allongée, qui est associée au sommeil, ne favorise aucunement l'état d'attention requis pour votre travail hypnotique. En vous couchant, vous risquez de vous endormir.)

3. Prenez conscience de votre souffle. Observez votre respiration en vous détendant du mieux que vous le pouvez jusqu'à ce que votre corps se relâche, que votre respiration devienne plus lente et plus profonde.

4. Quand vous sentez que votre corps est suffisamment détendu, que votre respiration est régulière, aisée et agréable, vous pouvez y aller de vos suggestions. Cette phase peut durer 1, 2, 5, 10 ou 30 minutes selon votre bon vouloir. Sachez toutefois qu'un travail intensif entraîne une transformation non moins intensive de la psyché, ce qui risque de provoquer un certain remue-ménage. Si vous optez pour un travail intensif, vous devez être prêt à faire face aux conséquences.

5. Pour bien imprimer vos suggestions dans votre subconscient, énoncez-les clairement, à voix haute si possible, et sentez bien l'énergie des mots que vous prononcez. Si vous choisissez de créer vos propres affirmations, tenez compte des 2 conseils suivants :

   – Conjuguez votre phrase au présent afin de bien faire comprendre à votre subconscient que c'est maintenant que tout se passe et non pas dans un futur éventuel.

– Faites des phrases courtes et bien rythmées.

Pour donner plus de force aux messages que vous adressez à votre subconscient, vous pouvez les accompagner d'images. Comme vous le savez, une image vaut mille mots !

Si des images surgissent des profondeurs de votre conscience lorsque vous scandez vos affirmations, prêtez-leur toute votre attention. Si elles vous semblent représentatives du message que vous adressez à votre subconscient, gardez-les précieusement en tête afin de les imprimer, elles aussi, dans votre subconscient. Votre message n'en sera que plus clair.

Si votre imagination fait défaut et qu'aucune phrase ou qu'aucune image ne vous vient à l'esprit, vous trouverez ci-dessous dans *Les mots qui guérissent votre foie* plusieurs affirmations et visualisations possibles. Vous n'aurez qu'à faire votre choix.

6. Une fois votre travail de reprogrammation achevé, vous pouvez remonter à la surface de vous-même, reprendre doucement contact avec votre environnement. Prenez quelques bonnes respirations pour dynamiser votre corps, étirez-vous et ouvrez les yeux.

Les mots qui guérissent votre foie

Les affirmations qui suivent, bien que générales, n'en sont pas moins efficaces pour autant. Vous pouvez fort bien les utiliser pour soigner vos problèmes de foie.

Souvenez-vous que votre corps est un tout. Si vous êtes bien dans votre peau, cela implique que chacun des organes qui composent votre corps vibre sur la bonne longueur d'onde.

Voici donc ces quelques affirmations que vous pouvez utiliser lors de vos séances d'auto-hypnose :

“Tous les jours, à tous les points de vue, je vais de mieux en mieux.”

“Je dis OUI à la vie et j'en suis rempli.”

“Mon corps, mon cœur et mon âme célèbrent ma joie de vivre.”

“Je vis en harmonie avec chaque partie de mon corps.”

“Je m’ouvre tout entier à l’amour, à la paix et à la joie.”

Des images pour guérir votre foie

Nous vous proposons maintenant 2 séances d’auto-hypnose spécifiques faisant appel à la visualisation.

La première évoque le pardon, un ingrédient essentiel pour se libérer de la colère. Nous avons vu que la colère est liée au foie et que sa transformation en une énergie plus créative améliore à coup sûr votre santé hépatique.

Le Miroir réfléchissant

1. Après être entré en état d’auto-hypnose selon la marche à suivre indiquée ci-dessus (*Quelques conseils pour réussir vos séances d’auto-hypnose*), expirez à 3 reprises en imaginant votre foie comme un miroir où se reflètent toutes vos émotions contenues.
2. Avec votre main, poussez ces émotions vers la gauche.
3. Retournez votre foie sur l’autre face, voyez vos nouvelles émotions métamorphosées en énergie positive.

Pratiquez cette visualisation 2 fois par jour, 1 à 2 minutes, pendant 6 cycles de 21 jours suivis de 7 jours d’interruption.

Source : *Visualisations de guérison* (de Gérard Epstein).

Devenez aussi transparent que l’eau pure

1. Après être entré en état d’auto-hypnose, continuez à observer le va-et-vient de votre souffle. Sentez votre ventre qui se gonfle à l’inspiration et qui se dégonfle à l’expiration.
2. Laissez votre corps se détendre encore davantage. Relâchez les

mâchoires, la nuque, les épaules, etc. Laissez tout votre poids reposer sur votre bassin. Abandonnez-vous.

3. Laissez votre mental s'apaiser. Imaginez que vos pensées ne sont que des nuages dans le ciel. Vous les regardez passer sans les retenir, sans vous identifier.
4. Visualisez votre corps comme un vase rempli d'une eau boueuse et agitée. Et puis, imaginez que cette eau se calme et se clarifie. Au fur et à mesure que l'agitation se dissipe, les particules de boue se déposent et au-dessus, l'eau retrouve sa transparence.
5. Vous voilà tout à fait apaisé, en paix avec vous-même et avec l'univers. Vous sentez l'énergie qui coule harmonieusement partout dans votre corps, qui réénergise chacun de vos organes – plus particulièrement votre foie. Appréciez cet instant durant quelques minutes.

Comment venir à bout de votre colère

Si vous êtes du genre soupe au lait, vous avez sans doute souvent regretté de vous être fâché. En plus d'être mauvaise conseillère, la colère est souvent blessante pour soi-même et pour ceux qui la subissent. Aussi, sans doute avez-vous souvent pris la décision de ne plus vous fâcher ? Mais avez-vous réussi ?

Probablement que non. Car, réprimer sa colère ne fait qu'ajouter de la pression. Pour vous débarrasser de votre colère, vous devez procéder autrement. Vous devez véritablement prendre conscience de ce phénomène. Lorsque la moutarde vous monte au nez, plutôt que de vous laisser emporter par votre émotion, ou de la réprimer, observez intensément ce qui se passe en vous. Faites un stop magistral et soyez aux aguets.

Comme l'a déjà mentionné un sage indien[1] “chez l'homme pleinement présent au moment où la moutarde lui monte au nez, la colère ne peut pas prendre forme. Pour qu'elle se développe, il faut

1 - RAJNEESH (Osho), *L'harmonie invisible – Les segments d'Héraclite*, Les éditions du Gange, La Ferté Alais, 1996.

qu'il soit endormi. Quand un homme est réellement éveillé, beaucoup de choses deviennent impossibles." La colère en fait partie.

Plus loin dans ce chapitre, à la page 137, vous trouverez la description d'une technique de méditation : *L'ABC de la méditation* qui vise à développer votre présence à l'instant présent.

Mettez-vous à cette pratique et, tôt ou tard, vous serez surpris de constater que votre colère aura disparu.

Une autre méthode efficace pour évacuer votre colère et calmer votre mental

Voici une méditation tout à fait différente et très rafraîchissante qui vous permet de libérer votre subconscient d'affects longuement refoulés.

Dans votre cas précis, elle vous permettra d'évacuer le trop plein, qu'il s'agisse d'un trop plein de colère ou de pensées.

N'hésitez pas à pratiquer cette méditation chaque fois que votre foie commence à faire des caprices. Considérez ces caprices comme un message et réagissez avant que la situation n'empire. Vous vous sentirez renaître.

La méditation du charabia[1]

1. Retirez-vous dans un endroit tranquille. Prenez quelques bonnes respirations. Faites quelques étirements puis fermez les yeux.
2. Commencez à exprimer des sons qui n'ont aucun sens, des sons qui viennent directement de votre subconscient. Accompagnez ce "délire sonore" de mouvements corporels spontanés. Donnez-vous intensément à cet exercice durant au moins 15 minutes.

   Cette méditation permet de briser le mode de fonctionnement de votre mental qui pense toujours sous forme de mots. Elle permet de rejeter directement à l'extérieur – et en vrac – tout ce qui vient de votre subconscient, sans passer par le polissage mental. C'est

1 - D'après *Le livre des méditations*, RAJNEESH (Osho).

une excellente technique pour lâcher prise, faire le vide, évacuer les tensions et les frustrations.

3. Étendez-vous sur le ventre durant 15 minutes. Abandonnez-vous entièrement.

Méditez pour calmer votre anxiété et votre stress

Entre les interventions chirurgicales, les séances de chimiothérapie et celles de radiations, entre les moments d’espoirs et de désespoirs qui animent la personne poussée à ses limites, il est souvent difficile pour celle-ci d’oublier le passé et le futur pour se relaxer un tant soit peu dans l’instant présent.

Des chercheurs canadiens se sont demandés si, dans ces circonstances, la méditation ne serait pas utile. Et pour répondre à la question, ils ont mené une étude en double aveugle c’est-à-dire une étude dans laquelle les participants sont répartis de façon aléatoire dans différents groupes, ce qui constitue une meilleure fiabilité.

Cette étude menée au Tom Baker Center en Alberta (Canada), sous la direction de Michael Speca de l’Université de Calgary, leur a démontré que tel est le cas.

Parmi les 90 volontaires impliqués, certains patients étaient en début de cancer tandis que d’autres souffraient d’un cancer avancé.

L’ensemble des patients ont été répartis en 2 groupes. Les membres du 1er groupe participaient à un atelier de méditation de 90 minutes, 1 fois par semaine, durant 7 semaines. Ils étaient également encouragés à méditer chez eux au moins 30 minutes par jour.

Leur méditation consistait tout simplement à mettre le focus sur l’instant présent. Tout ce qu’il y a de plus zen.

Le groupe 2 fut informé de l’existence de ces ateliers de méditation mais on leur avait dit qu’ils devraient attendre 7 semaines avant de pourvoir y participer.

Au terme des 7 premières semaines de l’étude, les chercheurs ont remis un questionnaire à tous les volontaires et ils ont comparé les réponses.

Ils ont ainsi constaté que les personnes qui avaient médité, étaient – et de façon significative – moins dépressives, moins anxieuses, moins agressives que celles qui n'avaient pas encore suivi le programme.

En cas de maladie grave, la méditation vous permet de mieux vivre avec votre maladie

Grâce à leur étude, l'équipe de Michael Speca a donc démontré que l'enseignement de la méditation aux personnes atteintes de cancer constitue une médecine efficace et peu coûteuse pour le système médical. Voilà un point de vue très pragmatique.

Mais la méditation apporte bien davantage !

La maladie offre toujours une grande opportunité de transformation intérieure. La nature est ainsi faite que c'est souvent lorsque nous sommes confrontés à nos limites que nous commençons à nous interroger sur les questions existentielles.

Pourquoi suis-je ici ?

Qu'est-ce que la vie, la mort ?

À quoi sert la souffrance ? Etc.

Si vous êtes gravement malade, ces questions vous ont certainement traversé l'esprit. La méditation est le seul moyen dont vous disposez pour véritablement y répondre.

L'ABC de la méditation

Pour vous exercer à prendre contact avec vous-même, dans cet espace de l'"ici et maintenant", voici quelques recommandations prodiguées par les experts en la matière, les grands maîtres :

1. Retirez-vous dans un endroit calme. Si vous débutez, un certain calme environnant facilitera votre introspection.
2. Asseyez-vous confortablement, mais gardez le dos droit. Autrement, vous risquez de sombrer dans les bras de Morphée.
3. Au besoin, faites un peu tomber la pression en prenant quelques respirations profondes.
4. Fermez à demi les yeux sans arrêter votre regard sur quoi que ce

soit. Et soyez tout simplement attentif à ce qui est. Essayez d’être vraiment présent, le mental vide.

5. Lorsque vous vous rendrez compte que votre pensée vous a transporté ailleurs, constatez tout simplement le fait et ramenez à nouveau votre attention sur ce qui est, sans vous crisper. N’allez surtout pas vous culpabiliser, car la culpabilité relève aussi du mental.

Ne lâchez pas !

Réservez quotidiennement un peu de temps pour cette pratique, le matin au réveil ou le soir avant de vous mettre au lit idéalement, mais tout autre moment fait aussi bien l’affaire.

Et ne vous découragez surtout pas s’il vous semble que vous perdez votre temps. L’état de méditation ne s’installe pas du jour au lendemain.

Soyez patient, détendez-vous. Tôt ou tard, vous commencerez à expérimenter de courts états de sérénité totale dans l’instant présent. Au fur et à mesure que votre conscience se réveillera, vous constaterez que beaucoup de préoccupations tombent d’elles-mêmes. Comme des feuilles mortes en automne...

L’hypnose peut vous aider à vaincre 2 dépendances terribles pour le foie : l’alcoolisme et la toxicomanie

Vous l’avez vu, l’alcoolisme et la toxicomanie sont 2 sources importantes de troubles hépatiques. Dans un cas comme dans l’autre, vous avez sans doute besoin de soins médicaux ainsi que du soutien d’un groupe de personnes qui partagent vos difficultés et qui souhaitent s’en sortir.

Vous trouverez sur Minitel ou Internet une liste complète de regroupements d’Alcooliques Anonymes ou de Narcotiques Anonymes sur votre région.

Pour ajouter une corde à votre arc, vous pouvez également recourir à l’hypnose ou à l’auto-hypnose. Comme nous l’avons mentionné un peu plus haut, des problèmes profondément ancrés nécessitent souvent l'intervention d'une personne extérieure. Si votre dépendance face à l'alcool ou aux narcotiques est importante, l'aide d'un hypnotiseur serait sans doute indiquée.

Mais si vous désirez mettre les bouchées doubles pour vous délivrer plus vite de votre dépendance, vous pouvez augmenter les bienfaits de l'hypnose en faisant également de l'auto-hypnose.

Dans les pages qui suivent, nous vous proposons une série d'affirmations qui devraient vous aider mais vous pouvez aussi créer vos propres formules et images ou demander à votre hypnotiseur de vous en suggérer.

Le remède et sa posologie

Pour Louise Hay, conférencière et auteur de plusieurs best-sellers sur la guérison, l'alcoolisme (il en va de même pour la toxicomanie) est souvent lié à une attitude de "je-m'en-foutisme", à un sentiment de futilité, d'échec et de culpabilité ainsi qu'un rejet de soi-même.

Les quelques phrases-clés qui suivent, inspirées de la méthode en 12 étapes des Alcooliques Anonymes, ont pour but de favoriser une transformation positive de ces attitudes négatives.

Tout comme le suggère la méthode des Alcooliques Anonymes vous pouvez consacrer la 1ère semaine de travail à la 1ère affirmation, la 2e semaine à la 2e, et ainsi de suite.

Étape 1

Nous avons admis que nous étions impuissants devant l'alcool – ou la drogue – et que nous avions perdu la maîtrise de nos vies.

> *Affirmation :* Je m'accepte tel que je suis, sans me juger. Je sais que ma "maladie" porte sa propre cure.

Étape 2

Nous en sommes venus à croire qu'une Puissance supérieure[1] à nous-mêmes pouvait nous rendre la raison.

> *Affirmation :* Je reconnais mon droit d'être aimé pour ce que je suis et d'être appuyé dans mes efforts.

Étape 3

Nous avons décidé de confier notre volonté et notre vie aux soins de Dieu tel que nous Le concevions.

> *Affirmation :* Je décide d'orienter ma vie et mon avenir à la lumière de cette Force supérieure qui est en moi-même. Ma connection avec cette Force supérieure est mon seul refuge et ma seule sécurité.

---

1 - Si des terminologies telles que Dieu, Puissance supérieure, etc. vous embêtent, vous pouvez les remplacer par un terme qui vous semble plus approprié.
Qui plus est, vous n'avez pas besoin d'être croyant pour que votre démarche soit efficace. Comme le rapporte le Dr Larry Dassey, auteur de *Espace, temps et médecine* (Éd. Québec/Amérique), la prière d'agnostiques fonctionne sans problèmes. “J'ai l'impression que lorsqu'ils prient (...), les agnostiques ou les athées accèdent à la force de l'amour. Ils ne peuvent invoquer Dieu puisqu'ils n'y croient pas, mais si Dieu est amour, comme le dit la Bible, c'est peut-être ça qui fait que ça marche. L'amour est le commun dénominateur des athées, des agnostiques et des croyants.”
Retenez que la prière est avant tout une pensée et comme toute autre pensée, elle peut vous aider à transformer votre vie. (Source : *Guide Ressources*, décembre 1995)

Étape 4

Nous avons courageusement procédé à un inventaire moral minutieux de nous-mêmes.

> *Affirmation :* J'accepte de me voir comme je suis, sans me juger. Je sais que je suis Enfant de lumière et que ma vraie nature est Amour.

Étape 5

Nous avons avoué à Dieu, à nous-mêmes et à une autre personne la nature exacte de nos torts.

> *Affirmation :* Face aux autres, je me révèle tel que je suis, sans honte et sans me juger. Je suis de plus en plus authentique avec les autres.

Étape 6

Nous avons pleinement consenti à ce que Dieu élimine tous ces défauts de caractère.

> *Affirmation :* Je suis prêt à me transformer, à abandonner mes vieilles habitudes pour un avenir meilleur.

Étape 7

Nous Lui avons humblement demandé de faire disparaître nos déficiences.

> *Affirmation :* Je m'abandonne aux Forces divines et ce, pour mon plus grand bien.

Étape 8

Nous avons dressé une liste de toutes les personnes que nous avions lésées et nous avons résolu de faire amende honorable.

> *Affirmation :* Je me pardonne pour mes erreurs et je m'ouvre à la joie, à la paix et à l'abondance divine.

Étape 9

Nous avons réparé nos torts directement auprès de ces personnes chaque fois que c'était possible, sauf lorsqu'en agissant ainsi, nous pouvions leur nuire ou faire du tort à d'autres.

> *Affirmations :* Je vis en harmonie avec moi-même et avec les personnes qui m'entourent. Je suis de plus en plus à l'écoute de mon cœur.

Étape 10

Nous avons poursuivi notre inventaire personnel et promptement admis nos torts dès que nous nous en apercevions.

> *Affirmation :* Je pardonne pour mes erreurs et celles des autres, au fur et à mesure que je prends conscience du mal qui en est résulté.

Étape 11

Nous avons cherché par la prière et la méditation à améliorer notre contact conscient avec Dieu tel que nous Le concevions, Lui demandant seulement de nous faire connaître Sa volonté à notre égard et de nous donner la force de l'exécuter.

> *Affirmation :* Je m'abandonne de plus en plus à cette Force divine qui m'habite.

Étape 12

Comme résultat de ces étapes, nous avons connu un réveil spirituel : nous avons alors essayé de transmettre ce message aux autres alcooliques et de mettre en pratique ces principes dans tous les domaines de notre vie.

> *Affirmation :* Je me sens comblé par la vie et heureux de partager ces bienfaits avec les personnes que la vie met sur mon chemin.

Pour mieux réussir : détachez-vous des résultats !

Aussi contradictoire que cela puisse paraître, il est primordial de cultiver une attitude de détachement face aux résultats que vous désirez obtenir.

Il ne s'agit pas de pondérer vos demandes mais de prendre conscience que vos désirs, aussi louables soient-ils, peuvent entraver la réalisation de désirs plus profonds et plus authentiques.

Autrement dit, il est possible que votre mental masque votre Vouloir véritable en créant un besoin illusoire.

Pour cultiver cette attitude de détachement face à vos désirs, voici un texte de Louise L. Hay, auteur de plusieurs best-sellers sur la guérison. Lorsque vous traversez une période de transformation, relisez-le plusieurs fois par jour. C’est excellent pour le moral.

> “L’Univers infini dans lequel je me trouve est complet et parfait.
> Je choisis de renoncer à mes pensées négatives.
> Je choisis maintenant de me voir comme l’Univers me voit, complet et parfait.
> La vérité de ma personne est que mon être a été créé complet et parfait.
> Je suis maintenant complet et parfait.
> Je le serai toujours.
> Je décide de vivre à la lumière de cette compréhension.
> Je me trouve au bon endroit, au bon moment et mon action est juste. Tout est bien dans le monde qui est le mien.”

Chapitre 10

Le Do-In : mettez le doigt sur le bobo !

Le Do-In est une forme d'acupuncture dans laquelle l'action des aiguilles est remplacée par des pressions et des mouvements des doigts sur les points indiqués. Ces points sont les mêmes que ceux sur lesquels travaille l'acupuncteur.

Bien que le Do-In ne soit pas une médecine aussi "pointue" que l'acupuncture, elle comporte un avantage certain. Grâce au Do-In, vous pouvez vous traiter vous-même. La technique qui remonte à la Chine ancienne était surtout utilisée par les paysans chinois qui pouvaient difficilement bénéficier des traitements d'un acupuncteur faute de moyen de transport ou d'argent.

Cela dit, même si vous pouvez vous offrir des traitements d'acupuncture, rien ne vous empêche d'avoir également recours au Do-In. Vous ne vous en porterez que mieux.

Pour prévenir ou soulager votre foie, massez quotidiennement les points indiqués ci-après.

(Toutes les illustrations de ce chapitres sont tirées de l'ouvrage *Guérir par l'auto-massage Do-In,* publié chez Edi-Inter).

Pour réduire la taille de calculs biliaires ou hépatiques ou pour accélérer votre rétablissement après une intervention chirurgicale

– Tonifiez les points V.B. 34, V.B. 41 (Figure 1) et dispersez les points G.I. 4 et E. 36 (Figure 2).

Figure 1 - Do-In

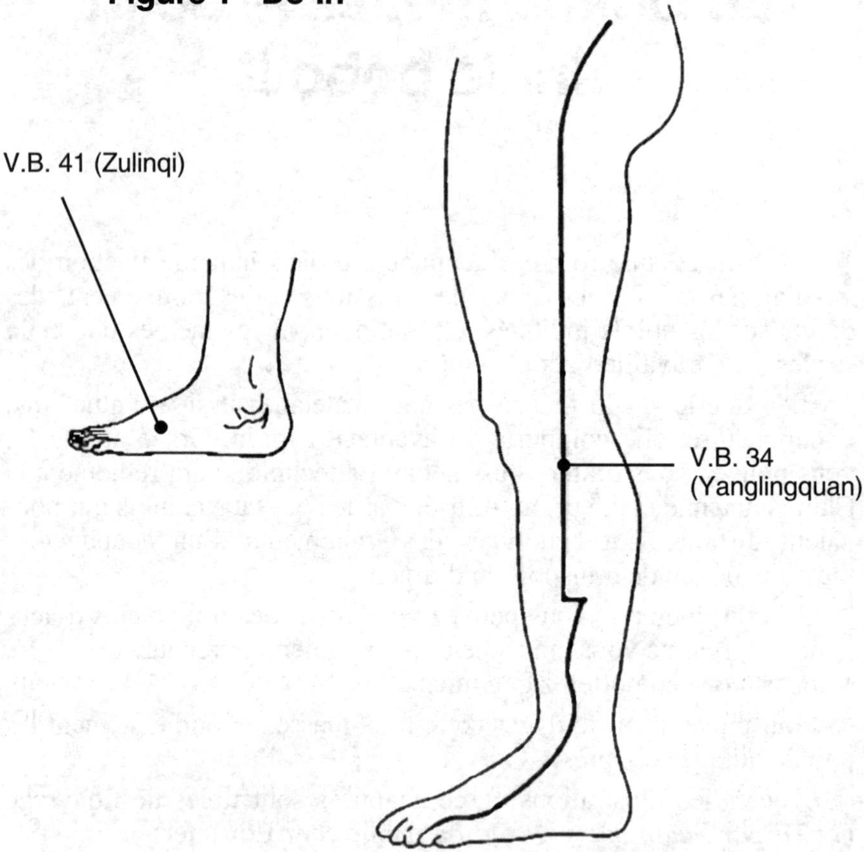

Figure 2 - Do-In

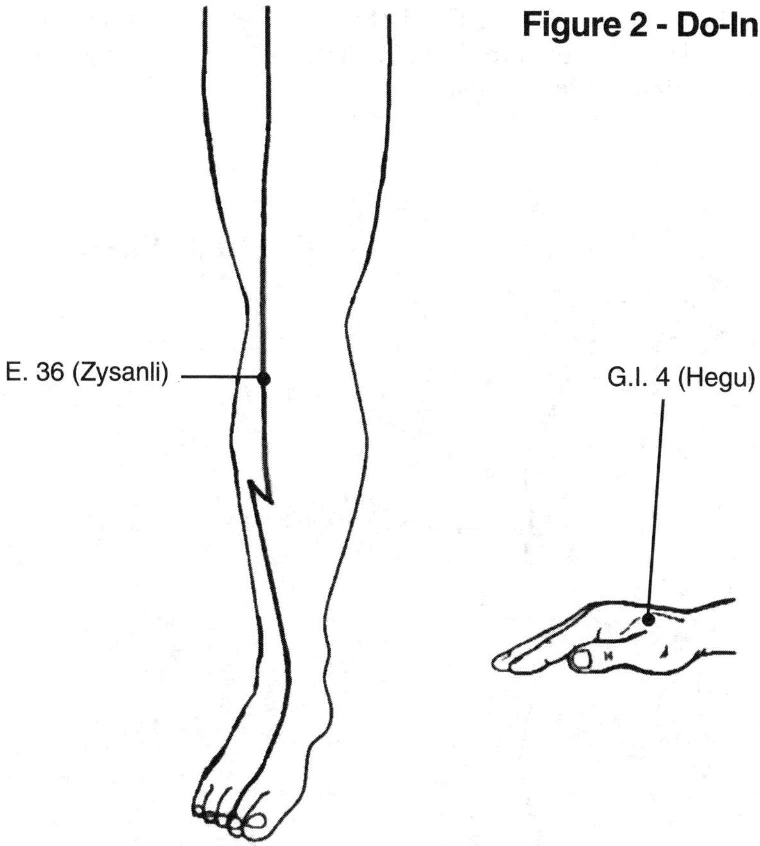

- Massez le rebord inférieur de la cage thoracique depuis le point situé à l'aplomb des mamelons jusqu'à l'extrémité des côtes flottantes.
- Si vous êtes en proie à une crise aiguë provoquée par le passage d'un calcul, massez les zones intercostales sur la ligne à l'aplomb des mamelons ainsi que la région dorsale correspondante.

En cas de cirrhose

- Tonifiez les points F. 3, F. 14 (Figure 3) et celui situé sur la pointe de la 7e vertèbre dorsale, vertèbre située à hauteur du rebord inférieur des omoplates.

Figure 3 - Do-In

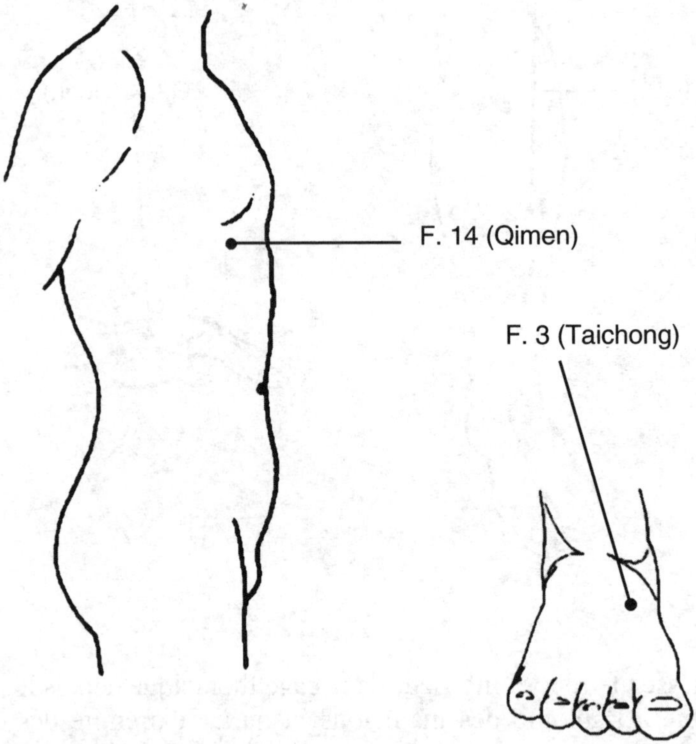

- Massez également les points situés à une largeur de pouce de part et d’autre des 9, 10 et 11e vertèbre dorsale.

En cas de congestion du foie

- Stimulez les points D.M. 4, V.B. 41 et F. 3 (Figure 4).

Figure 4 - Do-In

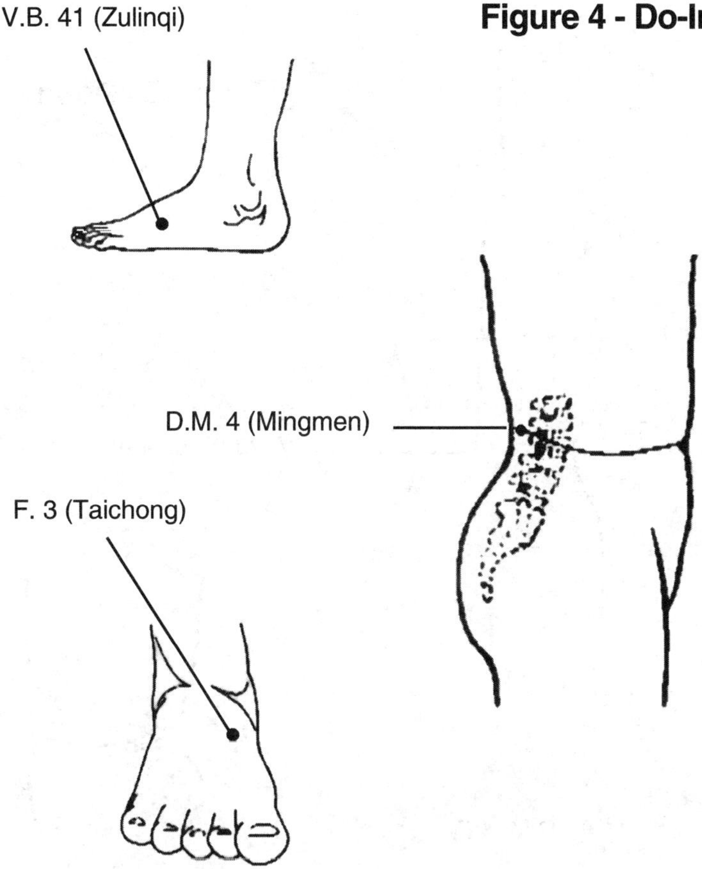

- Massez le rebord inférieur des côtes flottantes en insistant sur les points douloureux. Exercez aussi des pressions dans les zones intercostales sur la ligne à l'aplomb des mamelons.

En cas d’hépatite virale de type A

– Dans le dos, massez les points V. 17, D.M. 4 et V. 23 (Figure 5).

Figure 5 - Do-In

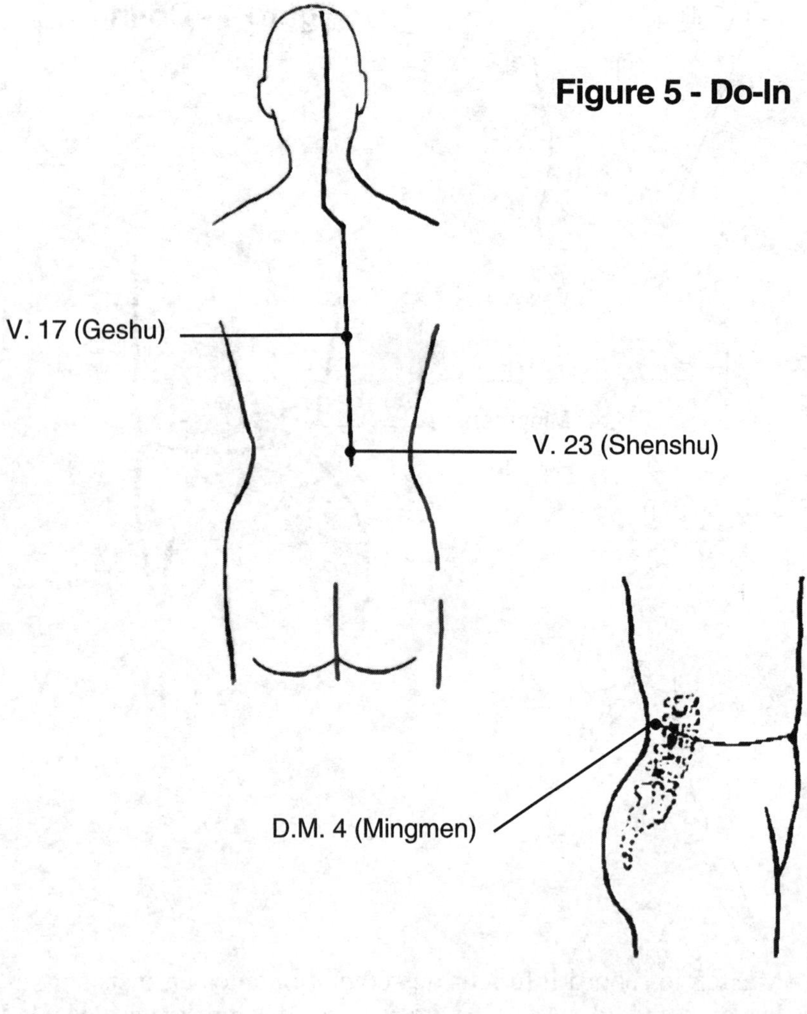

- Sur la poitrine, stimulez le point F. 14 (Figure 6) et massez le rebord inférieur des côtes flottantes.
- Massez le gros orteil en insistant plus sur le point F. 3 (Figure 6) et sur la zone située à la base de l'ongle.

Figure 6 - Do-In

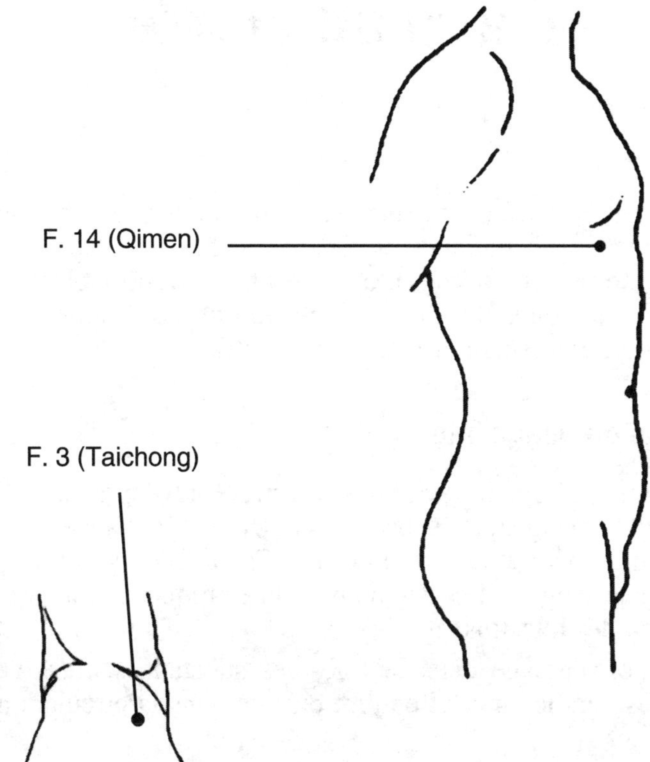

Chapitre 11

L'argilothérapie

L'argile est utilisée depuis des temps immémoriaux pour soulager les affections hépatiques et fortifier le foie. Utilisée aussi bien par voie interne qu'externe, c'est une alliée inestimable en cas de déficience hépatique. Ne sous-estimez surtout pas sa puissance puisqu'il s'agit véritablement d'une terre salvatrice.

L'argile en usage interne

En interne, l'argile travaille sur votre foie de façon indirecte. Lorsque vous mangez, les substances nutritives se déposent sur toute la longueur du petit et du gros intestins. De là, elles sont transportées au foie par le sang via le système portal hépatique (le sang qui passe directement des intestins au foie).

Après son passage dans le foie, ces substances nutritives sont acheminées vers le cœur et entrent ensuite dans la circulation générale.

Lorsque les intestins fonctionnent mal, les substances nutritives stagnent tout le long des intestins, fermentent et produisent des substances toxiques. Ces toxines sont acheminées vers le foie, ce qui lui impose un surplus de travail important.

En consommant de l'argile, vous agissez indirectement sur votre foie. L'argile permet au colôn d'évacuer un nombre important de ces toxines, réduisant ainsi la tâche de votre foie.

Comment utiliser l'argile en interne

La meilleure façon de consommer de l'argile est d'en boire l'eau. Voici comment obtenir cette eau :

- Le soir, déposez 1 cuillerée d'argile dans un verre d'eau, remuez et laissez décanter toute la nuit.
- Le matin au réveil, buvez l'eau qui surnage.

Vous pouvez poursuivre ce traitement durant 21 jours. Si l'argile entraîne de la constipation, réduisez temporairement la quantité d'argile et buvez davantage en attendant que votre organisme s'adapte.

Comment utiliser l'argile en usage externe

Que ce soit pour décongestionner votre foie, en activer la circulation périphérique, aider à éliminer de petits calculs biliaires ou taire les symptômes liés à un mauvais fonctionnement du foie (maux de tête, fatigue oculaire, etc.), les cataplasmes d'argile sont d'un excellent recours. En cas de douleurs ou de gêne, ces applications permettent également un bon soulagement.

Voici quelques recommandations concernant leur usage :

Pour les périodes de crises

- Étendez une couche d'environ 1 cm d'argile tiède, plutôt chaude sur un grand linge propre, appliquez-le sur la région du foie et gardez-le en place pendant 2 heures.
- Faites toujours ces applications à des moments éloignés des repas, c'est-à-dire 2 heures avant ou 2 heures après.
- À moins que ne surviennent des sensations désagréables, renouvelez les applications plusieurs fois durant la journée.
- Au bout d'1 semaine, augmentez l'épaisseur des cataplasmes.
- Durant ce traitement que vous poursuivrez durant 21 jours,

buvez quotidiennement un verre d'eau argileuse (voyez un peu plus haut).

Pour aider à drainer de petits calculs biliaires

– Procédez comme indiqué pour les périodes de crises mais utilisez une argile tiède, plutôt froide.

Pour soulager les symptômes connexes

En plus des cataplasmes appliqués sur la région du foie, vous pouvez faire des applications propres aux symptômes ressentis.

– En cas de maux de tête : sur le front ou la nuque.
– En cas de fatigue oculaire : sur le front.
– En cas de douleurs abdominales : sur le bas-ventre.

Des centres de soins qui utilisent l'argile

Quelques centres de santé tels que ceux de Bad Neydharting et Bad Tatzmannsdorf prescrivent des bains de boue pour traiter les troubles du foie et de la vésicule biliaire.

Pour Bad Wimsbach-Neydharting, adressez-vous au bureau touristique suivant :

- Kur- und Tourismusverband Markt 6 Bad Wimsbach-Neydharting
  Postfach 30, PLZ A-4654
  A-4654 Bad Wimsbach-Neydharting, Österreich
  Tél : 0043-7245-25980
  Fax : 0043-7245-25482-13

Et pour Bad Tatzmannsdorf :

- Kur- und Gästeinformation
  Joseph Haydn Platz 1
  A-7432 Bad Tatzmannsdorf 1
  Tél. : 0043-3353-7015
  Fax : 0043-4453-828414

Chapitre 12

L'hydrothérapie

Certaines eaux thermales agissent très favorablement sur l'état du foie, son fonctionnement et l'évolution de ses maladies chroniques. Les eaux bicarbonatées (Vichy, Vals, Le Boulou, Saint-Galmier) conviennent pour décongestionner le foie, drainer les voies biliaires en cas de calculs de la vésicule biliaire non compliqués. Les eaux magnésiennes (Châtel-Guyon) agissent sur la contractilité vésiculaire, qu'elles stimulent.

Les eaux de Bad Aussee et de Bad Ischl sont reconnues pour leur richesse en sulfure tandis que la station Kneipp, entre autres, propose des bains de pieds aux herbes pour les patients qui souffrent de problèmes du foie.

Créez votre propre centre d'hydrothérapie

Si vous ne pouvez vous offrir le luxe d'un spa, rien ne vous empêche de vous accorder, dans le confort de votre foyer, quelques soins d'hydrothérapie.

Des bains de pieds chauds ou des compresses chaudes appliquées sur l'abdomen soulagent les douleurs hépatiques, tout en stimulant le foie et la vésicule biliaire.

Chapitre 13

La magnétothérapie : comment soigner votre foie avec des aimants ou de l'eau aimantée

Voici une autre méthode d'auto-guérison dont vous apprécierez l'efficacité, la simplicité et le faible coût.

La magnétothérapie – ou aimantothérapie – utilise des aimants à des fins thérapeutiques. Comme le prouve la recherche et la pratique empirique, de nombreuses maladies répondent fort bien à la magnétothérapie.

Parmi tant d'autres chercheurs de par le monde, le Dr Louis Donnet (1907-1989), un médecin français, leur a consacré beaucoup de temps et a même rédigé un classique sur le sujet : *Les aimants pour votre santé* (Éditions Dangles).

Il conclut ainsi son ouvrage :

"Cette technique est, certes, assez nouvelle chez nous et non encore prête à être officialisée par la Faculté, mais pourtant chacun doit y trouver son compte, car l'aimantothérapie se présente comme une médecine douce (..), atoxique, très efficace dans bien des pathologies. Elle était jusqu'à maintenant trop peu connue en Occident et en tout cas pratiquée d'une manière trop restrictive. Par ces lignes, j'espère contribuer à son essor." (page 130)

Or, parmi les pathologies qu'il mentionne dans son ouvrage, il y a plusieurs troubles liés au foie et à la vésicule biliaire : calculs biliaires, cholécystite, parasites intestinaux, insuffisance hépatique.

En un premier temps, lisez ci-après les techniques de base qu'il recommande. Puis allez consulter le lexique à l'une des rubriques suivantes si elle vous concerne, pour connaître les recommandations spécifiques du Dr Donnet :

- *Amibiase hépatique*
- *Calculs biliaires*
- *Cholécystite*
- *Insuffisance hépatique*

Mais de façon générale, vous pouvez utiliser les aimants pour soulager les douleurs abdominales liées à divers problèmes de foie.

Les méthodes A et B

Pour ces 2 méthodes, vous utiliserez les aimants thérapeutiques de 2.500 gauss du Dr Donnet. Ce sont des aimants carrés de 7,5 cm sur 7,5 cm et d'une épaisseur de 2 cm.

Voici comment distinguer les 2 pôles :

→ La face noire correspond au pôle NORD ou à la charge négative. Utilisez le truc mnémotechnique des 3 N pour vous en souvenir : Noir, Nord, Négatif.

  Le pôle Nord est décontracturant. Il possède un flux *dispersant*, car les lignes de force sont divergentes.

→ La face blanche ivoire correspond au pôle SUD ou à la charge positive. Pour vous en souvenir, associez le Sud à la lumière et aux aspects positifs de la vie : vacances dans le Sud, etc.

  Le pôle SUD exerce une action sédative et anti-inflammatoire.

Les mouvements de flux de l’aimant

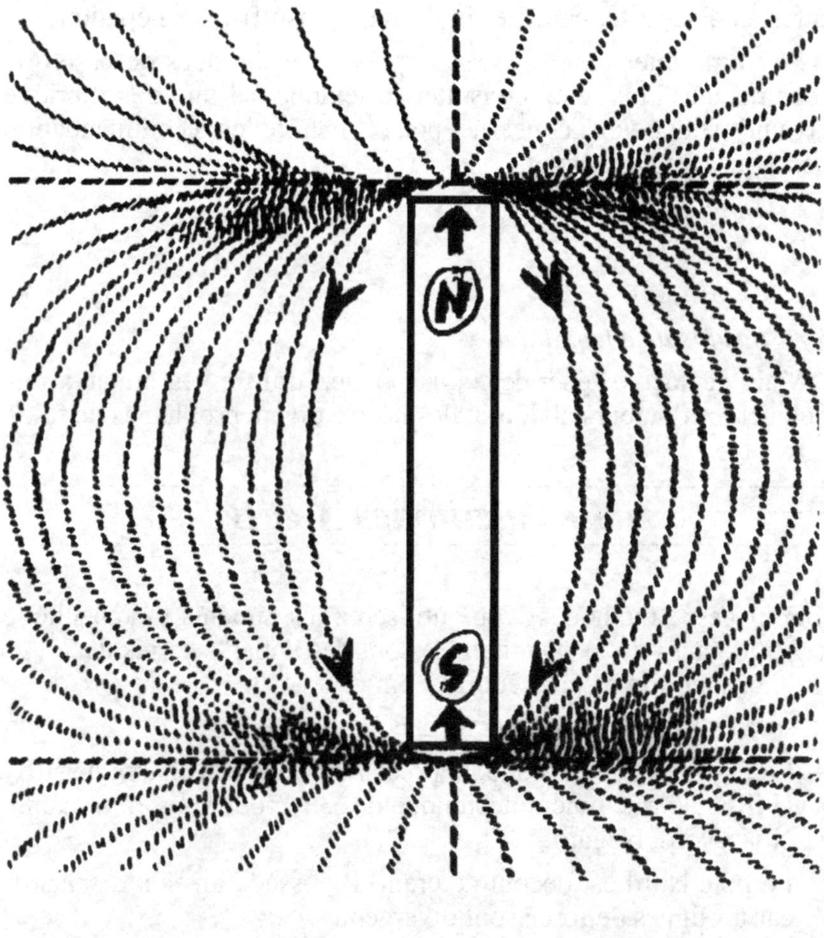

Source : DE KERDANIEL (Dr P.-Y.) et DONNADIEU (Dr Y.),
La magnétothérapie, Maloine S.A. Éditeur, Paris, 1985.

Son flux est *tonifiant*, étant donné que ses lignes de forces convergent au lieu de se disperser.

Il ne vous reste plus qu'à faire connaissance avec la méthode A et la méthode B pour ensuite appliquer l'une ou l'autre en fonction d'un problème de foie spécifique.

La méthode A

Vous l'utiliserez pour soigner les troubles liés à la partie supérieure de votre corps.

Posez la main droite sur le côté NORD d'un aimant et la main gauche sur le côté SUD de l'autre aimant.

Relaxez-vous et prenez le temps de sentir l'énergie qui se dégage de vos mains.

La méthode B

Vous vous en servirez pour traiter les troubles liés à la partie inférieure de votre corps.

Asseyez-vous dans un bon fauteuil et placez les aimants par terre.

Posez le pied droit (nu) sur le côté NORD d'un aimant et le pied gauche (également nu) sur le côté SUD de l'autre aimant.

Relaxez-vous et prenez le temps de sentir l'énergie qui se dégage de vos pieds.

La technique de l’eau aimantée

“J’ai eu l’occasion de séjourner au Nicaragua où, à plusieurs reprises, j’ai entendu les vieux Indiens de la côte parler d’une source extraordinaire, située assez loin vers le sud à l’intérieur du pays. Tous ceux qui l’utilisaient, hommes et animaux, jouissaient d’une longévité exceptionnelle.

Quelque vingt ans plus tard, je dus me rendre au Costa Rica (pays voisin) où un prêtre, métis Noir-Indien, me parla du même phénomène en situant la source au nord du pays (vers le Nicaragua donc !). À vingt ans d’intervalle, en des lieux totalement isolés, séparés par des centaines de kilomètres, plusieurs témoignages me confirmaient l’existence d’une source et de ses propriétés aux confins des deux pays.

Les choses en seraient certainement restées là, si je n’avais pas rencontré fortuitement un géologue américain qui rentrait d’une expédition de prospection dans la région frontalière nord du Costa Rica. Il me signala un assez important gisement de magnétite.”

(*L’Impatient*, N° 115)

Lorsqu’il revint en France, Y.-J. Mounier, l’auteur de ces lignes, fit diverses expériences sur des animaux dont le cycle de vie ne dépassait pas 30 jours.

Il expérimenta d’abord avec des artémias (crustacés) et des mouches domestiques. Il obtint des résultats remarquables : par comparaison avec les groupes-témoins, les artémias et les mouches traitées vécurent (en moyenne) 15 à 18 % plus longtemps.

La même expérience réalisée dans un autre laboratoire avec des souris montra des chiffres à peu près identiques (les mâles, 12 à 15 % et les femelles, 20 %).

Des recherches ont eu lieu dans l’ex-URSS, en Inde et en Chine notamment et vont dans le sens d’un consensus quant aux effets bénéfiques de l’eau aimantée.

Ainsi, comme le rapporte le Dr Donnet :

“Dans une clinique de Leningrad, on dissout des calculs biliaires et rénaux par cure magnétisée. L’eau magnétisée agit sur les hommes si elle est absorbée pendant une longue période (2 ou 3 mois régulièrement).”

(*Les aimants pour votre santé*, page 76)

Quant à la médecine ayurvédique (la médecine traditionnelle de l’Inde), elle recourt fréquemment aux aimants et à l’eau aimantée pour traiter plusieurs troubles hépatiques.

En plus de pouvoir soigner vos calculs biliaires, l’eau magnétisée peut servir à :

- traiter vos troubles digestifs : constipation, flatulences, douleurs intestinales inexpliquées, etc. ;
- purifier votre sang : normalisation du taux de cholestérol et du taux de sucre ;
- reminéraliser et tonifier votre organisme.

Pourquoi l’eau aimantée est-elle efficace ?

Vous avez vu plus haut dans le chapitre que certaines eaux de source sont particulièrement favorables pour votre foie.

Le chercheur français bien connu, le professeur Yves Rocard, a trouvé une explication à l’effet bénéfique des eaux de source. Les eaux souterraines ou les eaux de source qui circulent dans des zones qui renferment du manganèse, du fer, de la magnétite, du cobalt, se magnétisent et “se chargent” ainsi de diverses vertus curatives.

L’efficacité de l’eau aimantée relève du même principe. Les charges électriques additionnelles que génère l’exposition de l’eau aux champs magnétiques en modifient profondément la structure.

L’eau du robinet ainsi magnétisée retrouve la “vigueur magnétique” d’une eau fraîche de montagne. Ses molécules bougent sans contrainte et ne sont pas “enchaînées” comme dans le cas de l’eau habituelle.

Comment fabriquer de l’eau aimantée ?

Il y a plusieurs façons de le faire :

- Vous pouvez utiliser l’*Inductor*® du Dr Donnet. C’est un dispositif que vous fixez tout simplement sur l’un de vos robinets. L’eau qui en ressort est magnétisée.
- Vous pouvez aussi employer les gros aimants du Dr Donnet (qu’il appelle aussi des “magnets”) pour appliquer une méthode dont se servent notamment les praticiens de l’ayurvéda en Inde :
  1. Versez de l’eau dans un contenant d’1 litre ou moins et de forme carrée.
  2. Placez un élastique robuste à mi-hauteur autour du contenant.
  3. Ensuite, sur 2 côtés opposés, glissez sous l’élastique 2 aimants de manière à ce qu’un pôle SUD soit en face d’un pôle NORD. C’est très important pour créer une polarité qui aimantera l’eau.
- Ou encore prenez un verre d’eau. Placez un gros aimant à la base du verre et un autre comme “couvercle”, en ayant soin de créer une polarité opposée entre le haut et le bas.
- Vous pouvez aussi tout simplement déposer des petits aimants EPOREC 1.500 dans l’eau. Ceux-ci sont recouverts d’une pellicule de plastique qui empêche toute oxydation.

  Remarque : Il faut environ 1 heure pour magnétiser l’eau.

Et combien de temps pouvez-vous utiliser votre eau magnétisée ?

Selon le Dr Donnet, “la mémoire magnétique optimale dure 3 jours mais se poursuit encore 2 ou 3 jours en diminuant rapidement.” (Ibid, page 78).

Comment vous procurer des produits du Dr Donnet

Pour vous procurer des aimants ou un dispositif pour fabriquer de l'eau aimantée, voici 2 adresses.

- Pour les produits du Dr Donnet :
  Établissements Bérus
  Route de Montfaucon – Tufféry
  46310 Frayssinet
  France
  Tél. : 05.65.24.50.59
  Fax : 05.65.24.52.06
- Pour les aimants EPOREC :
  Laboratoires Yves Ponroy
  BP 71
  78340 Les-Clayes-sous-Bois

Références

Livres et revues

ANDUCHAN (Dr Pierre), LAN (Thi-Tun) et DEHIN (Robert), *Ginseng - Racine de Vie*, Collection "Guide de Santé et de Médecine Naturelle", Éd. Edi-Inter et Athena, Londres, 1990.

AUBRY (Jocelyne) et CHANG (Ho-Han), *Guérir par l'automassage Do-In*, Éd. Edi-Inter, Suisse, 1995.

BALCH (Phyllis A.) et BALCH (James F.), *Prescription for Nutritional Healing*, Avery Publishing Group, New York, 1990.

BARON (Dr J.-B.), *Syndrome post-commotionnel, posturographie et magnétothérapie*, I.R.B., 1984.

BENHAIEM (Jean-Marc Dr), *L'hypnose qui soigne*, Éd. Josette Lyon, Paris, 1994.

BOUDREAU (Marie-Josée), "Fruits et légumes sous la loupe", *Protégez-vous*, Montréal, mai 2000.

CARPER (Jean), *Cures miracles*, Éditions de l'Homme, Montréal, 1987.

CHEMUET (Gérard) [Sous la direction éditoriale de –], *Les plantes médicinales – encyclopédie pratique*, Sélection du Reader's Digest, Paris, 1994.

CHEVALLIER (Andrew), *Encyclopédie des plantes médicinales*, Sélection Reader's Digest, Canada, 1997.

DE KERDANIEL (Dr P.-Y.) et DONNADIEU (Dr Y.), *La magnétothérapie*, Maloine S.A. Éditeur, Paris, 1985.

DE SMEDT (Evelyn), *Techniques du bien-être*, Éd. Robert Laffont, Paris, 1975.

DEHIN (Robert), *Soignez vos douleurs grâce à la magnétothérapie*, Les Éditions Jean-René Fleming, Edi-Inter, Genève, et Athena, Londres, 1994.

DEXTREIT (Raymond), *L'argile qui guérit*, Éd. Vivre en harmonie, Lonrai, 1997.

DONNADIEU (Yves), "L'orthosiphon (Thé de Java) des propriétés thérapeutiques confirmées", *Plantes & Santé*, France, juin 2000.

DONNET (Dr L.), *Les aimants pour votre santé*, Éditions Dangles, St-Jean-de-Braille, 1985.

EPSTEIN (Gérard Dr), *Visualisation de guérison*, Éd. Jouvence, Genève, 1989.

FULDER (Stephen), *Le Tao de la médecine – ginseng, remèdes orientaux et techniques de l'harmonie*, Presses de la Renaissance, Paris, 1983.

GENEST (Lyse), *Nourrir sa santé*, Éd. Quebecor, Montréal, 1990.

HAY L. (Louise), *Transformez votre vie*, Éd. Soleil, Genève, 1984.

HAY L. (Louise), *Guéris ton corps*, Les Presses d'Amérique, Montréal, 1990.

JACQUEMART (Pierre) et ELKEFI (Saïda), *Le yoga thérapeutique*, Éd. Maloine, Paris, 1989.

KERFORME (Philippe), *Hypnose et auto-hypnose*, Éd. Dangles, St-Jean-de-Braye, 1994.

KRISTIANSEN (Jan), "Les jus de fruits et de légumes", *La vie naturelle*, Paris, novembre 1995.

KRISTIANSEN (Jan), "L'huile de cynara cardunculus, un miracle pour le foie", *DIET INFOS*, France, septembre 1998.

LACASSE (Odette), *Plantes médicinales et aromatiques*, Éd. Broquet, Québec, 1994.

LE CREN (Frédéric), *Les antioxydants - La révolution du XXe siècle*, Les Éditions Québécor, Montréal, 1999.

LECAVALIER (Richard), "L'exercice prévient les pierres au foie", *Capital santé*, Montréal, février 2000.

MASSON (Robert), *Mythes et mensonges des régimes classiques et des diététiques naturelles*, Albin Michel, Paris 1993.

MESSÉGUÉ (Maurice), *Mon herbier santé*, Éd. Opera Mundi, Paris, 1975.

MIGAUD (Dr Martine), *Comment utiliser les forces de l'Énergie vitale pour vous guérir et rester en bonne santé*, Edi-Inter BV, La Ferrière-sur-Risle, 1997.

MOINET (Marie-Laure), "Lait de jument - entre mirage et réalité", *Science & Vie*, N° 991, Paris, avril 2000.

MOORE (Thomas), *Le soin de l'âme*, Éd. Flammarion, Montréal, 1994.

OLIVIER (Jean-François), "La puissance naturelle de l'argile", *La vie naturelle*, Paris, 1986.

RAJNEESH (Osho), *L'harmonie invisible – Les segments d'Héraclite*, Les Éditions du Gange, La Ferté Alais, 1996.

RAJNEESH (Osho), *Le livre des méditations*, Éd. Ronan Denniel, 1989.

ROY (Maurice), "Polarités chaudes - un massage doux qui vous caresse l'aura et vous remet le foie en place !", *Guide Ressources*, Montréal, septembre-octobre 1989.

SAINT-GERMAIN (Michel), "Analyse de la prière", *Guide Ressources*, Montréal, décembre 1995.

SCHNEIDER (Anny), *Plantes sauvages médicinales*, Les Éd. de l'Homme, Montréal, 1999.

SHEALY (C. Norman), *Encyclopédie des remèdes naturels*, Éd. Könemann, Cologne, 1999.

T. (Jacques), *De l'alcoolisme à la paix et à la sérénité*, Éd. Leméac Inc., Montréal, 1981.

TRÉBEN (Maria), *Les guérisons de Maria Trében*, Éd. Ennsthaler, Autriche, 1987.

TRÉBEN (Maria), *La santé à la pharmacie du Bon Dieu*, Éd. Godefroy, 2000.

VOGEL (A.), *Le foie – Régulateur de la santé*, Éd. Bioforces AR, Suisse, 1976.

VOGEL (A.), *Le Petit Docteur*, Éd. Edi-Inter, Genève, 1995.

YOUNG (Alan), *La guérison spirituelle*, Éd. Québec/Amérique, Montréal, 1990.

****

"Argile verte : le grand nettoyage", *Médecine naturelle*, France, mai 1998.

"Grossesse : les nausées sont utiles", *Science & Vie*, France, août 2000.

"La magnétothérapie", *Médecines nouvelles*, hors série N° 1, France.

"Le romarin", *Médecine naturelle et longévité*, France, novembre-décembre 1997.

"Les cures de désintoxication", *INFO - Rachelle-Béry*, vol 5, N° 3, Montréal, mai-juin 1992.

"Quatre plantes amies du foie", *Le Journal Vert*, Montréal, été 1994.

"Si votre foie crie misère", *Guide Ressources*, Montréal, janvier-février 1994.

Sur Internet

"19 Paroles d'experts", *Sciences et Avenir - La réponse de Thierry Souccar*, www.scienceetavenir.com/polemique/souccar19.html, 1999.

"Coenzyme Q10", *Healthnotes*, http://www.healthnotes.com, 10 mai 2000.

"DMG", *Cancer Traitement of America*, http://www.cancercenter.com, 17 mai 2000.

"Gotu kola", *The Natural Pharmacist*, http://www.tnp.com, 21 septembre 2000.

"Lecithin for Liver Disease", *The Natural Pharmacist*, http://www.tnp.com, 22 juin 2000.

"Licorice", *Healthnotes*, Healthnotes.com, http://www.healthnotes.com/inet/herb, 1 juillet 1999.

"Liver-Friendly Herbs", *Healthwell*, http://www.healthwell.com, 27 septembre 2000.

"Liver Health", *The Wellness Center*, http://www.aboutdigestion.com.

"Liver Support Formula - A synergistic Botanical Preparation", http://www.viable-herbal.com, 27 septembre 2000.

"Selenium", *The Natural Pharmacist*, http://www.tnp.com, 20 juillet 2000.

PARTIE 2

Comment rester en bonne santé toute votre vie en évitant les "ennemis" de votre foie

Votre foie, c'est l'éminence grise de votre organisme. Bien qu'il soit nettement moins encensé que le cœur, votre foie remplit néanmoins des fonctions beaucoup plus complexes et beaucoup plus nombreuses que votre cœur. Et s'il est un organe pour lequel vous avez intérêt à prévenir la maladie plutôt que de la guérir, c'est bien votre foie.

D'autant plus qu'à partir d'un certain stade, la médecine considère que les maladies du foie sont presque toujours susceptibles d'une évolution sévère, voire mortelles.

Lorsque le foie est atteint d'une cirrhose et à plus forte raison d'un cancer, les traitements médicaux et/ou chirurgicaux dont dispose la médecine ne permettent pas, pour l'instant, de réparer les dégâts.

Heureusement, comme vous l'avez vu tout au long de la première partie de cet ouvrage, les médecines douces apportent quelques espoirs.

En ce qui a trait à votre foie donc, mieux vaut connaître ses ennemis et les tenir à distance.

Au nombre de ces ennemis figurent :

- de mauvaises habitudes alimentaires
- l'alcool
- le tabagisme
- les polluants chimiques, etc.

Les pages qui suivent vous fournissent tous les renseignements nécessaires sur ces ennemis de votre foie. Avec un minimum de vigilance, vous pourrez appliquer les excellentes stratégies que nous vous proposons et "remettre" votre foie à neuf.

Les aliments qui nuisent à votre foie

Il vous est sans doute déjà arrivé après avoir avalé un repas de vous sentir un peu mal : tête lourde, somnolence, bouffées de chaleur. Ce sont là des signes vous indiquant que votre foie travaille un peu trop fort.

Dans l’immense variété des aliments disponibles dans nos pays développés, une minorité exerce une action défavorable, voire pathogène sur votre foie.

Les uns sont de véritables poisons tandis que d’autres provoquent des perturbations plus ou moins graves du fonctionnement hépatique.

Ces aliments hépatotoxiques font partie intégrante de l’alimentation de bien des gens. Peut-être en consommez-vous jour après jour, sans trop connaître leurs répercussions sur votre santé hépatique.

Heureusement toutefois, il est relativement facile de “mettre de l’ordre” dans son alimentation. Il vous suffit, somme toute, de remplacer quelques mauvaises habitudes par de bonnes habitudes et le tour joué.

Chapitre 14

La farine blanche et ses dérivés (pain, pâtisseries, pâtes, etc.)

Les céréales sont des aliments naturels consommés par l'homme depuis des millénaires. Elles vous fournissent de l'énergie (l'amidon est un glucide lent à haute teneur énergétique) et des substances plus nobles :

- des acides aminés très nombreux ;
- des fibres (le son) qui jouent un rôle capital dans le transit intestinal et, par ricochet, sur le foie ;
- un grand nombre de sels minéraux et d'oligo-éléments.

Il faut toutefois mentionner qu'après les traitements physiques et chimiques que l'on fait subir aux céréales, les farines raffinées industrielles, celles qui occupent la plus grande part du marché, perdent presque totalement les substances bénéfiques qu'elles renfermaient.

Après ce processus de transformation, les farines qui vous parviennent ne sont plus que l’ombre d’elles-mêmes : des sucres, auxquels s’ajoutent des particules de déchets divers (pesticides ou insecticides, traces de cadavres d’insectes ou même d’autres animaux, etc.).

Comment les farines de mauvaise qualité vous nuisent

En consommant de telles farines ou leurs dérivés, vous infligez une double agression à votre foie.

D’une part, tous les déchets chimiques ou organiques contenus dans ces farines se retrouvent dans le foie qui doit les neutraliser et les éliminer avec la bile. Donc, surplus de travail.

D’autre part, ces farines dépourvues de fibres sont une des causes les plus fréquentes de la constipation. Or, la constipation, lorsqu’elle devient chronique, exerce 2 effets des plus nocifs sur votre flore intestinale :

1. Elle favorise la prolifération des bactéries pathogènes de putréfaction (situées dans le côlon).
2. Cette prolifération se fait au détriment des bactéries bénéfiques de fermentation (situées dans l’intestin grêle). Ces bactéries sont responsables de la synthèse, entre autres, de la vitamine K indispensable à l’élaboration par le foie des facteurs de la coagulation.

Notez aussi que, dans les cas extrêmes, les bactéries pathogènes dont le site est très proche du foie, peuvent émigrer vers les voies biliaires où elles provoquent des inflammations et des lésions redoutables.

Votre foie se portera certainement mieux, si vous faites une croix sur ces farines blanches et leurs dérivés. D’autant plus que ces farines dénaturées remplacent les véritables farines qui, elles, sont tout à fait favorables à votre santé.

Vos solutions de rechange

1. Consommez des céréales et des farines complètes. Seules les céréales et les farines “entières” ont un intérêt bénéfique pour votre santé générale et pour votre foie.
2. Remplacez les aliments faits à partir de farines dévitalisées par ceux faits à partir de farines complètes. Les boutiques de produits diététiques en offrent un grand choix, qu’il s’agisse de pains, de pâtes alimentaires ou de pâtisseries.

Chapitre 15

Le sucre raffiné

Vous avez un petit faible pour le sucre ? Si oui, il faut savoir que tout ce qui est sucré n'a pas le même effet sur votre foie.

Il y a les mauvais, les moins bons et les bons sucres.

Du sucre blanc... pas très blanc !

Bien que chimiquement "pur", le sucre raffiné obtenu à partir de la betterave (le sucre blanc) ou de la canne à sucre (le sucre roux[1]) est un aliment dénaturé.

Il ne renferme plus que du glucose quasiment pur. Tous les composants biologiques utiles (vitamines, sels minéraux, enzymes), normalement présents dans les sucres de canne non raffinés, ont été supprimés lors du raffinage.

Lorsque vous consommez ce type de sucre, vous infligez une surcharge de travail à votre foie et à votre pancréas. Dépourvu de ferments aptes à favoriser son assimilation, le sucre incite le foie à compenser ce manque en produisant lui-même les substances manquantes.

1 - Notez que sa coloration résulte parfois de l'incorporation d'additifs chimiques à du sucre blanc.

Comment agit le sucre sur votre foie

Les sucres se divisent en 3 principales catégories :

- les sucres simples : glucose, fructose, galactose
- les sucres doubles : sucrose, lactose, maltose
- les sucres complexes : amidon, dextrine

Les sucres simples et les sucres doubles, véritables concentrés de glucose (99 % de glucose pour le sucre raffiné et 75 % pour le miel) sont vite assimilés par votre organisme. Votre muqueuse intestinale les utilise tels quels et ils entrent aussitôt dans la circulation sanguine. Une consommation importante de ces sucres, dérègle votre glycémie normale, fatigue votre foie et votre pancréas.

L'une des multiples tâches de votre foie consiste à régulariser le taux de sucre dans le sang. Lorsque ce taux baisse, le foie libère rapidement du glucose.

Et inversement, lorsque votre taux de glucose sanguin augmente, votre foie transforme les sucres excédentaires en diverses substances, notamment en glycogène et en triglycérides.

En plus d'infliger un surplus de travail au foie et au pancréas, l'excès de sucres concentrés se traduit par la formation de graisses intra-hépatiques, des graisses nocives pour le foie lui-même mais également pour le cœur.

Vos solutions de rechange

1. Pour minimiser les méfaits du sucre sur votre foie, évitez les abus. Éliminez le sucre raffiné de votre table et considérez le sucre roux (sans additifs) et le miel comme des condiments plutôt que comme des aliments.

2. Pour calmer une fringale de sucre, prisez les fruits frais ou séchés. Contrairement aux sucres raffinés, les fruits – et plus particulièrement le citron – apaisent les troubles hépatiques et favorisent le fonctionnement du foie.

3. Consommez vos sucres – sous forme de fruits ou de miel – en petite quantité et à l’heure des repas. Selon Thierry Souccar, auteur de *La Révolution des vitamines*, le fait de consommer les sucres aux repas permet d’en ralentir l’absorption. Or, comme nous l’avons expliqué ci-dessus, un taux de glucose sanguin trop élevé contraint le foie à transformer les sucres excédentaires en diverses substances pathogènes.

   Autre avantage à cette pratique : les fruits sont pleins de micronutriments qui combattent la toxicité des sous-produits de la digestion. Certaines de ces substances agissent véritablement comme désintoxicants.

4. Pour sucrer vos pâtisseries, utilisez des fruits secs (dattes, raisins, etc.) ou un peu de miel.

5. Réduisez votre consommation de sucres “invisibles”. Tout le monde sait que les friandises, le chocolat, les gommes à mâcher et les confiseries contiennent beaucoup de sucre, mais saviez-vous qu’il existe plusieurs autres aliments auxquels les fabricants en ajoutent des quantités non négligeables ?

   Lorsque vous faites vos courses, vérifiez la liste des ingrédients qui entrent dans la composition de vos aliments. Vous constaterez que le sucre y est omniprésent. Vous en retrouvez dans les sauces tomate, les vinaigrettes, les soupes, le beurre d’arachide, etc.

   Et souvenez-vous : les ingrédients qui figurent en tête de liste occupent une part plus importante dans la composition de l’aliment.

Chapitre 16

Les mauvaises graisses

Vous avez vu dans la partie consacrée aux aliments amis de votre foie que certaines graisses exercent une action tout à fait bénéfique sur votre foie. C'est notamment le cas de l'huile d'olive.

Tel n'est cependant pas le cas de toutes les graisses. D'autres, au contraire, sont suffisamment néfastes pour que vous les fuyez comme la peste.

Comment les graisses animales affectent votre foie

Ces graisses comprennent le suif de bœuf, le saindoux, la graisse de veau, d'oie, le lard, le beurre, etc. Leur caractéristique commune est d'être composées presque exclusivement d'acides gras saturés.

Ce sont des substances défavorables, nocives pour votre foie.

1. L'assimilation organique des graisses animales exige de grandes quantités de bile et surtout, de sels biliaires

Ces 2 substances sont les seules capables d'émulsionner les graisses afin que votre muqueuse intestinale puisse les assimiler.

Si votre foie est trop souvent et trop lourdement sollicité pour produire de grosses quantités d'acides biliaires, vos cellules hépatiques doivent fonctionner sur un rythme élevé, non naturel. Il s'ensuit un vieillissement – et un renouvellement – accéléré des cellules, ce qui met en péril l'équilibre fragile de votre foie.

2. Les graisses animales de consommation courante sont des produits usinés

Autrement dit, elles ont subi un traitement chimique pour en assurer la conservation pendant un laps de temps plus ou moins long. Mais ces traitements dénaturent les produits naturels d'origine et les chargent de déchets divers... lesquels aboutissent toujours dans votre foie.

Ces déchets toxiques exigent alors une neutralisation par les enzymes hépatiques, avant d'être rejetés avec la bile.

Là encore, vous risquez une accumulation toxique au niveau du foie.

À l'exception, peut-être, du beurre frais “fermier” que vous consommerez cru et en petites quantités (environ 20 g par jour), mieux vaut limiter au maximum votre consommation de graisses animales.

Et si vous souffrez d'un problème hépatique, évitez tout à fait d'en consommer.

Connaissez-vous bien les graisses saturées ?

Les acides gras saturés des graisses animales se divisent en 2 catégories :

- les acides gras “à courte chaîne”
- les acides gras “à longue chaîne”

Le destin métabolique des uns et des autres est très différent :

→ Les *acides “longs”*, une fois captés par la muqueuse intestinale, sont dirigés vers le canal thoracique, via les voies lymphatiques. Par le biais de la petite circulation, ils sont ensuite répartis entre les tissus adipeux de votre organisme où ils servent à reconstituer, éventuellement, vos réserves de graisses.

→ Les *acides "courts"*, au contraire, sont directement transportés par la veine porte dans votre foie. C'est là qu'ils seront métabolisés selon des processus complexes.

Ce processus métabolique se traduit par :

- une augmentation du cholestérol
- la libération de grandes quantités de radicaux libres
- la formation de triglycérides

Comme vos tissus organiques n'ont pas besoin d'acides gras, les triglycérides ont tendance à s'accumuler dans votre foie. Ce qui entraîne un risque d'infiltration graisseuse (*stéatose mineure*).

Pour ce qui est des radicaux libres, ils exercent une action virulente sur les cellules hépatiques. Ils peuvent leur infliger des micro-lésions qui, à la longue, deviennent de vraies lésions macroscopiques entraînant ainsi un risque d'hépatocytose.

Enfin, l'augmentation du cholestérol provoque un déséquilibre entre le cholestérol et les acides biliaires qui forment la bile. Celle-ci devient moins fluide, favorisant ainsi la précipitation, puis la cristallisation du cholestérol. En bout de chaîne, on trouve donc une situation pré-lithiasique.

En consommant trop de graisses animales sur de longues années, vous risquez de développer unc lithiase biliaire.

Comment la margarine et les huiles usinées affectent votre foie

Les margarines et les huiles hydrogénées sont des "aliments" que nous vous invitons à éliminer définitivement de votre alimentation, car ces produits usinés ont une action pathogène sur votre foie.

Les margarines, artificielles en majeure partie, se composent d'un mélange de divers corps gras d'origine animale et végétale auxquels on incorpore plusieurs ingrédients tout à fait dépourvus d'intérêt nutritif :

- des colorants
- des additifs aromatiques de synthèse
- des agents de sapidité
- des produits de conservation
- des traces des substances chimiques utilisées pour transformation

Comme vous pouvez le constater, il s'agit d'un véritable cocktail chimique. Ni plus ni moins qu'une bombe à retardement pour votre foie et vos artères !

L'huile de foie de morue

Je ne sais pas si c'est votre cas, mais ce fut le mien. Lorsque j'étais petit, ma mère, pleine de bonnes intentions, m'imposait une fois l'an, au milieu de l'hiver, une cure d'huile de foie de morue. Cette huile devait, disait-elle, me faire le plus grand bien à cause de sa richesse en vitamine D, la vitamine du soleil.

Moi, ce que je savais, c'est que le “remède” de ma mère avait un goût tout à fait infect. Je devais faire des efforts surhumains pour ne pas vomir l'horrible cuillerée que m'imposait ma mère. Mais le pire de cette histoire, c'est que, ce faisant, ma mère ne rendait certainement pas service à mon pauvre foie. Comme le mentionne Raymond Dextrait dans *Le foie, cet organe vital*, “après l'alcool, et avec le lard, l'huile de foie de morue possède le triste privilège d'entraîner la cirrhose et même la nécrose des cellules hépatiques”.

Vos solutions de rechange

De façon générale, considérez l'emploi des huiles raffinées, de la margarine et des graisses animales comme une habitude à mettre au rebut.

Remplacez ces corps gras par du beurre frais, ou mieux, par des huiles végétales de première pression à froid. Ces huiles méritent une place de choix dans votre cuisine.

Et nous le répétons, l'huile d'olive est particulièrement indiquée pour le foie.

Comme vous le verrez à la lecture des lignes qui suivent, vous pouvez fort bien éliminer toutes les graisses saturées de votre cuisine, sans perdre ni le goût, ni l'onctuosité de vos mets.

Voici donc nos conseils :

→ Apprenez à démasquer les graisses invisibles, elles fournissent environ 60 % de vos lipides. Lisez bien les étiquettes des produits que vous achetez.

→ Faites un choix judicieux des ingrédients avec lesquels vous cuisinez. À cet égard, voici quelques stratégies indolores que vous pouvez mettre en pratique :

1. Pour les cuissons au four, l'huile, les jaunes d'œufs et la graisse végétale ne sont pas nécessaires. Vous pouvez très bien leur substituer des blancs d'œufs, de la purée de fruits ou du babeurre, sans amoindrir la saveur de vos plats.
2. Pour lier les ingrédients d'une préparation, remplacez les jaunes d'œufs par de la purée de pommes de terre ou de légumes. Pour les garnitures et les gâteaux salés, utilisez des blancs d'œufs.
3. Pour relever la saveur d'un jambon ou d'une autre viande de porc, faites cuire les aliments avec une petite portion de dinde fumée ou ajoutez quelques dés de lard à l'eau de cuisson.
4. Pour ce qui est des desserts, des sauces et des garnitures, remplacez le beurre par du babeurre.
5. Pour dorer vos aliments, utilisez du jus, du bouillon ou des croûtons plutôt que du beurre ou de l'huile.

6. Votre foie se portera certainement mieux si vous bannissez les fritures. Préférez les cuissons lentes dans un four bien chaud. Vous obtiendrez le même croustillant, qui résulte de la friture, tout en évitant un apport important en graisses saturées.
7. Les pâtes faites avec des farines complètes sont un aliment sain pour votre foie, à condition qu'elles ne baignent pas dans les graisses saturées. Pour leur donner du lustre, arrosez-les avec un filet d'huile d'olive de première pression à froid.
8. Affinez vos sauces avec un bouillon et de la fécule de maïs plutôt qu'avec de la crème, du beurre ou tout autre corps gras.
9. Pourquoi songer d'instinct au beurre, à la margarine ou à l'huile, chaque fois que vous désirez faire sauter un aliment ? Les corps gras ne sont pas nécessaires à cette opération.

   Vous pouvez faire sauter vos aliments sans aucune matière grasse en les faisant transpirer à feu doux afin d'en libérer l'humidité. Au besoin, ajoutez un peu d'eau, de bouillon ou tout autre liquide maigre.

   Lorsque vous désirez saisir un aliment sur feu vif, employez une poêle anti-adhésive.
10. Pour épaissir vos potages, vos ragoûts et vos sauces, remplacez les roux (beurre et farine) par une purée de légumes ou du babeurre.
11. Si les graisses saturées sont éprouvantes pour le foie, les desserts composés de farine, de sucre, de beurre et éventuellement de saindoux sont encore pires. Comme le mentionne A. Vogel dans *Le foie – Régulateur de la santé*, un tel amalgame constitue une épreuve, même pour un foie en bonne santé.

Et pour un foie délicat, la combinaison de ces différents éléments agit comme un poison violent, d'autant plus que ces ingrédients cuits, surchauffés, libèrent des acides gras et butyriques (relatifs au beurre).

Faites aussi attention aux graisses qui supportent mal la chaleur !

Dans les conseils culinaires qui précèdent, nous vous avons déconseillé l'usage des lipides, lors de la cuisson. La raison en est simple. Les acides gras insaturés des graisses sont très sensibles à la chaleur.

À une température variable, nommée "point de fumée" ou "température critique", les acides gras insaturés contenus dans les lipides se transforment en produits toxiques.

Le "point de fumée" des différents lipides est de :

- 120°C pour le beurre,
- 130 à 140°C pour les margarines,
- 180 à 220°C pour les huiles.

Voici quelques bons conseils pour éviter de franchir le seuil critique en utilisant des graisses :

→ Lorsque vous faites sauter les légumes, la température atteinte varie entre 130 et 140°C, ce qui signifie que :

  1. Le beurre et les margarines sont déconseillés (le beurre trop cuit contient des peroxydases et de l'acroléine qui sont des déchets toxiques pour le foie) ;
  2. Les huiles d'arachide, de colza et d'olive peuvent convenir.

→ Pour ce qui est de la cuisson au four, les températures critiques sont facilement atteintes. Mieux vaut ne pas avoir recours aux matières grasses.

→ En ce qui concerne les huiles, sachez que plus elles sont riches en acides gras insaturés (tournesol, colza, etc.), plus elles sont sensibles à la chaleur. En l'occurence, utilisez ce type d'huiles crues, dans vos vinaigrettes, par exemple.

→ Si vous ne pouvez vous passer d'huile pour vos cuissons, utilisez de l'huile de colza (canola), d'arachide ou de l'huile d'olive. Comme nous l'avons mentionné précédemment, ces 3 huiles supportent mieux la chaleur. Attention toutefois de ne pas atteindre le "point de fumée".

Pire que le fast-food

On a souvent reproché, avec raison d'ailleurs, la teneur trop élevée en graisses saturées de la restauration, surtout à l'américaine. Mais il y a toutefois pire !

Des médecins français ont évalué que l'apport énergétique moyen d'un repas pris dans l'un ou l'autre des 7 plus grands restaurants de Lyon était de 2.550 calories en comparaison à 890 pour un menu de restauration rapide.

Entre deux maux, choisissez le moindre...

(Source : *L'actualité*, 15 septembre 2000)

Comment l'excès de viande et des autres sources de protéines s'attaquent à votre foie

À l'exception des viandes rouges, souvent très riches en graisses saturées, les produits protéiniques comme les poissons, les volailles, les œufs, etc., ne sont pas nécessairement des “ennemis” de votre foie. Mais si vous en consommez trop, vous risquez de causer du tort à votre foie.

En effet, votre organisme a besoin d'apports importants en protéines pour construire ou reconstituer ses cellules.

Seulement, voilà : le métabolisme des substances protéiques d'origine alimentaire s'effectue dans votre foie. Ce processus implique la production de nombreux déchets pouvant devenir très toxiques pour votre foie lui-même et pour votre organisme tout entier.

Puisque votre organisme ne peut utiliser telles quelles les protéines alimentaires, celles-ci sont soumises à l'action des enzymes hépatiques, aidées par différentes coenzymes (vitamines, sels minéraux,...).

Elles doivent être “cassées” pour que les acides aminés, leurs composants essentiels, soient rendus disponibles.

Au cours de ce processus dit de “désamination”, il se produit un dégagement important d'ammoniac, une substance très toxique, surtout pour les cellules de votre cerveau. L'ammoniac doit être immédiatement transformé en urée par les cellules de votre foie.

Son accumulation provoque des accidents dramatiques, voire mortels, en cas d'encéphalopathie hépatique.

C'est la dose qui fait le poison

Si vous consommez des aliments protéiques de façon modérée, votre foie n'a aucun problème à les transformer. Par contre, une consommation excessive et régulière d'aliments fortement protéinés entraîne une surcharge urique, qui a un retentissement négatif sur votre fonctionnement hépatique.

Afin de ne pas exposer indûment votre foie, nous vous conseillons de tenir compte des recommandations alimentaires d'usage. (Voyez l'encadré qui suit.)

Plusieurs nutritionnistes recommandent que la moitié de ces protéines provienne de sources animales – les seules qui renferment tous les acides aminés indispensables aux synthèses humaines – et que l'autre moitié provienne de sources végétales (noix, céréales, légumes secs).

Apports quotidiens en protéines[1]

Enfants de 1 à 3 ans	22 à 40 g
Enfants de 4 à 9 ans	55 à 65 g
Filles de 10 à 12 ans	70 g
Garçons de 10 à 12 ans	78 g

Adolescentes de 13 à 19 ans	72 g
Adolescents de 13 à 19 ans	90 g
Femmes de 20 ans et +	60 g
Hommes de 20 ans et +	80 g
Femmes enceintes	70 à 80 g
Femmes qui allaitent	80 g

1 H. Dupin

Quelques recommandations alimentaires concernant les viandes

1. Limitez votre consommation de viandes rouges à cause de leur teneur élevée en graisses animales.
2. Oubliez les charcuteries, les salaisons et les viandes en conserve. Ces produits contiennent tous de très grosses quantités de lipides saturés. Ils renferment aussi du cholestérol, lequel est faiblement métabolisé par le foie, et surcharge dangereusement le flux sanguin. Ce cholestérol, qu'on désigne par *cholestérol alimentaire,* est le principal responsable de l'apparition des athéromes (plaques d'athérosclérose).

   De plus, le cholestérol alimentaire dont les molécules sont plus grosses que celles du cholestérol synthétisé par le foie se prête plus facilement à la cristallisation.

   D'ailleurs, c'est un fait reconnu que les gros mangeurs de “cochonailles” sont sujets, plus souvent que les autres, aux calculs vésiculaires.
3. Pour combler vos besoins en protéines, prisez le poisson, la volaille, les produits laitiers maigres, les œufs et les protéines de sources végétales.
4. Une fois tous les 15 jours, prévoyez une journée sans protéines.
5. Si vous pouvez vous permettre de payer un peu plus cher pour

vos aliments, achetez de la viande “bio”. Elle est nettement plus saine.

Non seulement les pesticides utilisés pour la culture des fourrages sont présents dans la viande non “bio” mais ce, dans une concentration assez importante.

Pour produire les 150 grammes de viande qui se retrouvent dans votre assiette, un bœuf doit consommer une grande quantité de fourrage. Et ce sont les résidus de tout ce fourrage qui entrent dans votre portion de viande.

Le saviez-vous ?

Les végétariens ont :

- des cellules immunes plus voraces ;
- une incidence de cancer moins élevée ;
- moins de cancers du sein et des ovaires ;
- une incidence de diabète de type II moins élevée ;
- moins de maladies cardiaques ;
- une espérance de vie plus longue (10 ans de plus que les personnes qui mangent de la viande rouge) ;
- 40 % moins de risques de mourir du cancer s’ils en sont atteints.

(Source : *Santé – Immunité*, N° 1, Canada, 1999.)

Chapitre 17

Le café et le thé

Si le sucre blanc n'est pas très "blanc" d'un point de vue santé, le café noir n'est, pour sa part, pas si "noir" qu'on a parfois tendance à le croire.

Par exemple, pour la vésicule biliaire de ces messieurs ! Des études ont démontré qu'il réduit sensiblement le risque de calculs biliaires. (Voyez la rubrique *Calculs biliaires* dans le lexique.)

En ce qui concerne votre foie, la situation est par contre un peu différente. Sans être un ennemi redoutable pour celui-ci, le café peut néanmoins l'affecter. Pour déguster votre tasse de café en toute quiétude, sachez à quoi vous en tenir en lisant ce qui suit.

Une fois de plus, c'est la dose qui fait le poison

À petite dose, c'est-à-dire à raison de 2 tasses par jour au maximum, le café exerce généralement une action positive et tonique sur votre organisme. La caféine est, en effet, un excellent stimulant des systèmes nerveux et cardio-vasculaire.

Au-delà de ces quantités, toutefois, l'alcaloïde du café, la caféine qui est métabolisée au niveau du foie, peut avoir des effets défavorables sur vos cellules hépatiques.

Différentes études font état de l'effet néfaste du café sur le foie. Il est reconnu que l'abus de café peut entraîner des carences organiques et en particulier en vitamines B, un complexe de vitamines particulièrement utile au foie.

Une découverte néerlandaise qui remonte à 1996[1] a démontré que la consommation de 6 tasses de café par jour (0,9 litre) sur une période de 6 mois avait provoqué une augmentation :

- du taux de LDL (mauvais cholestérol) dans le sang ;
- de l'*alanine aminotransférase*, une enzyme dont la présence reflète une altération des cellules du foie.

Les chercheurs n'ont toutefois pas décelé de preuves cliniques de dommages hépatiques.

Il faut aussi mentionner que, tout comme les Britanniques, les Scandinaves utilisent des cafetières à piston. Or, ce type de cafetière donne un café particulièrement riche en *diterpènes*, une substance toxique que l'on retrouve dans la composante huileuse du café.

La caféine et le foie de la femme

Avez-vous déjà remarqué, mesdames, que votre organisme semble moins bien tolérer le café que celui des hommes ? Si oui, vous avez tout à fait raison, car il est vrai que le foie de la femme métabolise moins bien le café que celui de l'homme.

Selon le Dr Christiane Northrup, rédactrice en chef de la newsletter *Health Wisdom for Women*, l'effet de la caféine dure :

- entre 4 et 7 heures chez la femme ;
- entre 2 heures 1/2 et 4 heures chez l'homme.

Le temps que met l'organisme à éliminer la moitié de la dose de caféine absorbée est également plus long chez la femme que chez l'homme. Cette différence est particulièrement marquée :

- durant la période prémenstruelle ;
- chez les femmes qui prennent un contraceptif oral ;
- chez les femmes ménopausées qui prennent des hormones de remplacement.

---

1 - *British Medical Journal*, 30 novembre 1996.

Et quel est le lien entre la *caféine et votre “paysage hormonal”* ?

Le foie féminin utilise le même métabolisme pour transformer les hormones et la caféine. Lorsque votre foie vaque au métabolisme de vos hormones, il est moins disponible pour neutraliser la caféine.

Une autre bonne raison pour les femmes de réduire leur consommation de caféine

Les cerveaux masculin et féminin réagissent aussi de façon différente face à la caféine. Une étude a démontré qu’une dose de 150 mg de caféine, reçue au même moment de la journée, augmente la température corporelle de la femme tandis qu’elle diminue celle de l’homme.

Une heure après avoir consommé du café, la femme a tendance à s’endormir et à être un peu désorganisée ce qui n’est pas le cas pour l’homme. Sous l’effet de la caféine, la femme éprouve aussi plus de difficulté que l’homme à se concentrer, elle peut devenir nerveuse et irritable.

Voilà donc quelques bonnes raisons qui devraient vous inciter à éviter les abus de caféine.

Vos solutions de rechange

1. Vous pouvez facilement contourner le problème lié aux diterpènes. Il vous suffit de boire du café filtre. Les diterpènes libérées lors de la préparation sont ainsi retenues par le filtre.
2. Pour préserver votre foie des méfaits de la caféine :
   - Limitez votre consommation quotidienne de café à 2 tasses ou moins.

- Tenez compte du fait que le café robusta contient 2
  de caféine que l'arabica.
- Buvez du café décaféiné.
- Remplacez le café par du thé. En effet, 1 tasse de thé contient 2 fois moins de caféine (ou théine) qu'1 tasse de café.
- N'oubliez pas que plusieurs boissons gazeuses sont également riches en caféine, dont le célèbre Coca-Cola®.

Chapitre 18

Les additifs, colorants et conservateurs alimentaires

Avec le développement industriel, un nouveau phénomène est apparu dans le marché de l'alimentation : celui des aliments usinés. Ainsi que bien des gens, peut-être vous nourrissez-vous surtout d'aliments produits en industrie ? Malheureusement, comme vous le savez sans doute, la diététique et les aliments usinés ne vont pas souvent de pair. Et c'est d'autant plus vrai que certaines substances ajoutées et "autoriséees" sont carrément nocives pour votre foie.

Voici donc quelques précisions qui vous aideront à orienter vos choix alimentaires pour le plus grand bien de votre foie.

Les aliments usinés : un cocktail douteux

De tout temps, les hommes ont utilisé des techniques de conservation pour préserver leurs aliments. Nos ancêtres séchaient ou fumaient leurs aliments ou encore leur ajoutaient du sel ou du sucre.

Avec l'ère de l'industrialisation, d'autres méthodes de conservation sont apparues. On a commencé à stériliser, congeler, surgeler et emballer les aliments sous vide.

Afin d'assurer aux aliments une durée de vie conforme aux intérêts financiers en jeu, l'industrie agro-alimentaire a également développé une grande diversité de conservateurs. Ces substances chimiques, ajoutées aux aliments, en assurent la conservation.

Puis pour rendre leurs produits plus attrayants aux yeux du consommateur, les industriels ont incorporé d'autres substances aux aliments pour :

- les colorer
- les parfumer
- en rehausser le goût

Des kilos de substances nocives dans votre assiette

Qu'il s'agisse de conservateurs, de colorants, de révélateurs de goût et de parfums, ces produits sont, plus souvent qu'autrement, nocifs pour votre santé. D'autant plus qu'au bout d'1 an, la quantité d'additifs de synthèse que vous avalez – sans même vous en rendre compte – se calcule en terme de kilos !

Et la presque totalité de ces substances aura transité par votre foie pour y être métabolisée, neutralisée et évacuée avec la bile...

Quelques exemples d'additifs alimentaires néfastes pour votre foie

La liste des additifs alimentaires est vraiment trop longue pour que nous puissions ici passer au travers. Aux États-Unis, par exemple, il existe 3.000 additifs couramment employés !

Nous nous contenterons de quelques exemples dont les effets nocifs sur votre foie sont clairement établis. Retenez toutefois :

- que tous ces produits chimiques ajoutés à vos aliments aboutissent inéluctablement dans le foie ;

– qu’ils peuvent y provoquer sinon des lésions, du moins des désordres susceptibles d’entraîner de vraies maladies hépatiques. Les voici donc :

→ L’*anhydride sulfureux.* On l’utilise pour la conservation des moûts de raisin, de vins et des fruits séchés. Cette substance a la malencontreuse propriété d’inactiver la vitamine B1 (ou thiamine), dont la carence est responsable de graves atteintes neurologiques, cardiaques et hépatiques.

→ Les *antibiotiques.* On les utilise couramment pour le traitement des charcuteries, jambons, etc. Ils entraînent de sévères désordres au niveau de la flore intestinale, empêchant ou réduisant l’élaboration ou la synthèse de vitamines du groupe B et de la vitamine K.

Or, la vitamine K est la coenzyme indispensable pour la synthèse de plusieurs facteurs de la coagulation (prothrombine, proconvertine, facteur antihémophile B, facteur Stuart). Sans cette coenzyme, vos cellules hépatiques ne peuvent s’acquitter de cette tâche.

→ Le *“jaune de beurre” (ou p-diméthylaminoazobenzène).* Ce colorant a été utilisé pour rendre les margarines plus “appétissantes” jusqu’à ce qu’on découvre, de façon fortuite, que c’était un puissant cancérigène pour le foie !

→ Les *sulfites.* Ils provoquent des allergies – surtout chez les asthmatiques –, et ils détruisent la vitamine B1. Plusieurs aliments en contiennent. On estime que 10 % de la population dépasse la dose journalière admissible.

À titre d’exemple, pour un adulte de 60 kilos, 30 g d’abricots secs ou 1 à 2 verres de vin blanc sec suffisent pour atteindre cette dose.

Autres aliments riches en sulfites :

- les charcuteries
- les salaisons
- les conserves de viande
- les fromages à pâte dure et semi-dure
- les succédanés de fromage
- les harengs au vinaigre

Liaisons dangereuses

Pour en déterminer la nocivité, les études toxicologiques testent généralement les additifs alimentaires de façon isolée. Or, plus souvent qu'autrement, vos aliments renferment plus d'un additif. Il n'est pas exclu que ces substances puissent interagir entre elles et produire un sous-produit toxique.

Tel fut notamment le cas de la *thalidomide*[1], dont la fiche chimique ne laissait aucunement prévoir une réaction physiologique aussi dramatique.

1 La thalidomide est un médicament antinausées qui a été prescrit aux femmes enceintes dans les années 50 et qui a provoqué la naissance de milliers d'enfants aux bras et aux jambes malformés.

2 choses qu'il vous suffit de faire

1. Décodez les étiquettes

Pour réduire le nombre de kilos d'additifs chimiques qui passent par votre assiette, évitez – autant que possible – de consommer des aliments usinés. *Mangez naturel, mangez simple, mangez frais* sont les 3 règles de base de toute alimentation saine qui préserve le foie.

S'il vous arrive néanmoins de manger "usiné", appliquez-vous à déchiffrer les étiquettes. Bien qu'il soit quasi impossible de savoir très exactement la composition de chaque aliment usiné, ces "mini-documents" vous fournissent néanmoins des indications utiles.

2. Préférez le “bio”

Dans le chapitre consacré aux aliments amis du foie, nous avons déjà souligné l’importance de manger “bio”. De plus en plus d’études démontrent en effet que l’usage de pesticides représente une menace réelle pour votre santé.

Les pays du Tiers-Monde, où les normes de sécurité sont à peu près nulles, sont les plus affectés par les dangers inhérents à l’usage de produits toxiques. *Selon les statistiques, 10.000 travailleurs agricoles meurent chaque année parce qu’ils ont manipulé des insecticides.*

En Occident, bien que de telles intoxications soient encore considérées comme accidentelles, elles deviennent néanmoins de plus en plus fréquentes. Elles concernent surtout les enfants, car ceux-ci sont souvent mal informés des dangers.

Chez les adultes, l’intoxication survient généralement au terme d’une longue exposition (plusieurs mois ou années) à l’action de ces produits et ce, d’une manière tout à fait insidieuse.

Prolifération inquiétante de bactéries pathogènes

Comme l’ont récemment démontré des chercheurs de l’Université du Manitoba au Canada, l’épandage de pesticides peut entraîner une prolifération inquiétante des bactéries nocives présentes sur les fruits et légumes. (Voyez au chapitre précédent l’encadré “Les pesticides : une source de contamination indirecte et inquiétante”.)

Cette recherche a notamment démontré que l’épandage de chlorothalonil sur une culture rendue à maturité contamine tout. La Salmonella, E. coli et la Shigella, 3 bactéries particulièrement friandes de *chlorothalonil*, risquent alors de se retrouver en grand nombre sur les fruits et légumes traités. Consommés crus et sans un nettoyage adéquat, ces aliments risquent de provoquer une intoxication alimentaire tout à fait redoutable.

Ce qui montre bien, une fois de plus, que votre foie préfère – et de loin – les aliments “bio”.

Chapitre 19

L'alcool et votre foie

Pouvez-vous concevoir un repas d'ami(e)s sans une goutte de vin ? Pour bien des gens, le vin fait partie intégrante des plaisirs de la table.

Mais pour que ce plaisir reste un plaisir, vous avez vraiment intérêt à respecter la "dose médicinale recommandée" – soit 1 à 2 verres par jour pour la femme ou 2 à 3 pour l'homme (voyez pourquoi un peu plus loin).

Heureusement, quand l'alcoolique décide de se prendre en main ou qu'il est forcé, il peut compter sur un certain nombre de méthodes. Mais plutôt que de vous faire part des plus connues, nous vous initierons plus loin à une méthode naturelle, très peu connue en France, dont les résultats sont de loin supérieurs à ceux des méthodes établies.

Très bon pour le cœur, mais aussi pour le... foie

Vous avez évidemment entendu dire et redire dans les médias que le vin – rouge en particulier – consommé en petites quantités est bon pour le cœur. Les études n'ont cessé de le confirmer. Et d'ailleurs, votre médecin vous a peut-être déjà recommandé d'en boire un peu pour normaliser votre taux de cholestérol.

Mais il y a une autre bonne nouvelle !

Comme le rapporte le Dr Geral Minuk, de l'Université du Manitoba à Winipeg (Canada), des études sur les animaux laissent entendre que 2 à 3 verres de vin par jour aident le foie à se régénérer !

Ce spécialiste du foie précise aussi que cette approche pourrait profiter à des personnes souffrant d'un trouble aigu du foie mais qu'elle ne s'applique évidemment pas à celles qui abusent déjà de l'alcool.

Car, consommé de manière excessive, l'alcool est – et de très loin – la substance "alimentaire" la plus dangereuse pour votre foie.

Toute consommation excessive et surtout chronique provoque inévitablement des lésions hépatiques souvent irréversibles. Et comme vous allez le voir, le problème se pose particulièrement pour les femmes : leur foie est beaucoup plus vulnérable aux méfaits de l'alcool que celui de l'homme.

Qui plus est, ce faisant, elles s'exposent à un autre problème fort sérieux : l'ostéoporose.

L'envers du paradoxe français

En dépit du fait que les Français mangent fort gras – et même plus gras que les Américains –, leur taux de mortalité par infarctus est de 2,50 fois inférieur à celui des Américains !

C'est ce que les scientifiques ont appelé "le paradoxe français". Plusieurs études l'expliquent par la grande consommation de vin rouge en France. (Il y aurait 85 % de buveurs, tous vins confondus.)

Mais ce paradoxe français n'a pas qu'un côté positif : le taux de *cirrhose dans la population française est, en effet, l'un des plus élevés au monde !*

Il n’y a pas loin de la coupe... au foie

En Europe occidentale – et singulièrement en France –, la cause la plus fréquente des maladies graves du foie est l’alcoolisme chronique, ou plus exactement l’intoxication alcoolique chronique.

Les statistiques fluctuent quelque peu selon les sources, mais on admet généralement que :

- 10 % des hommes et 5 % des femmes souffrent d’alcoolisme chronique ;
- 50 % environ de la population se livre à l’alcoolisme aigu occasionnel.

Ce sont là des chiffres énormes, qui posent un formidable problème de santé publique. En voici pour preuve des statistiques que le Dr Jean Defontaine mentionnait dans *Le Figaro* du 25 juin 1991 pour illustrer l’impact de l’alcoolisme et de ses conséquences :

- 33 % du budget de la Sécurité sociale
- 45 % des lits des hôpitaux psychiatriques occupés
- 45 % des lits des hôpitaux de médecine générale
- 90 % des enfants martyrs
- 20 % des accidents de travail
- 30 % des accidents de la route
- 66 % des viols individuels
- 76 % des viols de groupe

(Cité dans le *Quid 1995*)

L’ingestion régulière d’alcool entraîne rapidement un phénomène d’accoutumance, puis de dépendance particulièrement nocive. Un petit verre en entraîne un autre et la danse macabre se met en mouvement.

Comme tous les autres toxicomanes, le buveur invétéré a tendance à augmenter ses doses quotidiennes. Il lui faut des quantités de plus en plus grandes d’alcool, au degré de plus en plus élevé, pour obtenir les effets euphorisants capables de lui masquer ses difficultés, son stress, durant quelques heures.

Le cercle vicieux se referme sur lui. Et les statistiques commencent à parler...

Consommez-vous de façon occasionnelle ou (très) régulière ?

La consommation de boissons alcoolisées a été et reste considérée comme un acte social valorisant dans les pays occidentaux. Elle est reliée à l'idée de fête, de convivialité, voire de "virilité" ou d'appartenance à une classe sociale aisée.

Vous vous en tenez à ce type de consommation alcoolique occasionnelle et limitée, dans quelques rares circonstances festives (anniversaires, mariages, Noël, etc.) ?

Dans ce cas, votre exposition aux effets hépatotoxiques susceptibles de déboucher sur une vraie maladie hépatique reste limitée.

Par contre, si vous vous reconnaissez dans les descriptions énoncées dans le questionnaire qui suit, vous vous intoxiquez plus ou moins lentement mais sûrement !

Chacune de vos consommations, au lieu d'avoir un effet bénéfique sur votre cœur et votre foie, se transforme alors en un poison violent pour tout votre organisme – et plus particulièrement pour votre cerveau et votre foie !

Un petit questionnaire pour savoir qui est alcoolique

Il vous arrive de prendre 5 à 6 verres tous les jours ? Cette habitude vous amène à consommer plus que la "dose médicinale recommandée" (soit 1 à 2 verres pour les femmes, 2 à 3 pour les hommes) et cela exerce nécessairement une influence néfaste sur votre santé – y compris sur celle de votre foie.

Mais s’agit-il d’alcoolisme à proprement parler ?

Une telle consommation d’alcool ne signifie pas nécessairement que vous êtes véritablement alcoolique, car certains peuvent avoir une tolérance plus forte par rapport à l’alcool.

Pour qu’il y ait véritablement alcoolisme, il faut qu’il y ait simultanément une dépendance/accoutumance, doublée d’une détérioration à la fois morale et physique.

Vous avez fort certainement un problème d’alcool lorsque vous répondez par l’affirmative à 3 – ou plus – des questions suivantes.

Si cela ne s’applique en aucune façon à votre cas, il suffit de transposer le questionnaire en fonction de celui ou celle de vos proches qui vous inquiète :

- Vous buvez pour “oublier” vos soucis ou vos angoisses ?
- Vous buvez pour arriver à décompresser ?
- Vous avez toujours besoin d’alcool pour faire face à vos obligations sociales ou professionnelles ?
- Vous buvez pour chasser des sentiments dépressifs ?
- Vous vous sentez coupable après avoir bu ?
- Vous commencez à penser que vous devriez diminuer votre consommation d’alcool ?
- Vous avalez rapidement les verres d’alcool ?
- Vous négligez vos responsabilités familiales ou professionnelles pour boire ?
- Vous mentez en ce qui concerne votre consommation réelle d’alcool ?
- Vous portez de moins en moins d’intérêt à la nourriture ?
- Vous devenez irritable si vous ne buvez pas et vous êtes de plus en plus sujet à des sautes d’humeur aux conséquences parfois dramatiques ?

- Vous devez augmenter votre consommation pour obtenir le même effet ?
- Vous avez plutôt tendance à boire quand vous êtes seul qu'en compagnie d'autres personnes ?
- Vous sentez que votre milieu se dégrade et que votre vie "s'en va chez le diable" ?
- Vous êtes pris de tremblements lorsque vous passez une journée sans alcool (ce dernier signe est tout à fait concluant et révèle un alcoolisme grave) ?

Comment pouvez-vous savoir si l'un de vos proches présente des risques de dépendance alcoolique ?

Afin de traiter ou prévenir l'alcoolisme, des spécialistes ont établi un profil psychologique de l'alcoolique.

Voici les principaux traits qui, selon eux, caractérisent le plus souvent la personne alcoolique ou prédisposée à le devenir :

- image de soi très négative (sentiment d'infériorité ou d'échec) ;
- tendance à la dépression, au sentiment de rejet ou de culpabilité ;
- immaturité affective et dépendance psychologique très forte par rapport au partenaire amoureux ou au milieu social ;
- caractère manipulateur ;
- impulsivité et difficulté à tolérer les petites frustrations de la vie ;
- esprit de compétition et forte agressivité ;
- propension à la délinquance ;
- une certaine forme d'irréalisme ou d'idéalisme ;

– milieu familial dysfonctionnel (parents alcooliques ou incestueux, etc.)

Bien entendu, vous devez prendre en considération l’ensemble de ces caractéristiques avant de vous estimer ou de juger quelqu’un alcoolique ou prédisposé à l’être.

Votre “hérédité” se voit-elle dans votre verre ?

Un individu issu d’une famille où l’on boit régulièrement, montrera une “tolérance” plus élevée vis-à-vis de l’alcool qu’un sujet sans antécédent d’excès alcoolique familial. Et ce, même si aucune intoxication chronique n’a jamais été découverte chez l’un de ses membres !

De façon générale, les individus – et les foies – ne réagissent pas de la même manière face aux boissons alcoolisées. Un tel sera ivre avec 2 verres de vin, tel autre restera apparemment en pleine forme malgré l’absorption d’1 litre du même vin !

La résistance du foie aux agressions de l’alcool est également très variable d’un individu à l’autre.

Et même votre sexe joue un rôle !

L’inégalité des sexes... devant l’alcool

Vous avez pu lire plus haut que la “dose médicinale recommandée” de vin est de 1 à 2 verres par jour pour la femme tandis qu’elle grimpe à 2 à 3 pour l’homme.

Hommes et femmes réagissent différemment à l’alcool. Lorsque vous buvez de l’alcool, mesdames, votre taux d’alcool sanguin augmente plus vite que chez ces messieurs, pour une consommation égale. Vous vous intoxiquez donc plus rapidement.

En fait, votre plus grande vulnérabilité face à l’alcool repose sur 3 causes physiologiques ou anatomiques :

1. Le volume corporel de la femme est en général moindre que celui

de l'homme. Proportionnellement, le taux d'alcool infiltrant les tissus féminins est donc supérieur à celui de l'homme.

2. Le corps de la femme renferme plus de matières adipeuses que celui de l'homme, et moins d'eau. Or, comme l'alcool se dilue dans l'eau (ou le sang), le pourcentage d'alcool sanguin augmente plus vite chez la femme que chez l'homme.
3. Chez l'homme comme chez la femme, une partie de l'alcool absorbé est rapidement dégradée par l'action enzymatique de l'estomac. Mais, chez vous mesdames, les enzymes affectées à cette tâche sont moins nombreuses que chez les hommes. Là encore, votre taux d'alcoolémie grimpe donc plus rapidement.

Pour toutes ces raisons, à quantité égale, l'alcool fait plus de ravages chez la femme que chez l'homme.

Certes, les excès d'alcool demeurent toxiques aussi bien pour l'homme que pour la femme. Mais celle-ci en subit plus rapidement les conséquences aussi bien au niveau de foie, du cœur que du cerveau.

De plus, ajoutons que, chez la femme, la consommation d'alcool :

- favorise l'ostéoporose (en réduisant l'absorption du calcium) ;
- accroît la quantité d'œstrogènes sanguins chez la femme qui prend des hormones de remplacement ;
- entraîne plus souvent des accidents de la route mortels. (Les études démontrent en effet que l'alcool affecte davantage l'aptitude à conduire chez la femme que chez l'homme !)

Et durant la grossesse ?

- Même une quantité réduite d'alcool affecte votre enfant en gestation (en particulier durant les 3 à 4 premiers mois).
- Une consommation régulière risque fort de provoquer chez votre nouveau-né, le syndrome fœtal de l'alcool.

Votre âge peut aggraver les problèmes d'alcool

Si vous êtes un consommateur d'alcool d'un certain âge, voire d'un âge certain, l'alcool risque fort de vous causer de sérieux problèmes :

→ En prenant de l'âge, votre organisme neutralise beaucoup moins bien l'alcool. En raison de son efficacité réduite, votre foie laisse passer un plus grand pourcentage d'alcool dans le sang, ce qui provoque plus de dommages sur l'ensemble de vos tissus organiques.

→ On sait qu'en raison de problèmes digestifs, les personnes âgées ont souvent du mal à combler leurs besoins nutritifs. Si vous consommez beaucoup d'alcool, ces carences deviennent presque inévitables. Les carences en vitamines du complexe B sont alors très sérieuses.

→ Votre consommation d'alcool vous prédispose également à la dépression.

Une étude a révélé que la dépression est 3 fois plus fréquente chez les alcooliques âgés que chez les personnes du même groupe d'âge qui ne consomment pas d'alcool.

→ Chez les personnes de 65 ans et plus qui consomment modérément ou beaucoup d'alcool, le nombre de suicides est également supérieur : 16 fois plus élevé.

À votre santé ?

Compte tenu de tous ces facteurs, plusieurs médecins sont d'avis que chez les personnes âgées, l'abstinence totale d'alcool s'avère parfaitement justifiée. Mais sans aller jusque-là, songez néanmoins à réduire votre consommation d'alcool.

C'est le moment d'acheter les vins coûteux dont vous rêvez depuis longtemps. Remplacez la quantité par la qualité et faites partager vos découvertes.

Et vous pourrez lever votre verre à la santé de vos amis, en toute bonne conscience.

Quel est le meilleur vin pour normaliser votre taux de cholestérol ?

Il est maintenant établi que l'effet anti-cholestérol du vin s'explique par le *resvératrol*, un anti-fongicide naturel concentré dans la peau du raisin. Cette substance est en fait un antioxydant 10 à 50 fois plus puissant que la vitamine E !

Notez cependant que tous les vins n'en contiennent pas forcément. Une étude canadienne réalisée à l'Université de Toronto par le Dr Goldberg, et portant sur 400 vins rouges du monde entier, a permis d'établir que les Pinots dominent pour ce qui est de la teneur en resvératrol.

De façon générale, ce seraient les vins plus coûteux qui offrent une concentration valable en resvératrol.

(Sources : *Science & Vie*, hors série N° 208, septembre 1999 et *Natural Health*, novembre/décembre 1992)

Comment observer la juste mesure

Le problème de l'alcoolisme, par quelque bout qu'on le prenne, n'a pas encore trouvé une solution rationnelle et universellement admise. À partir de quelle quantité d'alcool ingérée régulièrement devient-on un alcoolique chronique menacé par des maladies hépatiques ?

Les opinions des médecins, des toxicologues, des hygiénistes, des nutritionnistes ont beaucoup variées au cours des dernières décennies.

Pour notre part, nous retiendrons ici 4 critères essentiels pour épargner votre foie :

1. *Votre consommation quotidienne ne doit jamais dépasser l'équi-*

valent de 50 g d’alcool pur si vous êtes de sexe masculin, et 25 à 30 g si vous êtes une femme. Soit :

- pour l’homme : 1/2 de litre de vin, ou 1 litre de bière, ou encore 100 ml d’un alcool fort à 45° ;
- pour la femme : 1/4 de litre de vin, ou 1/2 litre de bière, ou encore 50 ml d’un alcool fort à 45°.

Cette consommation doit se faire en accompagnement des repas, jamais à jeun.

2. *Il vaut mieux boire un peu plus que ces quantités mais occasionnellement (pas plus d’1 fois par semaine), que consommer régulièrement, tous les jours, des quantités moindres.* Beaucoup de personnes s’imaginent que l’absence d’ivresse signifie innocuité des doses d’alcool ingérées.

   D’abord, l’état d’ivresse ne dépend pas que de la quantité d’alcool ingurgitée. Entrent en ligne de compte la sensibilité individuelle, l’état psychologique au moment de la consommation, l’ambiance, etc.

   D’autre part, indépendamment des effets neuro-psychiques induits, toute ingestion d’alcool entraîne un surcroît de travail biologique, plus ou moins agressif pour le foie.

3. *Si vous consommez régulièrement de l’alcool, faites des pauses de 3 jours consécutifs, sans la moindre goutte de boisson alcoolisée, tous les 12 ou 15 jours.*

   Si vous éprouvez du mal à observer cette abstinence volontaire, le risque d’accoutumance n’est pas éloigné.

   Une consultation médicale, avec bilan fonctionnel hépatique, permettra de prévenir une éventuelle évolution vers la dépendance alcoolique. À ce stade, il existe des traitements médicamenteux et psychothérapeutiques légers, mais d’une excellente efficacité, pour stopper net le glissement vers la chronicité alcoolique.

4. Misez aussi sur le jus de *raisin !* Comme vous avez pu lire plus haut, les vertus bénéfiques du vin pour le cœur résident dans le resvératrol. Or cette substance est aussi présente dans le jus de raisin, même si c’est en concentration plus faible.

   Par contre, le raisin de table n’en contient pas. Étant cultivé pour son apparence, il est généreusement arrosé de pesticides et il ne produit donc pas de resvératrol (qui sert normalement de système de défense naturel).

Pour protéger simultanément vos artères et votre foie, l'idéal serait de boire davantage de jus de raisin et de renoncer de temps en temps à votre “dose médicinale quotidienne” de vin.

Ainsi donc...

À défaut de vous astreindre à ces mesures préventives somme toute très simples, vous risquez fort de voir s'enclencher le processus pathologique qui conduit le plus souvent à la cirrhose alcoolique irréversible, parfois mortelle.

Comment soigner l'alcoolisme chronique par les méthodes naturelles

Tout indique que la grande majorité des thérapies anti-alcoolisme mettent en œuvre des méthodes “qui vous font parler” – en groupe de préférence.

Quand des médecins s'en mêlent, ils jugeront bon d'ajouter divers médicaments de synthèse du type Valium® pour atténuer les effets du sevrage.

L'une de ces thérapies, celle très connue des Alcooliques Anonymes, fait intervernir en plus un facteur X : Dieu. Ce qui peut-être fort utile chez ceux qui sont naturellement croyants.

Dans tous ces cas, les rechutes sont néanmoins fréquentes au bout d'1 an : 79 % en moyenne.

Une autre approche d'origine américaine, celle du HEALTH RECOVERY CENTER (HRC), produit des résultats nettement supérieurs : 24 % seulement de rechute au bout d'1 an. Celle-ci a été créée par la nutritionniste américaine (PhD), Joan Mathews-Larson.

(Ces statistiques proviennent de l'*International Journal of Bio-*

medical Research, vol. 9, et du *Rand Report*, une étude subventionnée par le gouvernement fédéral américain.)

Comment opère cette méthode exceptionnelle

Son originalité : elle veut d'abord et avant tout corriger le déséquilibre biochimique dans l'organisme de l'alcoolique qui le pousse à consommer toujours plus.

L'hypoglycémie, par exemple, est présente chez 1 alcoolique sur 4.

À cela s'ajoute le phénomène des allergies alimentaires (voyez un peu plus loin). Selon Joan Mathews-Larson, il explique la majorité des cas d'alcoolisme qui passent par la clinique.

À ce stade, les tenants de cette méthode considèrent qu'il est inutile de “parler”. Il faut nourrir l'organisme “affamé” de nombreux nutriments essentiels.

Que ce soit chez les personnes âgées ou les autres, l'alcool – un puissant diurétique – provoque en effet une déperdition considérable en vitamines et en minéraux. Et il arrive qu'à un certain point votre alimentation quotidienne ne suffit plus à compenser l'“hémorragie nutritionnelle” causée par vos abus d'alcool.

Les alcooliques qui se font traiter au Health Recovery Center (une clinique externe) à Minneapolis vont donc y recevoir des mégadoses de divers nutriments :

- vitamine C (pour son action désintoxicante) ;
- calcium, magnésium ;
- vitamines B (celles-ci diminuent les symptômes du manque) ;
- huile d'onagre (un anti-convulsif naturel) ;
- gamme complète des acides aminés (dont la glutamine, qui est une forme alternative du glucose et qui diminue de manière significative l'impulsion de boire).

Les résultats ne se font pas attendre. Comme l'explique Alan Dalum, un ancien alcoolique qui est déjà passé par cette clinique :

“Avec les nutriments et la formule de désintoxication qu'ils m'ont fait prendre au début, je me suis tout simplement senti bien dès le premier jour. En fait, j'ai commencé à me sentir normal pour la première fois de ma vie. Je n'ai ressenti aucun besoin impérieux de boire durant le programme et je n'en ai pas ressenti depuis." ("Treat Alcoholism With Nutrition", *Natural Health*, Boston, janvier/février 1993, p. 48-49).

Cela rejoint exactement un fait, fort intéressant, observé lors de recherches effectuées à l'Université du Texas : des souris devenues alcooliques ont vite cessé de s'intéresser à l'alcool dès que les chercheurs ont mis à leur disposition une alimentation nutritive et enrichie en vitamines. (Rapporté dans *Vitamine Bible*, de Earl Mindell, un célèbre pharmacologiste américain.)

Et ensuite ?

Les patients devront aussi s'astreindre à un régime alimentaire excluant le sucre, la caféine, le sel. Ils devront aussi éliminer le tabac.

Comme nous l'avons déjà mentionné, la méthode du Health Recovery Center s'intéresse tout particulièrement aux possibles allergies qui seraient liées aux besoins irrépressibles d'alcool.

Cette théorie vient en fait du Dr *Theron G. Randolph*, médecin américain et fondateur de l'écologie clinique. Dans les années 50, celui-ci a découvert que la sensibilité au maïs, à la levure, à l'orge et à divers autres aliments, d'ordinaire présents dans les boissons alcoolisées, pouvait expliquer pourquoi certains de ces patients ne parvenaient pas à cesser de boire.

De là vient l'expression "alcoolique allergique dépendant" qui décrit un phénomène paradoxal : des personnes soulagent leurs réactions allergiques en consommant précisément les aliments qui les provoquent... et en particulier sous la forme d'alcool.

C'est un peu comme gratter une zone cutanée qui est très irritée (piqûres, allergies, etc.) et qui provoque des démangeaisons intenses. Cela vous soulage un peu sur le coup, mais, ce faisant, votre irritation cutanée s'aggrave et provoquera encore plus de démangeaisons.

Tant que ces personnes continuent à consommer les aliments allergènes, le risque de récidive reste omniprésent.

Une forme de psychothérapie différente

Par la suite, d'autres éléments relevant de la psychothérapie, interviennent aussi dans le processus. Mais on est loin des Alcooliques Anonymes qui insistent sur l'idée que les alcooliques ont perdu le contrôle de leur vie et qu'il ne leur reste plus qu'à se mettre entre les mains de Dieu.

Au contraire, l'approche du Health Recovery Center cherche à démontrer aux patients qu'ils ont encore le contrôle de leur vie et qu'ils peuvent venir à bout de leur dépendance.

Et vous, que pouvez-vous faire ?

Il n'est pas nécessaire de vous rendre aux États-Unis pour profiter de cette méthode. Il vous suffit de maîtriser un tant soit peu l'anglais écrit et de lire *Seven Weeks To Sobriety* (traduction libre : *Devenez sobre en 7 semaines*).

À notre connaissance, ce livre n'est pas encore disponible en français. Mais renseignez-vous quand même.

(Si vous ne lisez pas du tout l'anglais, vous trouverez certainement quelqu'un dans vos connaissances qui pourra vous traduire l'information essentielle de cet ouvrage. Ou encore, adressez-vous à un naturopathe ou à un médecin ouvert à de nouvelles approches.)

Parallèlement à cela, vous devrez utiliser les formules de suppléments qui y sont expliquées. Ces formules sont exactement les mêmes que celles dont on se sert à la clinique externe de Minneapolis.

Adressez-vous au HRC pour commander l'ouvrage en question et les formules de désintoxication. Voyez l'encadré qui suit à cet effet.

Pour rejoindre le Health Recovery Center (HRC)

- Il y a un site internet où vous pouvez commander *Seven Weeks To Sobriety* et les produits nécessaires à la désintoxication : http://www.healthrecovery.com.
  (Notez qu'il existe un 2e livre qui fait suite au premier pour compléter le travail sur le plan émotionnel.)
- Vous pouvez aussi contacter ce centre via son adresse postale :

  3255 Hennepin Ave., South
  Minneapolis, MN 55408
  USA
- Ou encore, contactez-les par téléphone au (612) 827-7800.

Comment combler vos carences nutritionnelles dans l'immédiat

Vous voulez agir tout de suite ? Consultez un médecin ou un naturopathe pour qu'il vous prescrive les doses requises pour les suppléments (vitamines, minéraux, acides aminés, etc.) en fonction de vos carences.

Ceux-ci seront aussi en mesure de vous conseiller les meilleures marques de suppléments, car certains sont de nettement moins bonne qualité.

De toute façon, il est nécessaire d'utiliser les mégadoses de suppléments sous la surveillance d'un médecin ou d'un thérapeute.

Rien ne vous empêche cependant d'y aller par vous-même pour ce qui est de manger en abondance des aliments riches en vitamines B et C, calcium, magnésium.

Rappelez-vous aussi de réduire au maximum votre consommation de sucre sous toutes ses formes.

Éliminez également, autant que possible, le sel, la caféine et le tabac.

Voici maintenant les meilleures sources pour les vitamines et les minéraux recommandés.

Pour les vitamines B

- levure de bière (en flocons), germe de blé, noix, foie de veau et de bœuf, œuf, huîtres, hareng, maquereau.

NB : La levure de bière contient énormément de vitamines B. Saupoudrez-en vos salades et la plupart de vos mets. Elle peut faire office d'assaisonnement.

Pour la vitamine C

- Goyave fraîche, persil, cassis frais, brocoli cru, estragon frais, piment, agrumes, kiwi, fraises, fenouil, cresson.

Pour le calcium

- Graines de sésame, fromages – emmental et mozzarella en particulier –, algues marines, yaourts, lait, saumon et sardines (avec les arêtes quand ils sont en conserve), tofu et lait de soja, figues, noix du Brésil et graines de tournesol, la plupart des légumes verts, la plupart des fruits séchés.
- Infusions d'ortie, de sauge ou de framboisier.

Notez qu'une alimentation riche en calcium est particulièrement recommandée car l'alcoolisme finit par déboucher sur l'ostéoporose en raison de l'importante déperdition en calcium.

Pour le magnésium

Beaucoup d'aliments en contiennent, mais misez en particulier sur ceux qui suivent :

- produits laitiers, poissons, viandes, fruits de mer.

Sont également des sources valables :

- pommes, abricots, bananes, avocats, chocolat, mélasse non raffinée, levure de bière, riz brun.

Les 10 règles d'or pour vous sortir définitivement de l'alcoolisme

1. Évitez de vous retrouver dans les endroits ou avec les gens associés avec votre période d'alcoolisme chronique.
2. Faites-vous de nouveaux amis qui ne boivent pas.
3. Exprimez clairement vos sentiments même ceux qui vous font quelque peu honte. Ne gardez surtout pas "tout pour vous" et ne vous isolez pas.

   Par contre, ne vous attardez pas trop longtemps sur les éléments négatifs du passé (c'est un piège !). Revenez le plus vite possible à ce que vous sentez vraiment dans l'ici et maintenant.
4. Trouvez-vous un violon d'Ingres créatif qui pourra vous passionner et vous aider à renforcer ou à développer votre estime de vous-même.
5. Faites du conditionnement physique plusieurs fois par semaine. Dans votre cas, l'exercice régulier présente au moins 3 avantages :
   - Tout comme votre violon d'Ingres, il renforcera ou développera votre estime de vous-même.
   - Il accélérera la régénération de votre foie.
   - Il vous permettra d'évacuer le trop plein émotionnel que vous essayiez auparavant de "geler" avec l'alcool.

   (Pour en savoir plus, voyez le chapitre 8.)

6. Dans la même foulée, pratiquez aussi un sport d'équipe. Vous combinerez les bienfaits de l'exercice à l'influence positive de personnes aux habitudes de vie saines.
7. Trouvez aussi une méthode de relaxation ou de méditation pour vous aider à mieux gérer vos émotions et vos pensées.

   En pratiquant tous les jours, vous apprendrez notamment à vous concentrer sur vos qualités et vos réalisations plutôt que sur vos défauts et vos échecs.

   Vous saurez mieux aussi comment vous servir de votre discernement comme d'une “zapette mentale” pour changer de “chaîne intérieure” quand l'une d'elle diffuse de trop mauvaises nouvelles. Ce serait du masochisme que d'écouter jusqu'au bout ce genre d'"émissions" en provenance des aspects les plus sombres de votre inconscient.

   (Pour en savoir plus sur la relaxation et la méditation, voyez le chapitre 9.)
8. Si la pratique de la prière correspond à vos croyances, usez-en en abondance en conjonction avec la pratique de la relaxation et de la méditation.
9. Faites de bonnes lectures, c'est-à-dire des lectures qui vous aident à vous comprendre et qui vous inspirent une énergie nouvelle, du courage, de l'optimisme à tous crins. Autrement dit, nourrissez votre esprit avec des super vitamines psychiques.
10. Et n'oubliez pas de nourrir votre corps de la meilleure façon qui soit, en tenant compte des conseils donnés ici.

Comment réduire les effets hépatotoxiques de la gueule de bois

"Tant que je ne suis pas saoul, ce n'est pas grave", direz-vous peut-être.

Mais ce n'est pas toujours vrai !

Il est indéniable que l'ivresse ou le fait d'être simplement "pompette" peut représenter une bonne façon de vous changer les idées à la fin d'une longue semaine de travail.

Mais n'oubliez pas que la fameuse "gueule de bois" peut laisser des traces au niveau de votre foie, comme c'est le cas avec l'*hépatite alcoolique* (voyez la rubrique *Maladies du foie provoquées par l'alcoolisme* dans le lexique).

Pour vous aider à prévenir les atteintes hépatiques et à rendre vos "lendemains de la veille" plus agréables, voici quelques bonnes suggestions.[1]

Avant de boire

→ D'abord, prenez 500 mg de cystéine pour neutraliser l'*acétaldéhyde*, un des produits dérivés de la métabolisation de l'alcool. Cette substance exerce une action particulièrement toxique sur votre foie. (Pour plus de détails, voyez la rubrique *Maladies du foie provoquées par l'alcoolisme* dans le lexique.)

Utilisez cet acide aminé qu'est la *cystéine sous la forme de N-acétylcystéine.*

L'action de la cystéine est assez étonnante. Elle transforme ce poison qu'est l'acétaldéhyde en *glutathion*. Ce dernier combat très efficacement les radicaux libres et c'est l'arme et le principal outil de votre foie pour neutraliser les agents toxiques.

1 - Plusieurs viennent du Dr Julian Whitaker : "How to Take the Punch Out of Holiday Drinking", *Health & Healing*, Philips Publishing, États-Unis, décembre 1998, vol. 8, N° 12.

→ Toujours dans la même perspective, prenez 1.000 mg de vitamine C. Avec une supplémentation en vitamine C, vous vous protégez efficacement contre les effets secondaires de l’alcool.

D’une part, cela maintiendra votre niveau de glutathion.

D’autre part, comme l’indique notamment une étude de Vincent Zannoni, un professeur de pharmacologie de l’Université du Michigan à Ann Arbor, la vitamine C favorise l’élimination de l’alcool.

N’oubliez pas que l’alcool est un puissant diurétique et qu’il faut prévenir les pertes de vitamine C.

→ Les excès d’alcool entraînent aussi une déperdition en vitamines B et en particulier de vitamine B1. Faites-en des “provisions de réserve” avant de boire. Pour la vitamine B1 : 50 mg sont recommandés.

→ Prenez de 1.000 à 3.000 mg de ginseng. Vous supporterez mieux l’alcool et garderez l’esprit plus clair.

Le ginseng facilite en effet le travail du foie quand vient le temps de neutraliser les agents toxiques. (Voyez le chapitre 7.)

Cependant, ne prenez pas de ginseng avant d’aller dormir sinon votre sommeil pourrait tarder à venir ou être agité. (Même recommandation d’ailleurs pour le café !)

→ Utilisez aussi du chardon-Marie à raison de 150 mg d’un extrait standardisé. Cette plante augmente de 35 % le contenu en glutathion du foie et par là même sa capacité de détoxication. Elle facilite aussi le remplacement des cellules hépatiques détruites. (Voyez le chapitre 7.)

Pendant que vous buvez

→ Ne buvez pas d’alcool quand vous avez l’estomac vide. Mangez aussi au cours de la soirée pour retarder le passage de l’alcool dans le sang.

→ Buvez *beaucoup* de liquide autre que l’alcool, surtout si vous prenez des alcools forts. Buvez, par exemple, beaucoup de jus d’orange riche en vitamine C.

D'ailleurs, l'idéal serait de diluer l'alcool fort dans des jus de fruits, comme avec le classique vodka-jus d'orange.

Si vous ne pouviez appliquer qu'une seule des mesures décrites ici, ce serait celle-ci.

Buvez encore quelques bonnes rasades d'eau avant de vous coucher.

→ Buvez du gel d'aloe vera (voyez le chapitre 7). Vous digérerez beaucoup plus facilement l'alcool et vous pouvez être sûr d'être en forme et d'avoir l'esprit clair le lendemain.

→ Reprenez du ginseng en cas d'abus.

→ Ou avalez 4 à 6 pilules d'huile d'onagre avant d'aller dormir.

Le lendemain

→ Buvez encore et encore de l'eau.

→ Prenez aussi des jus de fruits naturels. Ils contiennent beaucoup de vitamine C, dont vous connaissez maintenant les mérites.

→ Essayez de prendre un petit-déjeuner consistant mais facile à digérer – même si cela vous demande un gros effort. Mangez notamment des rôties ou des tartines avec du miel (le miel étant très riche en fructose, il favorise l'élimination de l'alcool).

→ Buvez des bouillons de légumes ou de viande.

→ Dans le courant de la journée, mangez des aliments très protéinés. Ceux-ci contiennent des acides aminés qui stimulent plus spécifiquement les neurotransmetteurs associés à la concentration et la mémoire.

Une très bonne nouvelle pour les alcooliques

Les *Archives of General Psychiatry* (vol. 53, 1996, p. 243-9) ont rapporté des statistiques qui montrent bien que la persévérance paie :

- Dans 60 % des cas, ceux qui ont réussi à rester sobres pendant 2 ans vont probablement le demeurer pour le restant de leur vie.
- Après 5 années sans alcool, les anciens alcooliques ne courent pour ainsi dire plus aucun risque de retomber “dans la bouteille”.

(Source : “Relapse rare after five years”, *Men’s confidential*, États-Unis, juillet 1996)

Chapitre 20

Les médicaments qui menacent votre foie

"Ce qu'on appelle pharmaco-vigilance est l'étude de tous les effets indésirables ou secondaires liés aux médicaments. En tant que mouvement organisé et sous l'égide des autorités gouvernementales, elle a été mise sur pied lorsqu'on s'est aperçu qu'un produit pouvait apporter des malformations chez l'enfant."

"Théoriquement, l'industrie pharmaceutique est astreinte à la transparence sur tous ses produits. Le problème, c'est qu'il n'y a pas de contrepoids solide à ce sujet et qu'il est difficile d'affirmer la toxicité de tel ou tel produit. En conséquence, elle utilise toute cette latitude pour tricher. Autrement dit, l'industrie ne fera jamais les premiers pas pour avouer le caractère toxique de l'un de ses médicaments (...)."

Dr Bruno Donatini
("Drogues sous haute surveillance – Les effets secondaires des médicaments dénoncés par un médecin", *Le Journal Vert*, vol. 8, N° 10, janvier-février 1999)

Comme l'a déjà mentionné le président du Conseil de pharmacovigilance de France, si on emploie plus de 3 médicaments, on est certain d’avoir une interaction. Et si on utilise plus de 5 médicaments, on ne sait pas exactement ce qui peut se produire. (Ibid.)

C’est d’ailleurs pourquoi, le Dr Whitaker parle de véritable “brouet” de sorcière" pour décrire ce genre de soupe médicamenteuse, qui, explique-t-il, ne fait jamais l’objet d’études. (“Just Say No to Drugs”, *Health and Healing*, octobre 2000, vol. 10, N° 10)

Comme vous pouvez le deviner, le foie est en première ligne pour faire face à ces immigrants plus ou moins légaux. Et c’est lui qui risque fort d’“écoper”.

Tel un poste de douane intérieur, votre foie va chercher à filtrer les éléments indésirables qui entrent dans votre organisme.

Certains de ses visiteurs sont les médicaments que vous absorbez. Ceux-ci peuvent sembler animés des meilleures intentions qui soient pour aider votre organisme, mais il n’est pas exclu qu’ils véhiculent avec eux des éléments toxiques pour votre foie.

Même un produit aussi anodin que le *Vicks VapoRub®* peut présenter des risques (voyez plus loin pourquoi) dans un certain contexte. Tout comme d’ailleurs plusieurs autres médicaments très connus (aspirine, etc.), de même que les vaccins courants.

Voici donc des données précises qui vous aideront à y voir clair et à faire de meilleurs choix pour vous soigner.

2 catégories de médicaments hépatotoxiques

Les spécialistes distinguent 2 catégories de médicaments susceptibles de provoquer une hépatopathie toxique, en particulier une hépatite :

→ *Les médicaments dont la toxicité intrinsèque est déjà bien établie et connue.* Cette toxicité est généralement liée à l’administration, souvent à fortes doses (par nécessité thérapeutique), de ces produits.

  Le risque étant prévisible, le médecin module les posologies en fonction de l’état du patient, afin de limiter le plus strictement possible les effets secondaires.

  Vous en trouverez une liste assez détaillée un peu plus loin.

→ *Les médicaments dont la toxicité est inconstante, en rapport avec la sensibilité individuelle vis-à-vis du produit ou des métabolites*[1] *qu'il peut générer.* Ici le risque est très difficile à évaluer, et les posologies doivent être très progressives et prudentes.

Votre médecin n'en sait peut-être rien

Comme nous le rapportions dans l'introduction de ce livre, les promoteurs de médicaments n'ont pas toujours une idée très exacte de la toxicité des médicaments et les sociétés pharmaceutiques ne donnent pas forcément l'heure juste en ce qui concerne leurs observations cliniques.

Dans son ouvrage *L'Intox*, le Dr Bruno Donatini, un expert en pharmaco-vigilance, n'hésite pas à dire : "Il ne m'est pas agréable de constater, après plusieurs années d'exercice, que les responsables de pharmaco-vigilance dans les laboratoires sont pour la plupart corrompus et/ou incompétents." (Éditions MIF, 1997, p. 59)

Résultat : votre médecin est souvent mal informé des effets secondaires des médicaments.

Soyez-en donc très conscient et n'hésitez pas à lui poser des questions très pointues. Vous pourriez même lui en apprendre !

Pour cela, vous devez vous informer de votre côté. Plus loin, nous vous donnons 4 moyens simples d'obtenir des informations rigoureuses et détaillées.

1 - Métabolite = produit de transformation d'une substance dans l'organisme (Le Petit Larousse Illustré de l'An Deux Mille).

Toutes les classes de médicaments comportent 1 ou plusieurs produits dangereux pour votre foie

Il n’y a pas de médicaments totalement inoffensifs – pas même la banale aspirine ou le paracétamol – si vous les ingérez à fortes doses !

Et rappelez-vous que, chaque année en France, plus de 1.000.000 de personnes contractent des maladies (du foie mais pas seulement de cet organe, les reins étant aussi vulnérables) dues aux effets secondaires des médicaments. D’où l’expression “maladies iatrogènes”, pour regrouper les maladies causées par des médicaments.

Qui plus est, 1 % de ces maladies sont mortelles, ainsi que l’a reconnu officiellement le ministre de la Santé.

Heureusement, vous disposez de divers moyens pour éviter le pire, ainsi que vous allez pouvoir le constater un peu plus loin.

Mais en un premier temps, faites connaissance avec vos ennemis potentiels.

Principaux médicaments d’usage courant à susceptibilité hépatotoxique

Quoique non exhaustive, la liste qui suit vous permettra de guider vos choix thérapeutiques dans beaucoup de cas. En plus, elle vous permettra éventuellement de détecter – par association – d’autres ennemis potentiels de votre foie.

Acide acétylsalicylique (aspirine BAYER®)

Ce médicament “universel” est l’un des plus consommés qui soient. L’ingrédient actif de la mythique *aspirine BAYER®* se retrouve aussi dans le commerce sous divers noms :

- *Actron®*, *Aspégic®*, *Aspirisucre®*, *Aspro vitamine C®*, *Catalgine®*, *Claragine®*, *Rumicine®*, *Salipran®*, *Solupsan®*, etc.

Outre ses effets secondaires bien connus sur la muqueuse gastrique (il peut provoquer des ulcères s'il est ingéré à des doses fortes pendant plusieurs mois), ce médicament peut également présenter une toxicité pour les cellules hépatiques (hépatite aiguë).

Paracétamol

- Noms commerciaux : *Claradol*®, *Dafalgan*®, *Dolko*®, *Efferalgan*®, *Fébrectol*®, *Oralgan*®, *Panadol*®, *Paralyoc*®.

Cet antalgique (antidouleur, antifièvre) d'usage très courant ne présente aucun risque aux doses habituelles (de 0,3 à 3 g par 24 heures, avec des intervalles de 3 à 4 heures entre 2 prises).

Des incidents peuvent toutefois survenir chez les alcooliques chroniques et les sujets dénutris, même si les doses ingérées sont relativement faibles.

À des doses supérieures de 8 à 10 g, même si votre foie est en pleine forme, le risque d'une hépatite aiguë, qui peut être mortelle (évolution vers l'hépatite fulminante), n'est pas négligeable.

Acide valproïque

- Noms commerciaux : *Dépakine*®, *Dépakine Chrono*®.

C'est un antiépileptique et anticonvulsivant. Administré à des enfants, il peut entraîner une insuffisance hépatocellulaire aiguë de pronostic très défavorable.

Médicaments pour le cœur

C'est là une vaste classe de médicaments qui se subdivise elle-même en plusieurs catégories. Dans la plupart de celles-ci, nous avons relevé des médicaments qui pouvaient affecter sérieusement votre foie.

Antiagrégants plaquettaires

- Ticlopidine. Nom commercial : *Ticlid*®.

  Il peut causer une hépatite avec jaunisse.

Anticoagulants

- Acénocoumarol. Noms commerciaux : *Mini-Sintrom*®, *Sintrom*®.

  À prendre avec prudence si vous souffrez d'insuffisance hépatique.

Antihypertenseurs

- Bénazépril. Noms commerciaux : *Briem*®, *Cibacène*®.

  Si vous attrapez une jaunisse, contactez aussitôt votre médecin.
- Méthyldopa. Noms commerciaux : *Aldomet*®, *Méthyldopa RPG*®.

  Vous avez déjà eu des troubles hépatiques ? Utilisez prudemment ce médicament et demandez un suivi hépatique tant que vous en prendrez.

Diurétiques

- Acétazolamide. Nom commercial : *Diamox*®.

  Ce médicament peut causer des troubles hépatiques et la formation de calculs. Demandez un suivi hépatique tant que vous en prendrez.
- Bumétanide. Nom commercial : *Burinex*®.

  N'utilisez pas ce médicament si vous souffrez d'une cirrhose.
- Furosémide. Noms commerciaux : *Furosémide BIOGARAN*®, *Furosémide RATIOPHARM*®, etc.

  Ce produit amplifiera vos problèmes hépatiques existants.
- Hydrochlorothiazide. Nom commercial : *Esidrex*®.

  Conséquences identiques.

Inhibiteurs calciques

- Amlodipine. Nom commercial : *Amlor*®.

  À utiliser avec prudence si vous souffrez d'un problème hépatique.

- Diltiazem. Noms commerciaux : *Bi-Tildiem®*, *Deltazen® LP*, *Dilrène® LP*, etc.

  Même recommandation.
- Nicardipine. Noms commerciaux : *Loxen®*, *Loxen® LP*.

  Un suivi médical est requis.
- Vérapamil. Noms commerciaux : *Arpamyl® LP*, *Isoptine®*, etc.

  Même recommandation.

Traitement du cholestérol et des triglycérides

- Colestyramine. Nom commercial : *Questran®*.

  Si vous souffrez d'obstruction des voies biliaires, n'en prenez pas.
- Fénofibrate. Noms commerciaux : *Fénofibrate BAYER®*, *Fénofibrate GNR®*, *Fénofibrate MSD®*, etc.

  Si vous devez l'utiliser longtemps, vous risquez d'avoir des calculs biliaires. N'en prenez pas si vous souffrez d'un trouble de la vésicule biliaire ou d'une insuffisance hépatique.
- Pravastatine. Noms commerciaux : *Elisor®*, *Vasten®*.

  N'utilisez pas ce médicament si vous avez un trouble hépatique. N'en consommez pas si vous avez déjà souffert du foie ou si vous avez déjà été un gros consommateur d'alcool.
- Simvastatine. Noms commerciaux : *Lodalès®*, *Zocor®*.

  Mêmes recommandations.

Vitamine A

Le rétinol est la forme médicamenteuse de la vitamine A, présente naturellement dans de nombreux aliments. L'ingestion de ces derniers n'entraîne aucun effet indésirable.

Par contre, si vous ingérez du rétinol à des doses supérieures à 30.000 UI par jour, cela peut provoquer une intoxication grave qui se manifeste au niveau du foie (c'est là que la substance s'accumule), entraînant une stéatose, une fibrose, voire une cirrhose.

Nous vous déconseillons fortement l'auto-médication qui utilise des vitamines synthétiques si elle doit dépasser 1 à 2 semaines. De toute manière, il est impératif de respecter les posologies et les contre-indications mentionnées dans les notices des laboratoires.

Contraceptifs oraux

Vous devez les utiliser avec beaucoup de précaution et toujours conformément aux prescriptions de votre gynécologue.

En effet, ils provoquent chez une femme sur 10.000 environ une cholestase. La jaunisse débute en général au cours des 6 premiers cycles de prise des contraceptifs.

Si vous avez soudainement de vives démangeaisons inexpliquées, c'est un signe d'alerte qui exige une consultation gynécologique urgente. L'arrêt du traitement entraîne une régression rapide de l'affection.

> Les autres hormones et antagonistes hormonaux sexuels sont également potentiellement hépatotoxiques. Les traitements prolongés, même sous contrôle médical, sont toujours déconseillés.

Sels d'or et autres anti-inflammatoires non stéroïdiens

Les *sels d'or* sont utilisés comme anti-inflammatoires non stéroïdiens dans le traitement de certains rhumatismes. Leur administration chez des sujets sensibles entraîne une hépatite au cours des 5 premières semaines de traitement, avec jaunisse, éruption cutanée, état fébrile, douleurs au ventre.

L'arrêt du traitement fait disparaître le trouble, mais la jaunisse peut persister plusieurs mois.

D'autres anti-inflammatoires non stéroïdiens (par exemple les dérivés de *phénylbutazone*) peuvent également provoquer des hépatites toxiques ou de type immuno-allergique au cours des 6 premières semaines de traitement.

Une surveillance médicale est nécessaire dès l'apparition de symptômes tels que fièvre et/ou éruption cutanée.

Halothane

C'est un anesthésique général couramment utilisé au cours d'interventions chirurgicales mineures. Sa toxicité très grave pour le foie se révèle surtout lorsqu'un malade a été anesthésié avec ce produit plusieurs fois de suite dans des délais rapprochés.

L'apparition de fièvre modérée ou élevée, d'une éruption cutanée, de douleurs articulaires, de nausées, de vomissements, d'anorexie, d'une jaunisse, exige une hospitalisation d'urgence en milieu spécialisé.

L'entourage d'un malade anesthésié avec de l'Halothane doit donc rester très vigilant, d'autant plus que le malade n'est généralement pas gardé en observation à l'hôpital en raison du caractère mineur de l'opération subie.

Isoniazide

- Nom commercial : *Rimifon*®.

C'est un antituberculeux très efficace, mais pourvu d'effets hépatotoxiques sévères s'il est employé seul. Il provoque des hépatites de type *cytolytique* (destruction des cellules du foie) dans un délai variable (2 à 11 mois) après le début du traitement.

Vaccins

Bien que les vaccins vous protègent de certaines maladies spécifiques, il ne faut pas oublier le tort qu'ils font subir à votre foie.

Comme n'importe quelle autre substance étrangère introduite directement dans le sang, le vaccin atteint le foie où, selon l'hygiéniste Raymond Dextreit, ils sclérosent les tissus : “Toute substance étrangère au corps est un poison, et tout poison souille la bile qui devrait rester pure pour être en mesure de répondre aux besoins de la digestion." (*Le foie, cet organe vital*, 1994)

Si un vaccin s'impose parce que vous faites partie d'un groupe à risque (voyez *Hépatites virales* dans le lexique), utilisez-les en toute connaissance de cause. Demandez à un homéopathe de vous prescrire un remède homéopathique qui permettra de réduire l'impact des effets secondaires (hépatotoxiques ou autres) du vaccin.

Autres classes de médicaments possédant une hépatotoxicité avérée :

- certains anti-infectieux (délivrés sur ordonnance) dérivés de l'érythromycine, les sulfamides antibactériens, les antimycosiques, etc. ;
- la plupart des antidépresseurs, les neuroleptiques et les anxiolytiques dérivés de la chlorpromazine, l'halopéridol, la fluphénazine, le méprobamate, etc. ;
- certains sulfamides hypoglycémiants utilisés dans le traitement du diabète sucré non insulino-dépendant, etc.

Et la liste n'est pas exhaustive !

4 règles importantes pour éviter que votre foie ne devienne la première victime de vos médicaments

1. *Lors d'un examen médical nécessitant un traitement, quel qu'en soit le motif, vous devez toujours informer votre médecin, surtout si ce n'est pas votre médecin habituel, de toute maladie du foie ancienne ou récente.*
2. *Conformez-vous impérativement à la prescription médicale : posologie, durée du traitement, contre-indications.* Vous ou votre entourage devez vous faire expliquer très clairement et dans le détail cette prescription.

   N'augmentez ni ne diminuez jamais les doses.

   N'arrêtez pas le traitement de votre propre initiative.

Un exemple de produit en apparence anodin : le Vicks VapoRub®

Des médecins de l'Université de l'Iowa ont signalé le cas d'une petite fille de 2 mois qui s'est retrouvée avec des troubles hépatiques. Et pour une raison toute simple : sa mère lui avait appliqué du Vicks® 3 fois par jour sur le cou et la poitrine pendant 5 jours.

L'état du foie de la petite fille est retourné à la normale dès que la mère a cessé de lui appliquer du Vicks®.

Le Vicks® contient notamment du camphre, qui est un poison mortel si on l'avale. Il faut donc craindre que votre enfant ne se lèche les mains après s'être frotté là où le produit a été appliqué.

Par ailleurs, la peau d'un jeune enfant est très mince et elle représente une assez grande surface par rapport à son poids total. Une dose toxique de camphre peut donc plus facilement pénétrer dans son organisme.

D'ailleurs, les fabricants avertissent que ce produit ne doit pas être employé sur des enfants de moins de 2 ans sans la supervision d'un médecin.

Ce qui est arrivé à la petite fille n'est pas surprenant. On sait que le camphre provoque la mort des cellules du foie.

Les recommandations données ici valent pour tous les produits qui renferment du camphre.

(Source : *Southern Medical Journal*, juin 2000. Cité dans "Vicks VapoRub Causes Liver Problems in Toddler", *mylifepath/HealthSCOUT*, http://www.mylifepath.com, 27 septembre 2000)

Ne reprenez jamais non plus un traitement sans l’avis préalable de votre médecin traitant.

3. *Lisez attentivement les notices incluses dans les boîtes d’emballage.* Lorsqu’il y a un risque pour le foie, le laboratoire indique des signes d’alarme. Par exemple : nausées, éruptions cutanées, vertige, etc.

   Si un ou plusieurs de ces signes apparaissent, vous devez arrêter le traitement, avertir immédiatement votre médecin et obtenir une nouvelle consultation dans les meilleurs délais.

4. *Utilisez diverses sources d’information pour contrevérifier les dires de votre médecin.* Comme nous l’avons dit plus haut, il est possible que votre médecin ne soit pas suffisamment au courant des effets secondaires possibles d’un médicament.

   Pour contrevérifier ses dires ou tout simplement en savoir plus, vous avez 4 sources d’information possibles (l’idéal est de les combiner) :

   – Documentez-vous en consultant des compendiums pharmaceutiques.

   – Interrogez votre pharmacien qui est souvent mieux informé que les médecins des effets secondaires des médicaments. Il pourra probablement vous imprimer une monographie concernant les médicaments que vous utilisez.

   – Si vous avez accès à Internet, vous pourrez trouver facilement des données détaillées et tout à fait à jour sur vos médicaments.

   – Vous pouvez aussi contacter le centre de pharmaco-vigilance le plus proche de chez vous. Vous devriez pouvoir obtenir ses coordonnées, en téléphonant à l’un des centres de Paris :

     • CHU Saint-Antoine (Tél. 01.43.47.54.69)
     • Hôpital Broussais (Tél. 01.43.95.91.03)
     • Hôpital Fernand Widal (Tél. 01.40.37.04.04)
     • CHU Pitié-Salpêtrière (Tél. 01.42.16.16.70)
     • CHU Cochin Port-Royal (Tél. 01.40.48.82.13)

Vos solutions naturelles

Vous l'aurez deviné, le moyen le plus simple d'éviter les effets hépatotoxiques est d'essayer toujours en premier les moyens naturels pour soigner vos problèmes de santé.

C'est le cas, même s'il s'agit d'un trouble assez sérieux. Vous verrez que, dans le cas des maladies du foie notamment, nous vous proposons diverses solutions naturelles dans le lexique de la partie 4.

Par ailleurs, si un médicament a fait des ravages dans votre foie, il n'est pas forcément trop tard.

Nombre d'études cliniques et expérimentales portant sur le chardon-Marie ont montré clairement que cette plante aide à prévenir et à guérir les lésions hépatiques causées par les médicaments ou par l'exposition à des substances toxiques.

Pour en savoir plus sur le chardon-Marie, voyez le chapitre 7. Dans ce chapitre, vous trouverez d'autres plantes qui peuvent aussi servir à protéger votre foie contre les assauts toxiques.

Amrit : un "élixir de vie" qui combat les effets hépatotoxiques de la chimiothérapie

Une étude récente menée au *All India Institute of Medical Sciences* à New Delhi a démontré que l'AMRIT, un remède traditionnel de l'Inde, peut contrer les effets hépatotoxiques provoqués par la chimiothérapie.

Sur 129 participants – hommes et femmes confondues – souffrant d'un cancer du sein, 61 personnes ont reçu une chimiothérapie plus l'*Amrit* tandis que les 68 personnes restantes n'ont reçu qu'une chimiothérapie. Les 2 groupes recevaient de plus un médicament antinausées.

L’étude a démontré que les personnes qui avaient reçu l’*Amrit* avaient • moins de nausées et de vomissements • un meilleur sommeil • plus de facilité à se nourrir • moins d’ulcères buccaux.

Leur état général était également plus satisfaisant.

Amrit est un terme sanskrit signifiant “élixir de vie”, comme le mentionne le Dr Hari Sharma, professeur émérite et directeur de la prévention du cancer et de la recherche sur les produits naturels à l’Ohio State University à Columbus et membre de l’équipe de recherche.

Mis au point il y a plus de 1.000 ans par des médecins ayurvédiques (l’Ayurvéda est la médecine traditionnelle de l’Inde), ce remède se compose de 40 plantes médicinales qui aident le foie à désintoxiquer l’organisme.

Traditionnellement, on utilise l’*Amrit* comme tonique général mais des études récentes ont démontré que cette combinaison de plantes s’avère particulièrement utile pour contrer l’importante intoxication que provoque la chimiothérapie.

Pour vous procurer l’*Amrit*, vous pouvez le commander sur Internet à l’adresse suivante : www.amritpro.com

(Source : *Prevention*, novembre 2000)

Chapitre 21

Le tabagisme : passif ou actif, il menace votre foie

Il fut une époque où le tabac était considéré comme une "herbe de tous les maux". Jean Nicot en aurait offert à Catherine de Médicis pour chasser ses migraines (causées par une mauvaise digestion). C'est d'ailleurs en hommage à ce médecin que Jean Neander donna, en 1630, le nom de Nicotiana à la plante.

Et c'est sur la foi de telles vertus curatives que, sous Louis XIII, l'habitude de fumer se répandit. Tout le monde fumait aussi bien à la cour que chez le peuple.

Beaucoup plus tard, en 1961, alors que la France émettait un timbre en hommage à Jean Nicot, on commença à découvrir les effets néfastes du tabac.

Aujourd'hui, tout le monde sait que la cigarette tue plus qu'elle ne soigne. Partout dans le monde, le tabagisme est frappé d'ostracisme.

Entre autres effets toxiques, le tabac :

– élève la pression artérielle ;

– augmente de façon incroyable le nombre de maladies cardio-vasculaires et respiratoires.

On le retrouve également comme un des composants des plaques de cholestérol qui obstruent les artères (athéromes). Et à ces méfaits déjà très lourds, vous pouvez ajouter les problèmes... hépatiques.

Votre foie : un 2e filtre

Pour mesurer les méfaits du tabagisme sur votre foie, observez le filtre de votre mégot de cigarette. Ce sont ces mêmes substances s'accumulant dans ce filtre et qui forme ce résidu jaunâtre si peu rassurant, qui se retrouvent dans votre foie via votre sang.

Contrairement au filtre de votre cigarette, votre foie peut neutraliser ces substances nocives mais dans une certaine mesure seulement. (Nous en voulons pour preuve que des particules dérivées du tabac sont souvent décelées dans les calculs biliaires des grands fumeurs.)

Tôt ou tard, votre foie est lui-même atteint par ces toxines et commence à se détériorer.

À vous de choisir : le tabac ou la santé

Puisque la motivation est garante de succès, voici quelques données concernant le tabagisme :

→ En fumant 20 cigarettes par jour, c'est environ 300.000 FF que vous verrez s'envoler en fumée au cours de votre vie.

→ L'Organisation mondiale de la santé estime qu'en 1998 le tabagisme a causé la mort de 4 millions de personnes dans le monde.

→ Le tabagisme tue mais il détériore aussi considérablement la qualité de vie. En fumant, vous vous exposez à souffrir de bronchites et autres problèmes respiratoires chroniques.

  Et songez au drame que vivent les personnes souffrant de troubles cardio-vasculaires, voire de cancer. On sait que le cancer des poumons, si fréquent chez les fumeurs, n'est pas de tout repos en comparaison.

→ S'il est vrai que la nicotine crée une dépendance aussi forte que l'héroïne, le syndrome de manque qui accompagne le sevrage est autrement moins redoutable. Il est même tout à fait bénin.

→ Dès que vous cessez de fumer :
  - La concentration corporelle de monoxyde de carbone et de nicotine diminue rapidement.
  - Un processus de guérison naturel se met en action.
  - Vous améliorez la qualité de l'air ambiant.

→ Les risques de maladies cardio-vasculaires dues au tabagisme diminuent de 50 % 1 an après que vous avez cessé de fumer.

Votre dernière cigarette

Pour rejoindre le camp des non-fumeurs, voici 5 règles fort simples exposées dans un ouvrage intitulé *The Easy Way to Stop Smoking*[1]. L'auteur, Allen Carr, a fumé entre 60 et 100 cigarettes par jour durant 33 ans avant de se libérer de cette morbide dépendance grâce à cette technique de son cru.

Commencez par vous allumer une cigarette en vous disant que c'est votre avant-dernière cigarette que vous allumez.

1. Faites le serment solennel qu'après avoir grillé cette avant dernière cigarette et une toute dernière que vous allumerez après avoir lu ce texte, vous ne fumerez plus QUOI QU'IL ARRIVE.

   Considérez désormais que vous êtes un non-fumeur et, par anticipation, réjouissez-vous des multiples avantages que vous confère votre nouveau statut :

   - plus grande résistance physique
   - plus de souffle
   - bonne haleine
   - des dents blanches
   - d'importantes économies
   - etc.

1 - D'après un article publié dans le magazine *Sélection*, octobre 1995.

2. Pour vous aider à maintenir votre décision, pesez le pour et le contre du tabagisme. Vous le savez, d'un point de vue rationnel, seul un "imbécile" peut choisir de fumer. Souvenez-vous-en lorsque vous serez tenté. Souvenez-vous aussi que vous n'avez rien à perdre puisque la cigarette ne vous procure vraiment aucun bienfait.

   Évitez de tourner le fer dans la plaie. Vous avez pris la meilleure décision qui soit et maintenez fermement cette décision. Coûte que coûte ! Votre désir de fumer n'est rien d'autre qu'une vieille habitude néfaste à laquelle il était grand temps de remédier.

3. Lorsque dans les jours qui viennent vous sentirez monter le désir d'en "griller" une, observez attentivement ce qui se passe en vous. Si vous êtes suffisamment attentif, vous constaterez que votre désir est dicté par une impression de manque, par de l'anxiété et du stress.

   Plutôt que de céder à votre impulsion, prenez quelques respirations profondes, et dites-vous :

   "Voilà ce qui hante les fumeurs pendant toute leur vie. Voilà ce qui les enchaîne à un environnement nauséabond, au gaspillage, à l'esclavage. Voilà ce qui menace leur santé. Les non-fumeurs n'ont pas à endurer ces tourments. N'est-ce pas merveilleux ?

   JE SUIS UN NON-FUMEUR !"

4. Gardez le moral ! Chaque minute qui passe vous éloigne un peu plus de votre esclavage, vous fortifie un peu plus. Restez optimiste, vous avez toutes les raisons du monde de l'être !

   Plutôt que de vous répéter des phrases comme "Ah, une toute dernière...!" ou "C'est insupportable !", dites-vous plutôt "Hourra, je suis un non-fumeur !". Et rappelez-vous que vous avez tout à gagner en vous raffermissant dans votre décision.

5. Maintenant que vous avez fait le serment de ne plus fumer, n'accordez pas trop d'importance aux mille et un subterfuges qu'on recommande souvent aux fumeurs. Ne vous privez pas de voir

vos ami(e)s fumeur(euse)s. Les timbres et les gommes à mâcher à la nicotine ne sont pas nécessaires non plus. Ne gardez pas de cigarettes en réserve au cas où.

Chaque fois que vous verrez quelqu'un allumer une cigarette, félicitez-vous d'avoir brisé un engrenage aussi aliénant.

Maintenant que votre décision est claire, allumez votre dernière cigarette. Fumez-la tranquillement en relisant les 5 points qui précèdent. Après avoir éteint cette dernière cigarette, détruisez toutes celles qui vous restent. VOUS ÊTES MAINTENANT UN NON-FUMEUR.

Chapitre 22

L'ennemi caché de votre foie : votre environnement

Le *UC Berkeley Wellness Letter*, une publication de l'Université de Berkeley, rapportait récemment qu'un Irlandais de 65 ans, qui jouait quotidiennement au golf, développa une hépatite aiguë.

La cause de cette hépatite ?

Étonnante ! Pour nettoyer ses balles de golf, ce golfeur avait pris la mauvaise habitude de les lécher (!!!), ingérant ainsi une bonne dose de l'herbicide 2,4 D.

Ce "procédé de nettoyage" n'est bien évidemment pas très recommandable. Pas plus d'ailleurs que ne l'est l'habitude de mettre le *tee* dans sa bouche. (Le tee est ce petit socle sur lequel le golfeur dépose sa balle avant de la frapper.) Une meilleure habitude à prendre serait de vous laver les mains et les pieds en revenant du golf.

Mais outre les terrains de golf copieusement arrosés d'herbicides, bien d'autres ennemis de votre foie se dissimulent dans votre environnement immédiat.

La vie dans les grandes cités industrielles expose des millions d'individus à l'action toxique, souvent hépatotoxique, de produits chimiques. L'air que vous respirez, les aliments que vous consommez en contiennent des quantités plus ou moins importantes selon les lieux que vous fréquentez et le soin avec lequel vous choisissez vos aliments.

Toutes ces toxines que vous ingérez, d'une façon ou d'une autre, engendrent de petites molécules tout à fait dévastatrices pour vos cellules : les radicaux libres.

L'action radicale des radicaux libres

On pourrait comparer les radicaux libres à de "grands requins blancs dans l'océan de la biochimie. Ils s'attaquent à tout ce qui est à leur portée et engendrent des réactions qui tendent à devenir incontrôlables, irréversibles, parfois même explosives... et vous transforment en un bloc de graisse rance", comme le mentionne le gérontologue Roy Walford, directeur de recherche sur le vieillissement et auteur de *La vie la plus longue* et *Un régime de longue vie* (chez Robert Laffont).

De son côté, le Dr Yuki, un spécialiste de la question, estime que 85 % des maladies chroniques qui nous assaillent résultent des radicaux libres.

Toutes les parties de votre organisme peuvent en être affectées : le cerveau, la peau, le cœur, l'œil, les poumons... et bien sûr, votre foie.

Dans les pires cas, la dégradation de la cellule s'étend jusqu'à l'ADN, provoquant différentes maladies dégénératives : cancer, hémiplégie, maladie d'Alzheimer ou de Parkinson, cataractes séniles, ischémies, infarctus du myocarde, polyarthrite rhumatoïde, cirrhose, artériosclérose et autres.

De la prévoyance avant toute chose

Même si votre corps possède ses mécanismes intrinsèques pour lutter contre les radicaux libres, il lui arrive d'être submergé par la tâche à accomplir. Bien qu'il soit difficile, voire impossible, d'éviter toute source de pollution, vous pouvez réduire votre niveau d'exposition.

Pour ce faire :

– identifiez les principales sources de pollution de votre environnement ;
– protégez-vous contre ces polluants.

Examinons donc 2 types de pollution importante ainsi que les meilleurs moyens pour en protéger votre foie.

Comment vous protéger de la pollution automobile

Un article publié dans le magazine *Science & Vie* en juillet 92, mentionnait que 88 % des Français reconnaissent que l'automobile nuit à l'environnement. Pourtant, le parc automobile – et la pollution qui en résulte – augmente un peu plus chaque année.

Vos poumons... mais aussi votre foie s'en ressentent. N'oubliez pas que c'est lui qui, en dernière instance, doit “dépolluer” votre organisme.

Voici 4 conseils pour lui faciliter la tâche.

1. Ne roulez pas trop près du véhicule qui vous précède

La compilation de recherches menées depuis 15 ans par l'International Center of Technology Assessment, démontre que l'air peut être 10 fois plus pollué à l'intérieur d'un véhicule qu'à l'extérieur.

Et pour cause : en suivant de trop près le véhicule – et le silencieux – qui vous précède, une partie de ses émissions est aspirée par le système de ventilation de votre véhicule. Pour contrer ce problème :

– maintenez une distance raisonnable entre le véhicule qui vous précède et le vôtre ;
– évitez notamment de suivre les camions diesel et les autobus ;
– ventilez votre véhicule en ouvrant les fenêtres plutôt qu'en actionnant le ventilateur.

(Source : *L'Actualité*, 1er novembre 2000)

2. Évitez les centres-villes

Le taux de monoxyde de carbone y est particulièrement élevé. Surtout aux heures de pointe.

3. Garez votre voiture loin de la maison

Vous évitez ainsi que les gaz d'échappement de votre voiture ne pénètrent dans votre demeure.

4. Attention aux garages intérieurs !

Si vous disposez d'un garage bâti à même votre maison, une partie importante des gaz d'échappement automobile peuvent traverser le mur mitoyen. Les journaux rapportent régulièrement des cas d'intoxication domestique au monoxyde de carbone parce que le moteur d'une voiture garée dans un garage joint à la maison, était resté en marche.

Pour contrer ce problème, mieux vaut construire votre garage séparément. Sinon, prévoyez une excellente isolation entre le garage et la demeure.

Comment vous protéger de la pollution domestique

Votre "home sweet home" est-il aussi sûr que vous le croyez ? Une étude du laboratoire Lawrence Berkeley a déjà démontré que le taux de pollution de l'air de nos maisons dépasse souvent un degré jugé inacceptable pour l'extérieur. Les produits qui polluent l'air de vos maisons sont en effet très nombreux. En voici les principaux :

→ *Vos placards renferment habituellement plusieurs produits douteux.* Vous y rangez probablement :
  - les produits d'entretien (cire, désinfectants, détergents, etc.)
  - les peintures, les teintures, les vernis, les solvants
  - les insecticides (mort-aux-rats, poisons à fourmis, etc.)

→ *Les matériaux de construction représentent une source importante de pollution domestique.* À moins de faire un choix judicieux des matériaux utilisés, les nouvelles maisons sont particulièrement touchées par ce problème.

Parmi les matériaux toxiques couramment utilisés, vous retrouvez :

- les panneaux de copeaux de bois, de sciure de bois, de carton fibre et de contreplaqués pour l'intérieur ;
- les isolants en fibres de verre, en urée-formaldéhyde, en polyréthane giclé ou en polystyrène rigide ;
- les colles pour les tapis, les linoléums, les meubles et le papier mural ;
- les bois traités (pour les patios, les portes et les fenêtres) ;
- les matériaux contenant de l'amiante ;
- les matières plastiques.

Soyez aussi conscient des risques liés à un taux d'humidité trop élevé

Les moisissures constituent une source de pollution importante. Les cas d'intoxications sévères se comptent par centaine. Plus le taux d'humidité de votre demeure est élevé, plus vous vous exposez à ce risque.

Pour prévenir ce problème, faites en sorte que votre hygromètre se maintienne sous la barre de 45 %.

Des solutions pour améliorer l'air de vos maisons

Vous pouvez améliorer considérablement l'air de votre maison par l'application de mesures fort simples. Les voici :

→ Videz vos placards des produits toxiques qu'ils renferment. La bonne partie de ces produits peuvent être rangés à l'extérieur de la maison, dans une petite remise, par exemple.

Autre possibilité : si vous disposez d'une cave ou d'un sous-sol, aménagez-y une armoire de rangement munie d'une sortie d'air. Les vapeurs toxiques seront évacuées vers l'extérieur.

- → Utilisez des détergents à base de substances naturelles. On en trouve aujourd'hui une grande variété sur le marché.
- → Préférez les planchers de bois, les revêtements de linoléum et de céramique aux tapis synthétiques et aux couvre-planchers en vinyle.
- → Pour des rénovations ou la construction d'une nouvelle maison, employez des matériaux exempts de substances toxiques. Autant que possible, utilisez du bois naturel, de la céramique, de la brique, du coton, de l'argile, de la chaux et du liège. Ce sont là de bien meilleurs choix.
- → Installez un bon système de ventilation et, au besoin, un déshumidificateur.
- → Décorez vos salles avec des plantes qui absorbent les polluants (l'aloe vera, par exemple).

Quelques produits hautement hépatotoxiques

- le tétrachlorure de carbone (CC14), un solvant et dégraissant utilisé dans l'industrie ;
- le phosphore blanc (plus connu sous le nom de mort-aux-rats) ;
- les sels de fer utilisés en métallurgie ;
- le trichloréthylène (solvant et dégraissant industriel) ;
- certains insecticides ;
- les phénols (acides caustiques) ;
- le cadmium (en métallurgie) ;
- le béryllium (qui entre dans la fabrication des lampes fluorescentes et des tubes cathodiques), etc.

N'oubliez pas non plus certains risques "naturels". Par exemple, rappelons l'extrême toxicité de l'amanite phalloïde, seul champignon mortel de nos régions.

Pour réparer les pots cassés

En cas d’intoxication, adressez-vous de toute urgence au centre anti-poison le plus proche ou au SAMU.

Chapitre 23

Les ennemis psychologiques de votre foie

La connotation négative qu'on attache souvent au stress est en grande partie injustifiée. En fait, dans bien des cas, vous avez besoin d'un minimum de stress pour faire face aux exigences de la vie.

C'est le stress, notamment, qui vous permet de réagir en cas de danger. Soit par la fuite, soit par l'affrontement.

Toute cette puissante mobilisation d'énergie qu'est le stress est liée au réflexe du "faire-face-ou-fuir" qui a sauvé la vie de vos lointains ancêtres à maintes reprises. Ce "branle-bas hormonal" est votre meilleure assurance-vie !

Mais c'est aussi le stress qui vous permet de mobiliser l'énergie nécessaire pour prendre la parole devant une assemblée, ou pour vous produire en concert, etc.

Reste qu'il y a également un stress chronique qui peut endommager sérieusement votre foie ! Voici comment ne pas en arriver là...

Un bon serviteur mais un très mauvais maître

À bien des égards, le stress est bénéfique, voire indispensable. Mais cela, uniquement dans la mesure où vous pouvez le gérer. Le stress est positif dans la mesure où :

- il est bref et ponctuel ;
- il représente une réponse prompte et efficace face à une situation difficile.

Car, là est le hic. Dès que vous le laissez vous dominer, ses méfaits ne tardent pas à se manifester. Et ce sont là des effets physiologiques bien tangibles.

Le Dr Hans Selye, auquel nous sommes redevables de travaux importants sur le stress, a démontré que, sous l’effet du stress, des animaux manifestaient toute une série de réponses stéréotypées qui ne sont pas sans affecter le foie.

L’excès de stress produit une “mise en étau” de votre foie

Sous l’effet du stress, votre corps tout entier se crispe, ce qui entrave le fonctionnement de vos organes.

L’excès de stress génère une quantité importante de radicaux libres

Vous avez vu au chapitre 16 : *Les mauvaises graisses*, comment ces substances sont nocives pour votre foie. Votre foie ne fait pas exception, bien au contraire.

Le stress augmente la charge de travail de votre foie

Sous l’effet du stress, votre corps sécrète différentes substances biochimiques – dont certaines hormones – qui sont distribuées dans diverses parties de votre corps pour vous permettre de vous défendre au besoin.

Or, l’un des rôles du foie, est de transformer et d’éliminer l’excès d’hormones en circulation dans le sang. Si, sous l’effet du stress, vous sécrétez beaucoup de ces hormones, vous imposez une charge de travail accrue à votre foie.

L'excès de stress entraîne une baisse importante de tryptophane au niveau du foie

Le tryptophane est une substance grâce à laquelle votre glande pinéale peut sécréter de la mélatonine. Et la mélatonine, vous vous en souvenez peut-être, c'est cette hormone qui, il y a quelques années, devait éliminer tous les maux.

Même si, avec le recul et d'autres recherches, la mélatonine ne semble plus aussi "miraculeuse" qu'on a bien voulu le croire, elle joue néanmoins un rôle crucial. C'est elle qui règle votre horloge biologique, une horloge interne dont dépendent tous vos organes.

Lorsque vous traversez différents fuseaux horaires, votre horloge interne doit se réajuster. *Or, de tous vos organes, c'est sans doute le foie qui met le plus de temps à s'adapter au nouveau cycle veille-sommeil.*

C'est du moins la conclusion à laquelle en sont venus des chercheurs qui ont analysé la réaction de souris soumises au décalage horaire.[1]

En accélérant la destruction du tryptophane au niveau de votre foie, le stress affecte donc toute une série de fonctions organiques, y compris celles de votre foie.

Libérez-vous du stress excessif

Pour vous relaxer, vous devez lâcher prise, oublier – ne serait-ce que momentanément par rapport à vos objectifs – tous ces désirs que vous cherchez à combler.

Car le stress est toujours lié à un désir ! Désir d'échapper à quelque chose ou au souhait d'obtenir quelque chose. Ce sont essentiellement vos désirs qui vous font courir, sans relâche, au-delà du gros

1 - *Science* cité par *L'actualité*, juillet 2000

bon-sens, dans bien des cas. Comme le dit Yvon Deschamps, un humoriste québécois, “en 2000, je dirai que les gens courent pour se payer des biens qu'ils n'auront pas le temps d'utiliser”.

S'il est normal d'éprouver certains désirs, l'excès de désirs ne peut que vous causer du tort.

Pour prendre un peu de recul par rapport à ce mécanisme, voici 3 mesures simples et efficaces que vous pouvez appliquer dès aujourd'hui.

1. Rédigez la liste de vos priorités

Comme l'ont dit bien des Sages, le bonheur ne se mesure pas à ce que nous avons mais à ce dont nous pouvons nous passer.

Si vous trouvez votre vie par trop stressante et que vous souhaitez en réduire les exigences, faites un peu de ménage. Voici une technique pour vous y aider :

→ Rédigez une liste de vos principales sources de stress, en passant en revue votre vie familiale, sociale et professionnelle. Cet exercice vous donnera une meilleure vision d'ensemble, il vous permettra d'établir des liens entre des faits qui vous semblaient peut-être sans rapport.

→ Établissez une hiérarchie dans cette liste. Placez en tête de liste, les sources de stress les plus importantes.

→ Réfléchissez à la façon dont vous pourriez solutionner chacun des problèmes soulevés. Dans certains cas, il s'agira peut-être de modifier concrètement une situation. Dans d'autres cas, il est possible qu'une attitude intérieure différente soit une meilleure issue.

Procédez progressivement, en allant du plus simple au plus compliqué.

Et si ce travail vous semble trop difficile, rien ne vous empêche de demander l'aide d'un ami ou d'un thérapeute.

→ Dans un 2e temps, rédigez une liste de choses qui vous tiennent vraiment à cœur et que vous ne prenez peut-être jamais le temps de faire. Déterminez aussi un ordre d'importance.

→ À partir de ces 2 listes, élaborez un tableau en 2 colonnes. D'un côté, notez les choses que vous DEVEZ faire et, de l'autre, les choses que vous VOULEZ faire.

Vous serez surpris de constater certains liens entre les 2 !

Pris dans le tourbillon du stress, il vous arrive peut-être – comme à bien des gens – de confondre l'agréable et le désagréable.

→ À la lumière de votre tableau, établissez jour après jour, une organisation réaliste de votre temps. Évitez de vous surcharger. Procurez-vous un agenda au besoin.

2. Adoptez une bonne technique de relaxation

Régulièrement, 1 fois par jour idéalement, faites une séance de relaxation en bonne et due forme. Si vous vous sentez particulièrement stressé, il est possible que cet exercice exige un certain effort. Dites-vous bien qu'avec un peu d'entraînement, vous y arriverez plus facilement et plus rapidement. Voici comment vous pouvez procéder :

→ Retirez-vous dans un endroit paisible, à l'écart du bruit et du va-et-vient.

→ Asseyez-vous ou allongez-vous, selon votre convenance, mais installez-vous pour être confortable. Fermez les yeux.

→ Prenez quelques respirations profondes, puis reprenez votre respiration normale. Observez votre souffle, prenez conscience de son action sur votre corps.

→ Passez en revue chacune des parties de votre corps (les orteils, la plante des pieds, les chevilles, les mollets et ainsi de suite jusqu'à votre visage), en imaginant qu'elles se détendent les unes après les autres.

Soyez systématique et persévérant dans votre “travail”.

→ Lorsque vous aurez complété cette étape, reprenez conscience de votre corps dans son unité puis prenez quelques minutes pour approfondir encore un peu plus votre relaxation.

→ Continuez à prêter attention à votre souffle. Lorsque vous respirez de façon consciente, vous réalisez notamment ceci : *vos tensions correspondent à un état de contraction et de fermeture par contraste avec un état d'expansion ou d'ouverture.*

Dès le moment où vous prenez conscience – autrement dit, que vous ressentez en profondeur – ces tensions se défont pour faire place à une impression de fluidité. C'est comme si des portes s'ouvraient pour laisser entrer tout plein d'énergie.

→ Lorsque vous décidez de mettre un terme à votre séance de relaxation, reprenez tout doucement contact avec l'extérieur en essayant de prolonger cet état de calme intérieur qui vous habite.

3. Faites de l'exercice

Aussi bienfaisante soit-elle, la relaxation ne permet pas toujours de “transformer” l'énergie du stress. Lorsque vous vous sentez trop “sur les nerfs”, un exercice physique vigoureux peut s'avérer plus bénéfique. C'est un excellent moyen de libérer cette incroyable vitalité que le stress, ponctuel ou chronique, peut déclencher.

À défaut de canaliser cette énergie dans l'action, elle risque d'ailleurs de se tourner contre vous, de se transformer en énergie d'auto-destruction.

Dans un 2e temps, la fatigue physique aidant, vous aurez beaucoup plus de facilité à vous relaxer.

Pratiquez alors une séance de relaxation telle que décrite ci-dessus ou une autre technique du même genre.

En résumé : vos 6 clés pour prévenir les maladies du foie

En résumé, ce que vous pouvez faire à titre individuel pour prévenir les maladies du foie peut se résumer ainsi :

1. Adoptez une hygiène générale irréprochable, en particulier pour ne pas vous contaminer ou être contaminé par des virus hépatotropes.
2. Faites régulièrement des cures de désintoxication. Surtout si, d'une façon ou d'une autre, vous êtes particulièrement exposé (tabagisme, alcool, mauvaises habitudes alimentaires, stress, etc.).
3. Faites de l'exercice de façon régulière. L'exercice stimule tous vos organes – y compris votre foie.
4. Faites-vous vacciner contre les hépatites virales A et B, si vous faites partie d'un groupe à risque.
5. Apprenez à reconnaître les principaux symptômes de ces maladies afin d'intervenir le plus rapidement possible (vous en trouverez la description détaillée dans la partie 3). Plusieurs plantes médicinales agissent de façon très favorable sur le foie.
6. Au besoin, n'hésitez pas à alerter le médecin. Les chances de succès de plusieurs traitements dépendent directement de la rapidité de leur application.

Références

Livres et revues

ABASTADO (Philippe), "Le secret du vin rouge", *Science & Vie*, hors-série N° 208, Paris, septembre 1999.

ADER-MARTIN (Claude), "Diminuer les effets de l'alcool", *Eurêka*, N° 8, juin 1996.

ARRIGHI (Pierre-Paul), "Préservez votre foie pendant les fêtes !", *Le Journal Vert*, Montréal, hiver 1993.

AUBRY (Jocelyne) et DEHIN (Robert), *Comment avoir une maison qui guérit*, Édi-Inter, Genève, 1996.

BARIL (Caroline), "La gueule de bois du temps des fêtes", *L'omnipraticien*, Canada, 22 décembre 1993.

BLUESTEIN (Barry) et MORRISSEY (Kevin), *La gastronomie santé*, Ed. Alpha Publishing, Toronto, 1994.

BRETON (Marie), "Santé et alcool font-ils bon ménage ?", *Cahier Santé de Sept jours*, Montréal, vol. 1, N° 18.

BRUNET (Jean-Marc), "La femme et la caféine", *Le Journal de Montréal*, Montréal, 31 mars 1999.

CARR (Allen), "Parole d'ex-fumeur", *Sélection*, octobre 1995.

CHARBONNEAU (Nicolle), "A Martini, Two Olives, with an Ironic Twist", http://www.mylifepath.com, 27 septembre 2000.

CYR (Mario), "L'alcoolisme : un problème qui peut survenir à tout âge", *Le Bel Âge*, Canada, avril 1992.

DAUDIER (Paule), "Le Savoir-boire du temps des fêtes", *Châtelaine*, Montréal, décembre 1991.

DE BELLEFEUILLE (Johanne), "Le bon usage de l'alcool", *Santé*, Montréal, décembre/janvier 1992.

DEXTREIT (R.), *Le foie, cet organe vital*, Éd. Vivre en harmonie, Champagne-sur-Oise, 1998.

EHRICHS (Linda), "Don't wait for drinkers to do lamp shades", *Family Practice*, Canada, 14 mars 1994.

FRAPPIER (France) et GOSSELIN (Danielle), *Le guide des bons gras*, Éd. Asclépiade Inc., Montréal, 1995.

FRAPPIER (France), *Le guide de l'alimentation saine et naturelle*, Éd. Asclépiade Inc., Montréal, 1987.

GARRETT (Laurie), "Alcoholics'blood cells chemically different", *The Gazette*, Montréal, 17 septembre 1988.

GOLDSTEIN (Laura), "Good News about Coffee", *Prevention*, Pensylvanie, décembre 2000.

HARVEY (Claire) et MARCIL (Claude), "Ah ! ces Anonymes...", *Santé Société*, Canada, printemps 1992.

KISSIR (Susan), "Treat Alcoholism With Nutrition", *Natural Health*, Brookline Village (Massachusetts, USA), janvier/février 1993.

KUNZ (Dr Jeffrey) et Finkel (Dr Asher J.), *The American Medical Association Family Medical Guide*, Random House, New York, 1987.

LEGAULT (Michel), "Décalage horaire : le foie y goûte", *L'actualité*, Montréal, juillet 2000.

MARANDA (Marie-France), "Approches de l'alcoolisme : De la morale... à la sociologie du travail", *Service social*, vol. 41, N° 1, Canada, 1992.

MOINET (Marie-Laure), "Le café est-il bon, est-il mauvais ?", *Science & Vie*, N° 955, avril 1997.

OLIVIER (Jean-Pierre), "Drogues sous haute surveillance - Les effets secondaires des médicaments dénoncés par un médecin", *Le Journal Vert*, vol. 8, N° 10, Montréal, janvier-février 1999.

ROIG (Antoine), *Additifs et polluants alimentaires*, Éd. du Rocher, Monaco, 1988.

SOUCCAR (Thierry), *La révolution des vitamines*, Éd. J'ai lu, Paris, 1998.

VOGEL (A.), *Le foie - Régulateur de la santé*, Éd. Bioforces AR, Suisse, 1976.

VUCOVIK (Laurel), "Is it Vegetables or Wine That Protects French Hearts ?", *Natural Health*, Brookline Village (Massachusetts, USA), novembre/décembre 1993.

VUCOVIK (Laurel), "Lower Your Cholesterol with Grape Juice", *Natural Health*, Brookline Village (Massachusetts, USA), novembre/décembre 1992.

WHITAKER (Julian), "How to Take the Punch Out of Holiday Drinking ?", *Health & Healing*, Philips Publishing, vol. 8, N° 12, États-Unis, décembre 1998.

WHITAKER (Dr Roger), "Just Say no to Drugs", *Health and Healing*, vol. 10, N° 10, octobre 2000.

****

“Comment survient l’ivresse ?”, *Libre Belgique*, 1er au 6 janvier 1997.

“Des bons effets de l’alcool”, *Libre Belgique*, sélection hebdomadaire, 27 décembre 1994 - 2 janvier 1995.

“Gueule de bois”, *Tribune de Genève*, 17 février 1997.

“La face cachée de vos médicaments”, cahier *Top Santé* dans *Lumière*, Québec, septembre 1999.

“Les pesticides favorisent la croissance de bactéries”, *Le Journal de Montréal*, Montréal, 5 octobre 2000.

“Prévention : Alcool au volant : deux verres et pas plus”, *Top Santé*, France, août 1995.

Sur Internet

“Le vin rouge et les infarctus”, *Radio-Canada Nouvelles*, http://www.radio-canada.ca/nouvelles, 28 mai 1999.

PARTIE 3

Votre foie et ses secrets

Chapitre 24

Les merveilleuses propriétés de votre foie

Presque toutes les fonctions de votre corps sont en rapport plus ou moins direct avec cet organe

C'est une éminence grise, rappelez-vous (chapitre 1), qui exerce plus de 500 fonctions organiques !

On a beaucoup plus vite fait de dénombrer les activités organiques qui ne dépendent (presque) pas du foie, que de tenter de cerner toutes les autres.

À l'inverse, il est impossible d'étudier le fonctionnement de l'un ou l'autre des systèmes et organes vivants sans s'intéresser, à un moment ou à un autre, au rôle qu'y joue le foie.

C'est la masse viscérale la plus volumineuse

Le foie humain d'un adulte pèse 1,5 kg en moyenne, soit un 1/50e du poids du corps. C'est aussi la masse la plus dense du point de vue biologique avec quelque 300 milliards de cellules spécialisées.

Ne vous étonnez donc pas que votre foie occupe une position

L'appareil digestif

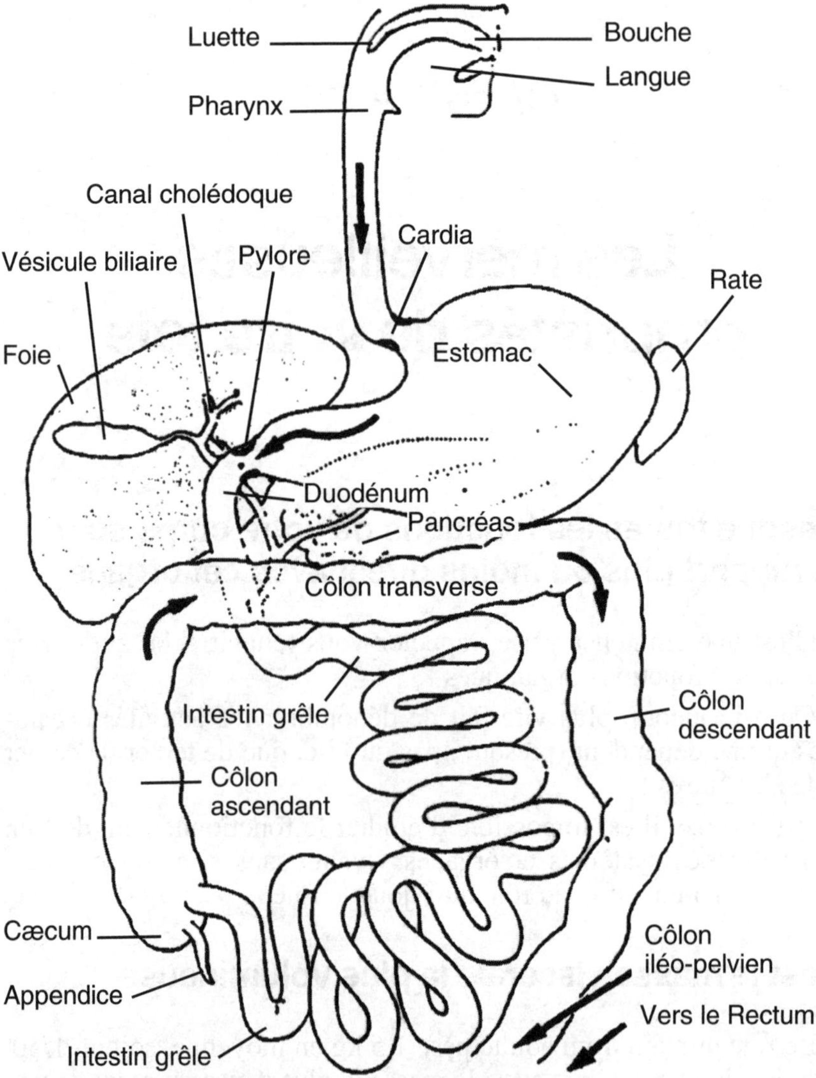

Source : *QUID 99*

centrale dans tous les processus biologiques vitaux qui animent votre corps !

Il digère pour vous !

Grâce aux sels biliaires – une composante de la bile[1] – que votre foie sécrète, il transforme les aliments ingérés et digérés par l'intestin en nutriments utilisables par toutes les cellules de l'organisme.

Sans cette transformation, point de nutrition, point d'énergie indispensable à l'activité cellulaire.

C'est votre réservoir d'énergie

Comme tous les animaux, l'homme s'alimente de manière intermittente : il ne mange pas tout le temps. Heureusement, le foie permet au corps de survivre de manière autonome pendant un laps de temps plus long que vous ne pouvez l'imaginer.

Et pourquoi ?

Tout simplement parce que *votre foie est capable de stocker de l'énergie ainsi que certains nutriments essentiels.* Par la suite, il pourra en fournir à votre organisme, en dehors des repas, lorsque le besoin s'en fera sentir.

C'est ainsi que votre foie pourrait même vous permettre de survivre de manière autonome pendant un laps de temps plus long que vous ne l'imaginez sans doute, comme nous allons le voir.

Votre foie est un réservoir de vitamines

C'est d'ailleurs la raison pour laquelle on recommande de manger du foie des animaux de boucherie lorsqu'il existe certaines carences vitaminiques.

Le stock hépatique en vitamine A est suffisant pour assurer la

---

1 - Pour en savoir plus sur la bile, voyez l'encadré "Qu'est-ce que la bile ?" au chapitre 25, page 274.

couverture des besoins de l'organisme pour une période de 10 mois, en dehors de tout apport exogène. De même, le stock de vitamine D assure une autonomie de 3 à 4 mois.

Quant au stock de vitamine B12 est suffisant pour prévenir toute carence pendant 1 à 2 ans. Et cela, même si vous ne mangez plus de produits d'origine animale, qui sont la seule source de vitamine B12 !

C'est votre principal réservoir de fer organique en dehors du fer contenu dans l'hémoglobine des globules rouges

Lorsqu'il y a beaucoup de fer en circulation, les cellules hépatiques captent le surplus, le combinent avec une protéine, l'*apoferritine*, et le stockent sous forme de *ferritine*.

Inversement, lorsque le taux de fer baisse dans le sang, des enzymes spécialisées "cassent" la ferritine et libèrent très rapidement de grandes quantités de fer dans la circulation. Ainsi, le foie est non seulement un réservoir de fer, mais il régule aussi votre taux de fer sanguin.

Mais il arrive que cette capacité régulatrice fasse défaut et c'est alors qu'apparaît l'*hémochromatose génétique*, une maladie d'origine héréditaire qui se caractérise par une surcharge en fer du foie. (Pour en savoir plus, voyez la rubrique *hémochromatose génétique* dans le lexique de la partie 4.)

C'est encore votre foie qui assure et régule l'assimilation des sucres, des graisses et des protéines (ou viandes)

La distribution du sang dans tout votre organisme et surtout son filtrage dépendent très étroitement de la fonction hépatique.

Toute lésion du foie a une répercussion immédiate sur le système cardio-vasculaire.

Il joue également un rôle immunitaire

Votre foie joue directement, par l'intermédiaire de certaines de ses cellules dites *macrophages*, un rôle fondamental dans la défense immunitaire de votre organisme.

Car il vous protège contre les germes pathogènes les plus divers qui pénètrent dans l'organisme par la voie sanguine, intestinale, cutanée et même respiratoire : bactéries, microbes, virus, etc.

Votre foie est un des grands "éboueurs" de votre organisme – tout comme vos reins

Votre foie intervient de manière tout aussi décisive dans l'élimination des toxines et autres déchets produits par l'alimentation et le fonctionnement organique.

Vos cellules hépatiques sont capables de dégrader, de réduire à l'état de déchets de très nombreuses substances dont l'accumulation dans l'organisme peut, autrement, entraîner des désordres parfois gravissimes. Tous ces déchets toxiques sont évacués avec la bile[1], puis rejetés au-dehors avec les fèces ou l'urine.

Vos cellules hépatiques synthétisent la plupart des facteurs essentiels de la coagulation sanguine

Lorsque votre foie n'est plus capable de synthétiser ces facteurs de coagulation (en cas de cirrhose avancée, par exemple), divers symptômes caractéristiques vont apparaître. C'est le cas notamment de la présence d'hématomes spontanés autour des yeux.

Le temps a peu de prise sur lui

Alors que tous vos autres organes et tissus – le cerveau, le cœur,

1 - Pour en savoir plus sur la bile, voyez l'encadré "Qu'est-ce que la bile ?" au chapitre suivant, page 274.

la peau, les artères, les articulations, les poumons, etc. – subissent les altérations du vieillissement naturel, un foie bien entretenu peut fonctionner à 80 ans, pratiquement comme il fonctionnait à 20 ans.

C'est un organe très résistant

Il est capable de surmonter les aléas d'un mode de vie passagèrement déréglé. N'oubliez pas cependant qu'au-delà de certaines limites, les dégâts qu'on lui fait subir deviennent irréversibles – comme par exemple dans la cirrhose alcoolique.

Votre foie est même capable de s'auto-régénérer

Lorsque vous subissez une blessure avec plaie ouverte, vous pouvez constater au bout d'un certain temps que la chair et la peau "repoussent".

Les 2 lèvres de la plaie se rejoignent. La peau retrouve son intégrité, en ce sens qu'à l'endroit où il y avait la plaie, il y a désormais une continuité du tissu cutané qui interdit aux germes et aux corps étrangers de pénétrer dans l'organisme.

C'est ce phénomène de "repousse" des tissus que l'on appelle la *régénération*. Certains tissus de l'organisme humain, comme la peau, l'épithélium intestinal ou les os, sont dotés de cette propriété.

Mais aucun ne la possède aussi parfaitement et aussi puissamment que le foie, comme nous allons vous l'expliquer ci-après.

Normalement, les cellules hépatiques ont une durée de vie de 10 à 16 mois environ. Leur remplacement s'effectue à un rythme lent, compte-tenu de leur nombre et de leur durée de vie.

Mais, dans certaines circonstances, ce rythme peut augmenter dans des proportions fantastiques, et la multiplication cellulaire hépatique dépasse alors la prolifération des cancers les plus terrifiants.

En effet, si l'on retire chirurgicalement une partie importante du foie, celui-ci ne tarde pas à se reconstituer entièrement.

Ainsi, chez l'homme, lorsqu'on enlève chirurgicalement 75 % de la masse du foie, cet organe ne met que 4 mois pour retrouver son poids initial.

Chez les animaux, la régénération hépatique est encore plus rapide : le rat met 3 semaines et le chien 8 semaines pour se refaire un foie tout neuf, après l'ablation des 3/4 de leur foie d'origine !

Il y a plus fascinant encore dans ce phénomène !

Le foie régénéré retrouve très exactement son poids, son volume, sa conformation anatomique, son emplacement précis dans l'abdomen par rapport aux organes voisins, et par-dessus tout, toutes ses fonctions d'origine.

Le foie nouveau est capable d'assurer toutes les fonctions que nous avons décrites plus haut, dont la complexité, pourtant, est à tout le moins déroutante.

Mieux : il n'y a jamais de cicatrice, comme nous en voyons sur la peau après la guérison d'une plaie ouverte.

Mais là où les choses semblent carrément relever de la science-fiction, c'est que la régénération – c'est-à-dire la multiplication des cellules hépatiques – s'arrête spontanément très exactement au moment où le foie a retrouvé son intégrité absolue, le rendant rigoureusement identique au foie originel !

De surcroît, le processus ne se fait jamais par tâtonnements successifs, mais d'une manière continue et harmonieusement, comme si les cellules savaient à l'avance où elles allaient... À croire que l'organisme possède une mémoire interne d'une capacité hallucinante.[1]

Sur un plan pratique et thérapeutique, la propriété régénérative du foie est à l'heure actuelle l'un des moyens les plus efficaces et les plus sûrs pour soigner et guérir des malades hépatiques qui seraient condamnés autrement.

Encore faut-il que le médecin intervienne avant qu'il ne soit trop tard : au-delà d'un certain seuil – ablation de plus de 75 à 80 % de la masse hépatique –, les chances de régénération diminuent ou deviennent nulles.

Pour en savoir plus sur les transplantations, voyez page 426 dans le lexique de la partie 4.

---

1 L'analogie avec les processus cancéreux est évidente, à cette différence près, mais de taille : tandis que l'organisme contrôle à la perfection la multiplication des cellules dans la régénération hépatique, ce contrôle lui échappe dans le cancer.

Chapitre 25

Comment fonctionne votre foie

Imaginez votre foie comme étant une immense usine de filtration. Imaginez aussi que celle-ci est formée de petites unités de “traitement et de production”, les *lobules hépatiques.*

Chaque lobule est en fait une petite usine, une reproduction en miniature de tout votre foie, en quelque sorte.

Chacun de ces lobules est un petit foie en miniature, dans la mesure où il reproduit et assume toutes les fonctions du foie considéré dans son intégralité. C’est-à-dire qu’il est capable d’effectuer tous les travaux dévolus à cet organe mais à une très petite échelle.

Chaque lobule comprend à son tour des rangées de machines-outils : les *hépatocytes* ou cellules hépatiques. C’est la somme du travail effectué par chacun des dizaines de milliers de lobules qui constitue la fonction du foie.

Voyons maintenant d’un peu plus près comment ce travail s’effectue.

Le foie et ses organes périphériques

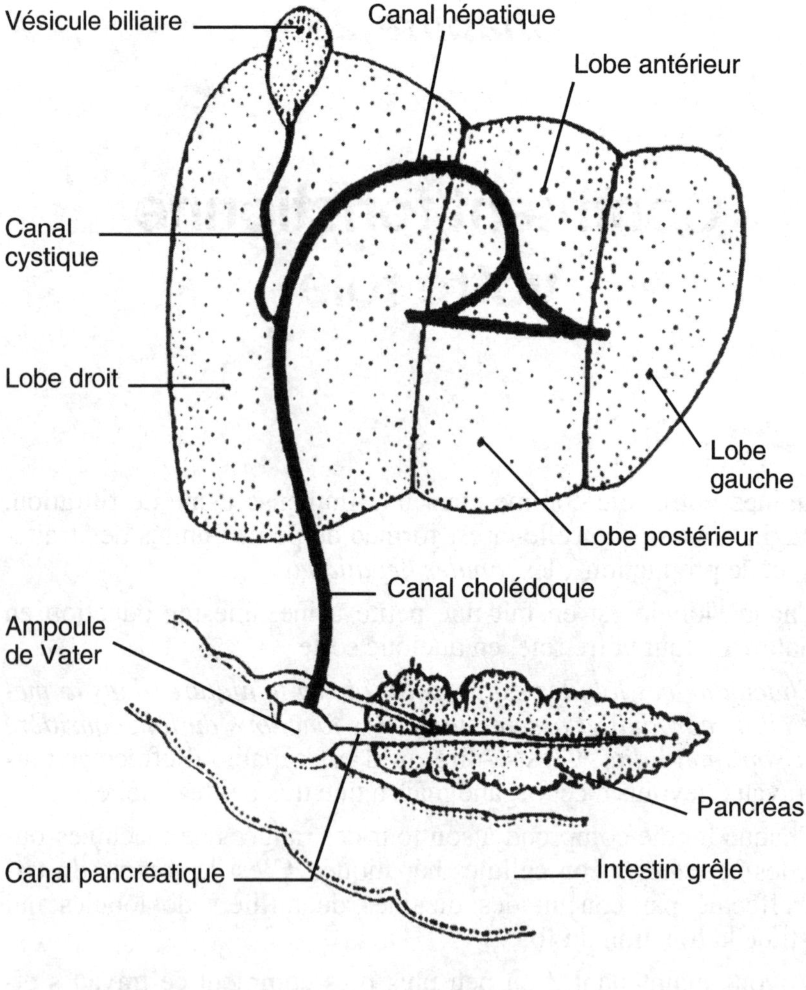

Source : *QUID 99*

À l'état normal, l'usine-foie reçoit 2 types de sang

Fait remarquable, c'est près d'1 litre 1/2 de sang par minute qui fait un détour par votre foie. Soit près de 30 % de tout le sang circulant (au repos) – ce qui est gigantesque !

Cela représente, en effet, le filtrage d'environ 90 litres par heure, ou encore 2.160 litres par jour. Et cela toute votre vie durant et aussi longtemps que votre foie fonctionne à peu près normalement...

Le "travail" de vos cellules hépatiques va consister à filtrer et à transformer tout ce sang.

Comme vous pouvez le voir sur l'illustration page suivante, ces 2 types de "matériaux" n'entrent pas dans votre foie par la même "porte". Ils sont d'ailleurs de nature assez différente : le sang artériel et le sang veineux.

1. De l'énergie indispensable au fonctionnement de ses unités de production-traitement

Autrement dit du sang *artériel*, qui est amené par la grosse artère hépatique pour irriguer votre foie. À chaque minute, ce sont ainsi environ 350 millitres de sang artériel qui viennent nourrir les cellules hépatiques en oxygène, notamment.

2. Des matériaux bruts

Autrement dit du sang *veineux porte*, qui entre dans le foie par la grosse veine porte et qui provient du gros intestin.

La composition du sang dit "portal" est tout à fait particulière :

→ D'abord, il contient du sang veineux "ordinaire", en quelque sorte. Comme celui qui circule dans les veines de vos bras ou de vos jambes, par exemple.

→ À cela s'ajoutent les divers matériaux utiles ou toxiques qui proviennent de ce que vous avez digéré et qui ont été absorbés par les muqueuses gastro-intestinales. Soit :

- des graisses, des sucres, des protéines, des vitamines, des minéraux (fer, calcium, phosphore, potassium, etc.), des

Le Foie

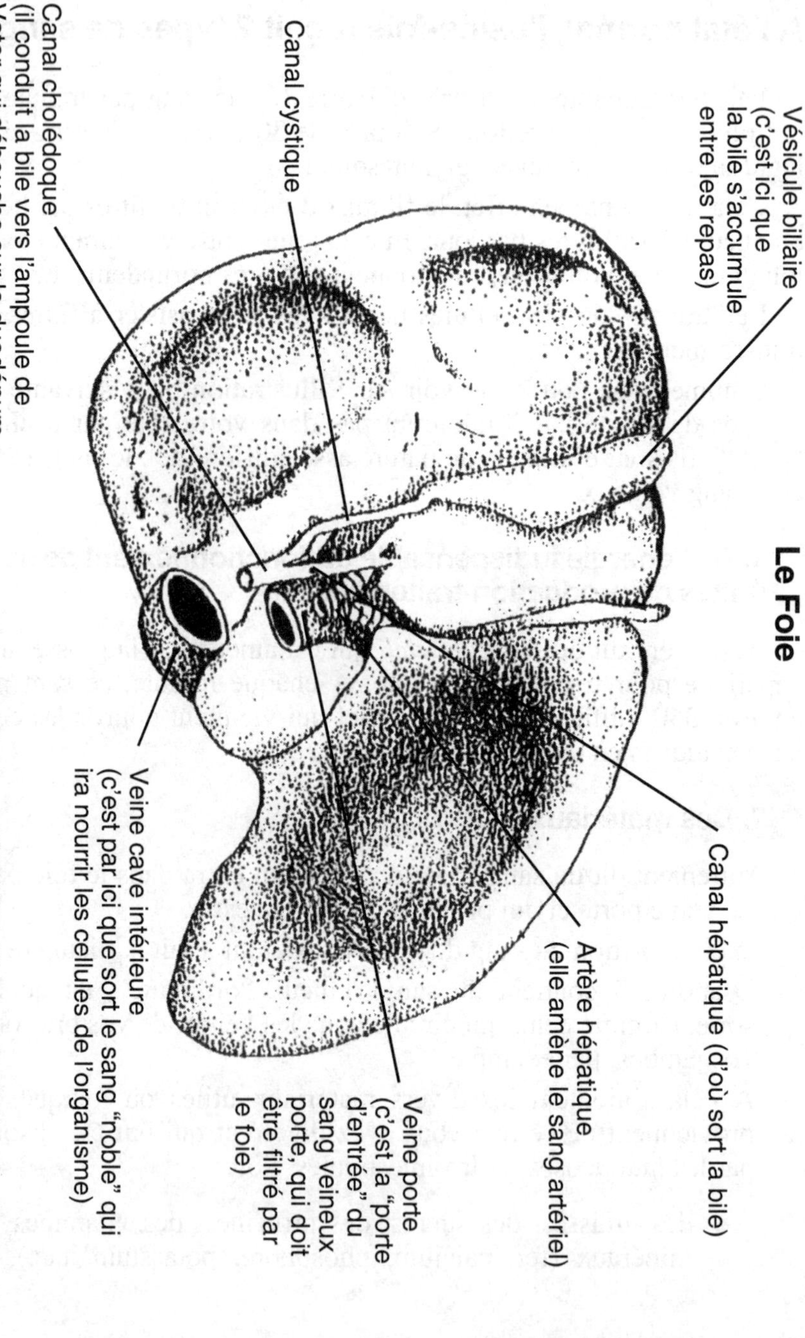

Source : BRESSE (Georges), *Morphologie et Physiologie Animales*, Larousse 1968

oligo-éléments (zinc, iode, or, etc.) provenant de la digestion des aliments ingérés ;

- des bactéries intestinales ou ingérées en même temps que les aliments, des microbes, des virus, des cellules mortes, des molécules de substances médicamenteuses, des toxines diverses, toutes sortes de déchets organiques, etc.

Évidemment, si une telle "bouillie" devait circuler telle quelle dans votre organisme, ce serait la mort immédiate !

Circulation interne du foie

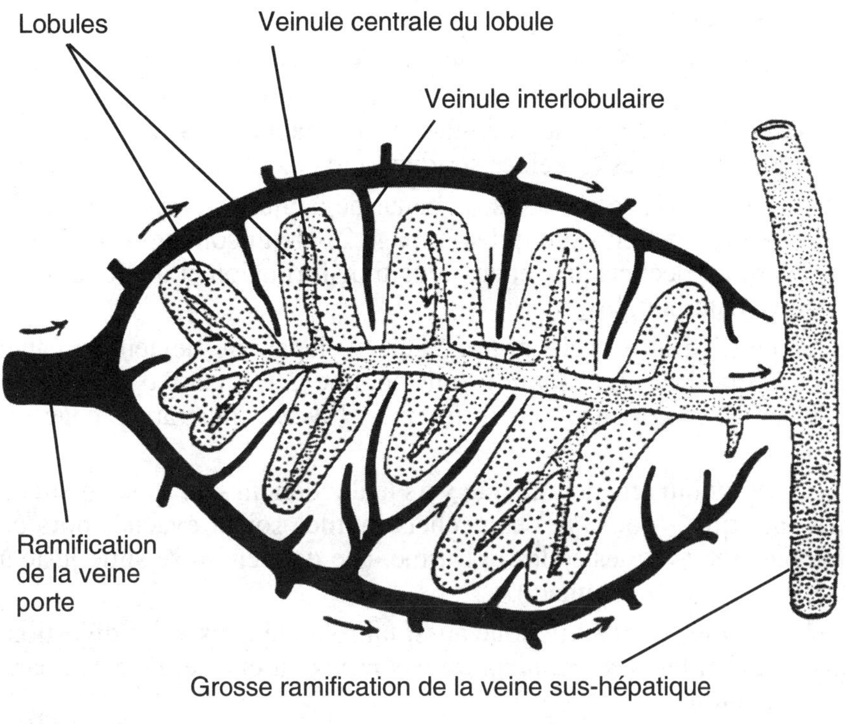

Source : BRESSE (Georges), *Morphologie et Physiologie Animales*, Larousse 1968

À partir de ces matériaux bruts, fournis par l'alimentation, l'usine-foie va effectuer 2 tâches essentielles

– D'une part, elle va les transformer en divers produits (cholestérol, protéines, triglycérides, etc.) indispensables aux autres cellules de l'organisme qui ne savent pas les fabriquer elles-mêmes.

– D'autre part et simultanément, elle va épurer le tout. C'est le rôle de filtreur ou d'"éboueur" propre à votre foie.

À la sortie de cette super "usine" qu'est votre foie, il existe 2 "conduits" principaux qui se dirigent dans 2 directions diamétralement opposées :

→ L'un se dirige vers le cœur par les veines sus-hépatiques et la veine cave. Il transporte les "produits finis nobles", destinés à être répartis entre les cellules de l'organisme. Soit, le fameux cholestérol, des protéines sériques, etc.

→ L'autre voie de sortie est le canal hépatique. Celui-ci charrie la bile (voyez l'encadré qui suit, page 274) qui contient principalement les déchets provenant de la transformation et de l'épuration des matériaux bruts.

À partir d'un certain point, le canal hépatique devient le canal cholédoque (ou *cholédoque*), tout comme 2 tronçons d'une même rue peuvent avoir un nom différent. (Voyez l'illustration page ci-contre.)

C'est lui qui amènera la bile vers le duodénum – le 1er segment de vos intestins – pour que les déchets inutiles soient évacués hors de l'organisme avec les selles et l'urine. (Le duodénum se situe juste à la sortie de votre estomac.)

Mais notez que la bile joue aussi un rôle-clé dans votre digestion. Et c'est d'ailleurs *au moment de vos repas* qu'elle sera éjectée dans le duodénum.

Car s'il est vrai que votre foie élimine ou neutralise les éléments nocifs, il intervient – et de manière décisive – dans votre digestion, en produisant de la bile.

La vésicule biliaire

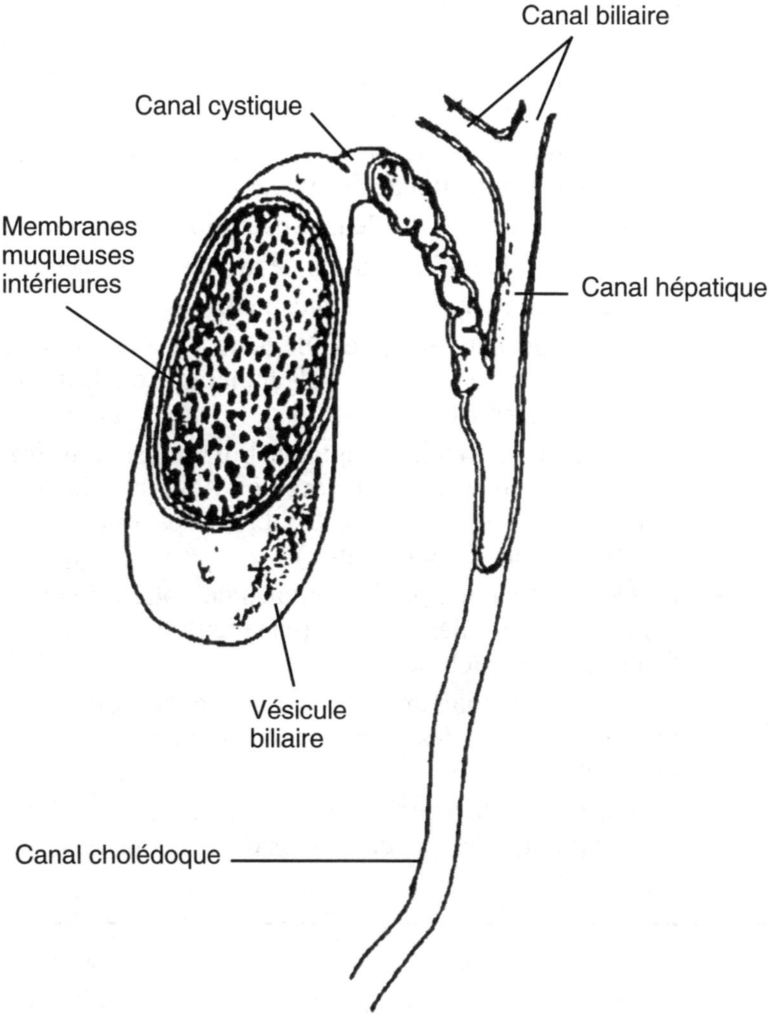

Source : MILLER (Sigmund S.), *Symptômes et maladies*, Éd. Robert Laffont, 1986

Qu'est-ce que la bile ?

→ Ce liquide remplit donc un double rôle. En plus d'évacuer les déchets filtrés par votre foie, elle intervient dans votre digestion à divers titres :

- elle réduit l'acidité présente dans le duodénum (ce qui provient de l'estomac est évidemment très acide) ;
- elle favorise une meilleure absorption du calcium ;
- elle limite la multiplication de nombreuses bactéries ;
- elle facilite votre transit intestinal.

→ Outre les déchets et autres éléments, la bile contient les éléments de base suivants : sels minéraux, cholestérol, sels biliaires, pigments biliaires.

(Notez que le principal pigment biliaire est la *bilirubine*. Celle-ci donne sa couleur dorée à la bile et elle est associée à la jaunisse, en cas de troubles hépatiques. Il en sera question au prochain chapitre.)

→ La bile est sécrétée par les cellules de votre foie et libérée dans de minuscules canaux (canalicules biliaires) au niveau de chaque lobule.

Chaque canalicule draine ainsi quelques gouttelettes de bile. Les canalicules se rejoignent pour former des vaisseaux plus gros.

Et c'est dans le canal hépatique commun qu'aboutit la totalité du liquide collecté par les canaux plus fins.

Quel est le rôle de la vésicule biliaire ?

La vésicule biliaire est une petite poche annexe reliée au foie. Dans l'intervalle entre 2 repas, elle recueille et stocke la bile sécrétée par le foie.

Au moment des repas, la vésicule biliaire déversera ensuite la bile par une série de contractions dans votre intestin grêle, au niveau du duodénum.

Comme vous pouvez le voir sur l'illustration page 273, la vésicule biliaire est reliée au canal du cholédoque par le *canal cystique*. En fait, c'est à partir de cet embranchement que le canal hépatique devient le canal cholédoque.

Quand votre foie ne tourne plus rond

Tant que cette belle organisation n'est pas perturbée par un facteur quelconque de désordre – et c'est ce qui se passe pour l'immense majorité des êtres humains –, tout va pour le mieux dans le meilleur des mondes hépatiques.

Cependant, il arrive que des éléments étrangers au foie viennent “chambouler” cette merveilleuse architecture anatomique.

Ces éléments étrangers sont de nature très diverse : l'alcool que vous ingurgitez, des virus comme le virus de l'hépatite B ou de l'hépatite C, et bien d'autres encore.

Que se passe-t-il alors ?

Les éléments perturbateurs s'attaquent prioritairement aux hépatocytes (vos cellules hépatiques) qui sont, pour reprendre notre image, les machines-outils dans les usines miniatures que sont les lobules.

Quel est le lien entre votre foie et votre pancréas ?

Comme vous venez de le voir, au moment de vos repas, la bile est amenée par le canal cholédoque vers le duodénum. Mais il y a une étape obligée avant qu'elle n'y pénètre pour accomplir son double rôle excréteur et digestif.

Cette étape, c'est l'ampoule de Vater, qui est en quelque sorte l'"antichambre" du duodénum.

Le canal du cholédoque aboutit donc dans l'ampoule de Vater. Mais cette dernière reçoit aussi le canal excréteur principal du pancréas, par où arrive le suc pancréatique.

L'ampoule de Vater est fermée par un ensemble très complexe de sphincters qui s'ouvrent lorsque vous prenez vos repas. La bile et le suc pancréatique pénètrent alors dans le duodénum.

C'est ainsi que votre foie et votre pancréas travaillent de concert pour vous aider à bien digérer...

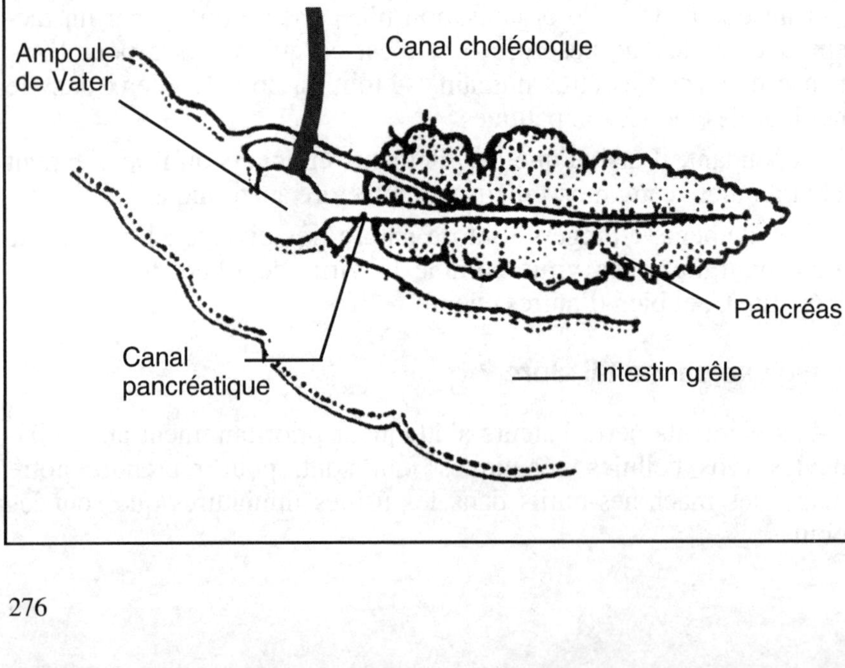

Lorsqu'un hépatocyte est détruit ou empêché de faire son travail, c'est le travail total de votre foie qui est diminué d'autant. Par exemple, l'épuration des produits bruts sera moins efficace et la production de protéines sériques (du sérum sanguin) diminuée.

Les choses ne sont pas graves si le désordre n'affecte qu'une toute petite partie des hépatocytes et des lobules... et dans un laps de temps assez court.

Néanmoins, alcool et virus agissent sur une grande échelle et pendant de longues années (chronicité). En l'absence d'un traitement précoce et efficace, les dégâts prennent des proportions énormes.

Chapitre 26

Apprenez à reconnaître les signes et les symptômes des maladies du foie

Plusieurs symptômes liés au foie ne semblent pas avoir de liens directs avec celui-ci : migraines, fatigue, etc. Mais ils peuvent aussi renvoyer à d'autres maladies !

Néanmoins, la plupart des maladies hépatiques se manifestent par des signes ou symptômes que vous pouvez facilement identifier.

Ces symptômes n'indiquent pas, le plus souvent, la nature exacte de la maladie en cause. Ce sont des signaux d'alerte qui vous disent : "Quelque chose ne va pas dans votre foie".

Si vous "écoutez" votre corps, vous pourrez ainsi repérer des troubles hépatiques avant qu'il ne soit trop tard.

Car les maladies du foie ont cette particularité très prononcée de pouvoir être d'autant plus facilement guérissables qu'elles sont traitées dès leur apparition.

À l'inverse, toute affection hépatique qui "s'installe" devient de plus en plus difficile à traiter, à mesure que le temps passe. Ce qu'il faut surtout éviter, c'est le passage à la chronicité.

Bien entendu, il appartient à votre médecin de faire des examens complémentaires, cliniques ou plus élaborés, pour déterminer la nature de votre mal, et de vous prescrire un traitement. Et à partir de là, libre à vous d'utiliser l'une ou l'autre des méthodes naturelles que nous décrivons dans cet ouvrage.

Nous ne saurions donc trop vous inciter à lire attentivement les pages qui suivent – et surtout à consulter un médecin au moindre doute.

Dans ce chapitre, vous trouverez une description simple et précise de ces indices d'alerte.

Et si vous vous sentez concerné par l'une des pathologies évoquées en rapport avec un symptôme, il vous suffit de consulter l'index des maladies du foie à la page 304. Vous y trouverez un ou plusieurs renvois au lexique des maladies du foie ou encore à certains chapitres.

Ce lexique – très complet – vous fournira des conseils pratiques pour prendre une décision éclairée ou même "faire quelque chose" selon les "voies de la Nature".

1. Avez-vous le teint jaune ?

Le teint jaune, la coloration jaunâtre du globe oculaire, de la peau et des muqueuses sont les principaux symptômes d'une maladie du foie. Ils sont connus depuis la plus haute Antiquité. Et aujourd'hui encore même les personnes les moins averties des choses médicales savent l'interpréter.

Le langage familier les désignent sous le nom de "jaunisse", les médecins l'appellent "ictère".

Par contre, notez bien que l'absence d'ictère n'est pas synonyme de foie en bon état. Plusieurs affections hépatiques en effet, ne se manifestent jamais par ce symptôme.

Pourquoi votre teint devient-il jaune ?

Cette coloration jaunâtre, donc, est provoquée par un processus pathologique bien connu : la présence anormale dans le sang de grandes quantités d'un pigment, la *bilirubine*.

Ce pigment est un constituant naturel des globules rouges. À l'état physiologique normal, il y a toujours un taux à peu près constant de bilirubine totale dans le sang : de l'ordre de 0,3 à 1 mg/100 ml.

Cette bilirubine provient de la dégradation de globules rouges en fin de vie ou de globules rouges mal formés. Elle est en partie réutilisée lors de la formation de nouveaux globules rouges ou excrétée par le foie avec la bile.

Cette bilirubine excrétée colore normalement en brun plus ou moins foncé les selles et l'urine.

L'accumulation pathologique du pigment, qui donne le symptôme de la jaunisse, peut être provoquée par 2 types de désordres organiques très différents :

→ Les globules rouges sont massivement détruits (hémolyse), précocement et à un rythme excessif, lors de certaines maladies du sang. Cette destruction produit un ictère hémolytique.

  Le terme "hémolytique" renvoit au fait que cette forme de jaunisse est liée à un problème sanguin. Ici, il y a libération dans le sang de très importantes quantités de bilirubine que votre foie ne peut ni recycler ni évacuer normalement.

→ Dans certaines atteintes du foie ou des voies biliaires, l'excrétion de la bilirubine avec la bile ne se fait plus. On parle alors d'ictère hépatique.

  Cette forme de jaunisse est directement liée au foie. Elle peut être due :

  - Soit à une hépatite.
  - Soit à l'obstruction des canaux excréteurs (cholestases).

Retenez bien la différence. Nous y reviendrons.

Quels sont les différents types de jaunisse ?

Seuls des examens de laboratoire permettent de déterminer si votre jaunisse résulte d'un trouble du sang (ictère hémolytique) ou du foie (ictère hépatique). Cette différenciation est essentielle, car les traitements sont radicalement différents selon le type d'ictère.

Toutefois, vous pouvez en avoir une première idée, car la couleur de la jaunisse varie selon sa nature.

Ictère léger

Lorsque le taux de bilirubinémie totale est inférieur à 3 mg/100 ml, quelle qu'en soit la cause (hémolytique ou hépatique), l'ictère se manifeste par un jaunissement discret du blanc de l'œil.

Votre teint garde pratiquement son aspect habituel.

Ictère hémolytique

Nous avons déjà fait allusion plus haut à cette forme de jaunisse. La coloration du blanc de l'œil est d'un jaune citron clair caractéristique.

La peau de votre visage a un teint légèrement modifié, un peu cireux.

(Ici, le taux de bilirubine totale sérique ne dépasse guère 4 mg/100 ml).

Ictère franc

Lorsque la bilirubinémie atteint ou dépasse 16 mg/100 ml, les signes de l'ictère sont beaucoup plus nets. Tous les tissus, à l'exception du cerveau, sont envahis et deviennent jaunes.

La coloration typique de vos globes oculaires et de votre visage est particulièrement prononcée.

Ictère consécutif à une hépatite

La coloration du blanc de vos yeux (sclérotique) tire sur le jaune orangé. La peau de votre visage semble enduite d'un fond de teint couleur saumon.

Ictère de l'hépatite alcoolique

La coloration de votre visage et du blanc de vos yeux, ainsi que du cou, du tronc, des bras, est comparable à la précédente (jaune orangé).

Il pourrait arriver que vous perceviez les objets blancs colorés en jaune (xanthopsie).

Dans ce dernier cas, votre taux de bilirubine peut grimper considérablement. Soit plus de 20, voire 25 mg/100 ml.

Ictère d'origine choléstatique (rétention ou obstruction des voies biliaires)

Votre visage présente une teinte jaune verdâtre. Le blanc de vos yeux est jaune orangé.

À un stade avancé de l'ictère choléstatique, la peau de tout votre corps a une pigmentation grise ou brune caractéristique (chez un sujet de race blanche).

Et notez bien ceci :

Le mode d'apparition d'un ictère donne une orientation de diagnostic de première importance. Et il faut que vous ou votre entourage en rende compte immédiatement au médecin.

En effet :

→ Lorsque votre jaunisse est précédée dans les heures ou les 2 derniers jours d'un état grippal avec des douleurs diffuses, des courbatures, il est presque toujours en rapport avec une hépatite virale.

→ Mais il est fort probable que vous souffriez d'un calcul siégeant dans la voie biliaire principale si vous éprouvez successivement (et en 2 ou 3 jours) :

- d'abord une douleur ou colique hépatique (localisée sous les dernières côtes du côté droit),
- puis une fièvre inexpliquée, avant que n'apparaisse la jaunisse.

Le simple fait d'en informer votre médecin peut faire gagner un temps très précieux pour traiter la maladie.

Les fausses jaunisses, ça ne marche pas !

Il y a quelques décennies, certains jeunes gens appelés à effectuer leur service militaire, simulaient une jaunisse en absorbant de l'*acide picrique* pour être réformés.

Cette substance donne effectivement une coloration jaunâtre à la peau, mais jamais au blanc de l'œil. Or, il n'y a pas d'ictère sans coloration jaunâtre de la sclérotique ! Le subterfuge n'a jamais fonctionné, et pour cause.

2. Avez-vous noté des anomalies au niveau de vos selles ou de vos urines ?

En plus de ces changements de coloration de votre peau et du blanc de vos yeux (la sclérotique), les ictères s'accompagnent toujours de modifications notables de l'aspect de vos selles et de vos urines.

Dans vos selles ?

Les modifications sont différentes selon le type d'ictère en cause.

Dans l'*ictère hémolytique*, vos selles deviennent nettement plus foncées, à cause de l'excrétion d'une grande quantité de globules rouges morts et d'une plus forte quantité de bilirubine.

Mais attention ! Une analyse de laboratoire est absolument indispensable. Le symptôme des selles foncées ou presque noires est commun à 2 troubles sans rapport avec le foie :

- les ictères hémolytiques (dont nous venons de vous parler) ;
- les hémorragies cachées de l'appareil gastro-intestinal (qui peuvent être dues à un cancer l'affectant).

Dans l'*ictère hépatique, vos selles sont, au contraire, décolorées ou claires, souvent couleur mastic.* Ce phénomène s'explique par l'absence d'excrétion de bilirubine, qui colore habituellement vos selles en brun.

Dans vos urines ?

Si vous êtes en bonne santé, celles-ci sont claires, bien transparentes et d'un jaune assez franc. Seuls peuvent en modifier temporairement, l'absorption de la couleur :

- certains aliments (betterave rouge par exemple) ;
- certains médicaments ou substances chimiques (phénolphtaléine, vitamine B, bleu de méthylène, etc.).

En cas de jaunisse modérée, votre urine est plus foncée, mais transparente.

Elle tire sur :

- le jaune verdâtre en cas d'ictère choléstatique ;
- l'orangé plus ou moins prononcé en cas de cirrhose – ou lorsque vos globules rouges sont massivement détruits (hémolyse), comme nous l'avons expliqué plus haut.

3. Avez-vous noté l'un ou l'autre de ces signes des maladies hépatiques ?

En plus de la jaunisse, qui rappelons-le, n'accompagne pas toutes mais certaines affections du foie ou du sang (l'hémolyse), il existe plusieurs autres signes d'alerte. Les principaux sont les suivants.

Ressentez-vous une sensation douloureuse localisée dans la région située sous les dernières côtes droites ?

C'est un signe inconstant de maladie hépatique. Il peut être alors lié :

- soit à une obstruction des canaux biliaires par des calculs (lithiase) ;
- soit à une forte augmentation du volume du foie avec distension de l'enveloppe externe de l'organe.

Cependant, le point douloureux sous les côtes droites est souvent provoqué par la présence de gaz dans l'intestin.

Avez-vous des points rouges d'où irradient plusieurs vaisseaux fins ?

Cela ressemble fort à des angiomes stellaires. Autrement dit des lésions qui affectent les vaisseaux superficiels de la peau.

Un angiome stellaire se présente comme un point rouge vif plus ou moins gros à partir duquel irradient plusieurs vaisseaux fins. Le tout est entouré d'une zone décolorée ou d'une plaque blanche.

Si vous appuyez sur le point central avec une tête d'épingle, par exemple, les vaisseaux fins pâlissent ou disparaissent. Puis réapparaissent dès que la pression cesse.

Et que signifie donc la présence d'*angiomes stellaires au niveau des mains, des bras, de la face, du cou, du tronc et parfois des jambes ?*

C'est un signe constant de maladie hépatique, le plus souvent une cirrhose ou une hépatite chronique évolutive.

Le nez rouge – avec de fins vaisseaux rouge vif ou des protubérances ("nez bourgeonnant") – signale souvent un état alcoolique chronique.

Mais il y a des cas où cela n'est pas grave du tout !

Notez que les angiomes stellaires peuvent apparaître temporairement chez l'enfant ou plus fréquemment au cours de la grossesse, sans avoir de signification pathologique.

Toutefois, il est conseillé de le signaler, le cas échéant, au gynécologue traitant.

Avez-vous la peau "en papier monnaie" ?

Cette image s'inspire de l'aspect billets de banque américains, qui sont parcourus de très fins fils de soie.

Par analogie, elle renvoie à cet aspect très caractéristique de la peau du visage de certaines personnes atteintes de cirrhose alcoolique ou d'une hépatite chronique.

Chez celles-ci, la peau est parcourue – de manière incohérente ou inorganisée – de très fins vaisseaux filiformes colorés en rouge vif que l'on voit sous la peau mais qui ne présentent aucune protubérance. Leur peau est parfaitement lisse.

Avez-vous des taches blanchâtres sur les jambes ?

On voit souvent sur les jambes des sujets atteints d'*hépatite chronique évolutive* des taches blanchâtres bien délimitées, plus ou moins rondes mais sans aucun relief.

Il est fréquent qu'apparaisse au centre de ces taches une artériole, qui se transforme ensuite en angiome stellaire (voyez plus haut).

De telles taches peuvent également être observées temporairement au cours de la grossesse. Mais, dans ce cas, elles n'ont aucune signification pathologique.

Les paumes de vos mains sont-elles rouges ?

La rougeur congestive de la paume des mains – ou *érythème palmaire* – est un signe classique de la cirrhose. Il se traduit par une rougeur vive, excessive et permanente des paumes des mains.

Cette rougeur se manifeste plus particulièrement à la base des doigts.

Mais ne la confondez pas avec la rougeur normale et naturelle des paumes soumises à la chaleur ou à un frottement transitoire.

Fréquemment, l'érythème palmaire est associé à un érythème des plantes des pieds et/ou une maladie de Dupuytren.

Avez-vous noté des changements au niveau des doigts et des ongles ?

Vos doigts et vos ongles subissent aussi des altérations indicatives, surtout dans les cirrhoses et les choléstases chroniques.

Les doigts en spatule, en baguettes de tambour, etc. – autrement dit l'*hippocratisme digital* – est un des signes fréquents. Mais si ce signe est isolé, il peut traduire d'autres affections qui témoignent toutes d'une mauvaise oxygénation des tissus.

La décoloration des ongles, avec disparition des lunules mais maintien de la coloration rosâtre des extrémités, est un autre indice. Quand il accompagne un hippocratisme, il constitue un symptôme plus convaincant.

Avez-vous de vives démangeaisons ?

Le prurit peut apparaître dans de très nombreuses pathologies. Mais c'est un autre signe très significatif lorsqu'il est associé à une jaunisse.

Toutefois, ne le confondez pas avec un urticaire d'origine allergique !

Le sujet commence par se gratter surtout les paumes des mains et les plantes des pieds. Ensuite, le prurit se généralise et devient intolérable.

Des traces de grattage, avec parfois des écorchures importantes, sont symptômatiques d'une choléstase chronique ou d'une cirrhose.

Avez-vous des taches ou des nodules jaunâtres ?

Les *xanthomes* sont des taches ou des nodules d'une couleur jaunâtre qui apparaissent d'abord autour des yeux, à l'angle interne avec extension latérale.

Ensuite, celles-ci peuvent apparaître sur d'autres parties de votre organisme : coudes, paumes des mains, fesses, nez, poitrine, dos.

Ce sont des dépôts de cholestérol localisés sous la peau. Ils sont en rapport avec une choléstase prolongée.

Avez-vous noté l'apparition spontanée de zones tuméfiées (hématomes) ?

L'apparition d'hématomes spontanés, en particulier autour des yeux, est un autre signe d'une altération hépatique. C'est le signe que votre foie synthétise mal les facteurs de la coagulation.

Ce défaut de synthèse est généralement lié à une cirrhose avancée.

En pareil cas, vous présentez également des hématomes de taille considérable qui se résorbent mal. Ceux-ci apparaissent aux endroits où l'on vous a prélevé du sang veineux (pli du coude) ou sur les sites d'injections intramusculaires (fesses).

Attention ! Dans des cas exceptionnels, les hématomes spontanés se généralisent et indiquent une hépatite virale fulminante, dont l'issue fatale dépasse rarement quelques heures.

Vos membres inférieurs sont-ils enflés ?

L'œdème des membres inférieurs signale souvent une atteinte hépatique, avec perturbation sévère du système de drainage lymphatique. Il est associé presque toujours à une ascite (voyez le lexique des maladies du foie, page 304).

Mais ne confondez pas "jambes lourdes" et œdème. Il n'y a œdème que :

- s'il existe un gonflement du bas des jambes : jambes en "godets" avec disparition des proéminences des chevilles (les "malléoles") ;
- si votre peau est luisante, rougeâtre et tendue ;
- si, en appuyant un doigt sur la peau de la zone enflée, il se forme une dépression très nette – une sorte de trou à l'endroit où vous avez appliqué le doigt – qui met plusieurs minutes à disparaître progressivement.

En dépit du fait que vous êtes de sexe masculin, avez-vous noté une augmentation de la masse de vos seins ?

Bien entendu, nous ne parlons pas ici d'une augmentation liée à la pratique régulière du culturisme !

La *gynécomastie*, c'est-à-dire l'augmentation de la masse des seins, est un signe qui apparaît parfois chez certains hommes cirrhotiques, alcooliques chroniques. Ce signe s'accompagne souvent des manifestations suivantes :

- une disposition féminine des poils du pubis
- une raréfaction des poils de vos aisselles
- une atrophie plus ou moins marquée des testicules

Ces phénomènes sont liés à la détérioration de l'excrétion par le foie des hormones femelles produites par les testicules, ou à un défaut de sécrétion de testostérone.

Ce que vous avez à faire maintenant

Ces signes, s'ils se confirment, sont une indication nette qu'il est plus que temps de faire quelque chose !

Comme nous l'avons dit en début de ce chapitre, vous pouvez consulter l'index des maladies (page 304) pour savoir où trouver des informations sur le problème qui vous préoccupe.

Mais surtout, n'allez pas sauter aux conclusions trop vite ! Consultez votre médecin pour avoir une confirmation.

Ensuite, vous pourrez choisir certains moyens naturels pour "passer à l'action". Soit en complément des traitements classiques, soit isolément, dans les cas où cela est possible... ou nécessaire.

Le mythe de la crise de foie

Vous croyez avoir mal au foie ! Attention, cela n'a peut-être aucun rapport direct avec le foie, comme c'est le cas pour la fameuse crise de foie.

Pour en savoir plus sur celle-ci, voyez la rubrique *crise de foie* dans le lexique.

Chapitre 27

Comment se fait le diagnostic des maladies du foie

À l'époque de Babylone, les grands prêtres, qui faisaient aussi office de médecins, avaient une façon bien particulière de diagnostiquer les maladies du foie et les autres.

Ils tuaient rituellement un mouton et lui arrachait le foie. Puis ils demandaient au malade d'y plonger le nez et d'y respirer profondément.

Par divination, ils faisaient ensuite un "diagnostic" en examinant les formes du foie de l'animal et en le comparant à un foie fait en argile et divisé en zones qui correspondaient à diverses maladies – dont les troubles hépatiques.

Heureusement, comme vous allez le voir, les temps ont bien changé et les médecins ont des techniques beaucoup plus... sûres pour diagnostiquer les maladies du foie.

En lisant ce qui suit, vous serez plus à même de comprendre le travail de votre médecin, de lui poser les bonnes questions, au bon moment. Et donc, d'être d'autant plus rassuré...

Pour en savoir plus sur les noms de maladies mentionnés dans ce chapitre, voyez l'index page 304 ou consultez directement le lexique de la partie 4.

La 1ère étape

À part l'apparition d'une jaunisse, qui est très souvent le signe externe majeur d'une maladie hépato-biliaire (ou d'une hémolyse), tous les autres symptômes évoqués dans le chapitre précédent peuvent accompagner des troubles qui ne sont pas liés à votre foie.

C'est pourquoi avant de pousser son examen plus loin, votre médecin généraliste procède à diverses inspections cliniques, en plus de l'"interrogatoire".

Voici ce à quoi vous pouvez vous attendre.

La percussion et la palpation de votre foie

Elles donneront à votre médecin des indications peu précises mais nécessaires, en particulier sur le volume de l'organe.

Celui-ci peut en effet être, selon le cas :

- augmenté (hépatomégalie) dans de nombreuses maladies du foie ;
- ou diminué – signe d'une cirrhose en phase terminale ou d'hépatites aiguës et massives.

La palpation de la vésicule biliaire

Elle se fait selon la technique dite de *Murphy*. Votre médecin placera ses mains juste en dessous des côtes de droite, en dirigeant les doigts vers le haut.

Il appuiera légèrement sur la paroi, comme pour enfoncer les doigts sous vos côtes. Il vous demandera alors d'inspirer profondément, de manière à ce que votre foie et votre vésicule viennent buter contre ses doigts.

Si vous éprouvez une douleur, ou si vous grimacez ou arrêtez subitement votre inspiration, un *calcul biliaire* ou une *cholécystite* est très probablement en cause.

L'existence d'une *ascite*, qui se traduit par un abdomen très distendu et proéminent, est un signe sévère (si le gonflement n'est pas dû à une accumulation de gaz intestinaux).

L'ascite témoigne en effet d'une cirrhose très avancée.

Un *œdème* important des membres inférieurs est très fréquemment associé à une ascite.

Une véritable enquête policière

Tous ces éléments "externes" ne suffisent pas à poser un diagnostic, vous vous en doutez.

Autant il est facile, même pour un médecin débutant, de diagnostiquer une appendicite, une tuberculose, une vraie migraine, par exemple, autant il est difficile, même pour un hépatologue chevronné, de dépister à partir du seul examen clinique classique une affection hépato-biliaire, et encore moins d'en préciser la nature.

À vrai dire, dès que des éléments cliniques suffisants lui laissent soupçonner l'existence quasi certaine d'une maladie du foie, l'hépatologue doit mener ses investigations comme une véritable enquête policière.

Et voici pourquoi.

Ce qui rend difficile le diagnostic d'une maladie du foie

Vous avez lu plus haut à quel point le foie est impliqué dans un nombre incalculable de processus biologiques très divers.

En corollaire, le dysfonctionnement de l'un de ces processus n'implique pas nécessairement que ce dysfonctionnement soit le résultat d'une maladie du foie. Il peut être provoqué par l'altération d'un autre de vos organes qui profite du processus.

Reste que le doute subsistera toujours, tant que votre médecin n'en aura pas découvert la cause exacte. Une telle procédure conduirait à faire un bilan de santé complet et général à chaque incident, ce qui est évidemment impossible... et très coûteux !

Prenons un exemple pour bien illustrer la situation

Un des examens biologiques les plus fréquemment effectués dans les laboratoires d'analyse médicale est la détermination du taux d'albumine plasmatique (voyez un peu plus loin). Relativement simple, il permet de savoir si le taux est normal, augmenté ou diminué.

S'il est diminué, on peut d'emblée penser que quelque chose ne va pas dans le foie, puisque l'albumine plasmatique est synthétisée par les hépatocytes.

Or, les causes d'une chute du taux d'*albumine plasmatique sont très nombreuses.*

Il y a bien sûr des maladies du foie (hépatites, cirrhoses, en l'occurrence), mais aussi et plus souvent :

- les maladies inflammatoires
- les fractures
- les pertes digestives
- le myélome multiple
- les pertes cutanées (brûlures, eczéma)
- l'état de votre grossesse, le cas échéant, etc.

Il en va de même pour tous les examens biologiques habituels

Le principe de base de tous les tests, examens et analyses est identique. Il s'agit essentiellement de mesurer le taux d'un certain nombre de substances qui sont ou sécrétées par le foie ou profondément transformées par lui.

Les physiologistes ont déterminé des valeurs moyennes des différents taux de ces substances lorsque le foie fonctionne normalement.

Si ces taux augmentent ou diminuent dans une certaine proportion, on en déduit que le fonctionnement hépatique est plus ou moins perturbé. Toutefois, les anomalies de ces taux peuvent provenir de désordres non hépatiques.

Néanmoins et en dépit de leur imprécision, votre médecin traitant doit y recourir avant de faire appel à des analyses plus sophistiquées ou à un appareillage très lourd. On ne prescrit pas une ponction-biopsie hépatique parce qu'un malade a un taux de bilirubine anormal !

Aussi votre médecin doit procéder par recoupements successifs des résultats de différents examens courants. Dès lors :

- soit votre médecin parvient à poser un diagnostic précis avec ces éléments, ce qui se passe effectivement dans la majorité des cas où l'hépathopathie est modérée et en phase initiale ;
- soit le doute persiste et votre médecin demande alors légitimement des analyses plus fines, voire le concours de l'imagerie médicale.

Car il faut bien comprendre que votre spécialiste du foie est pris entre deux feux. Plus que tout autre médecin, il n'a absolument pas droit à l'erreur de diagnostic, car elle aurait des conséquences désastreuses à court terme.

Le temps, allié de la maladie, travaille très vite – à la vitesse fantastique du fonctionnement du foie ! – contre lui et surtout contre son patient.

Pour ces 2 raisons au moins, vous devrez passer dans les meilleurs délais toutes les analyses médicales hépatologiques prescrites.

La 2e étape : les principaux examens et analyses biologiques que vous devrez subir

Divers paramètres permettent de juger de l'état de votre foie. Voici les principaux qui sont habituellement analysés pour mesurer le fonctionnement de cet organe complexe.

Numération de la formule sanguine

Une diminution importante des globules rouges permet de préciser l'origine hémolytique ou hépatique d'une jaunisse.

Albumine plasmatique

Une diminution du taux, corrélée par d'autres paramètres, peut conforter la suspicion d'une hépatite ou d'une cirrhose à un stade avancé.

Notez que ce test est particulièrement important !

Bilirubine

On calcule 3 taux :

- taux de bilirubine totale
- taux de bilirubine conjuguée
- taux de bilirubine libre

L'augmentation du taux de bilirubine *totale* est observé dans les choléstases, les hépatites et les cirrhoses.

L'augmentation du taux de bilirubine *conjuguée* se rencontre dans les choléstases intra- et extra-hépatiques.

L'augmentation du taux de bilirubine *libre* est un des principaux signes des syndromes hémolytiques.

Prothrombine

La diminution du taux (hypothrombinémie) est observée dans la jaunisse par obstruction des voies biliaires et dans les atteintes hépato-cellulaires. Si le taux ne remonte pas malgré l'administration de vitamine K, le parenchyme hépatique est gravement lésé.

Temps de Quick

Ce test mesure la vitesse de coagulation. Son allongement est signe d'une insuffisance hépatocellulaire.

Alanine amino-transférase (ALAT) et aspartate amino-transférase (ASAT)

Ce sont 2 enzymes sériques synthétisées par le foie (voyez ci-après à "Transaminases").

Protéines sériques

L'augmentation globale des globulines s'observe dans la plupart des affections hépatiques : hépatite, cirrhose hépatique ou biliaire.

Gammma-globulines

Leur augmentation modérée apparaît dans les hépatites aiguës et les cirrhoses. Une augmentation plus prononcée se rencontre dans l'hépatite chronique active.

Alpha-1-globulines

Son taux est diminué en cas de cirrhoses. Il faut donc le calculer adéquatement.

Cholestérol

L'*hypercholestérolémie* totale (taux de cholestérol trop élevé) s'observe dans les cas suivants :

- choléstases
- cirrhoses biliaires primitives
- hépatites chroniques

Par contre, *l'hypocholestérolémie* totale (taux de cholestérol trop faible) accompagne les hépatites virales ou toxiques et les cirrhoses.

Voilà qui montre bien à quel point la santé de votre cœur est intimement liée à celle de votre foie.

Fibrinogène plasmatique

La diminution du taux s'observe dans l'insuffisance hépatique grave.

Phosphatases alcalines

Le taux est augmenté dans les choléstases intra- et extra-hépatiques et le cancer du foie.

Protéines plasmatiques totales

C'est la diminution par défaut de synthèse dans les hépatites sévères et les cirrhoses.

Transaminases sériques (SGOT et SGPT, parfois désignées sous les abréviations de ALAT et ASAT)

Leur taux est augmenté (surtout les SGPT) dans les cas suivants :

- hépatite virale aiguë
- hépatite d'origine toxique
- cirrhoses
- hépatites chroniques
- choléstases
- cancer du foie

Une diminution du taux apparaît au cours de l'insuffisance hépatique suraiguë ou terminale.

Triglycérides

Taux augmenté dans la choléstase et l'hépatite virale.

Urée

C'est le taux diminué dans l'insuffisance hépatique.

Test de la BSP (bromo-sulfone-phtaléine)

C'est un test proposé pour explorer la fonction éliminatrice hépatique dans son ensemble, de moins en moins utilisé (risque de choc anaphylactique).

Gamma-glutamyl-transférase (GGT)

Il s'agit d'une enzyme présente dans la membrane plasmatique des hépatocytes, du rein et du pancréas.

Son taux sérique et plasmatique augmente notamment dans les cas suivants :

- hépatites aiguës ou subaiguës virales ou toxiques
- choléstases intra- et extra-hépatiques
- tumeurs primitives ou secondaires (métastasiques) du foie

4 recommandations essentielles pour ne pas vous "faire de la bile" pour rien

Voilà donc qui vous donne déjà une bonne idée de ce qui vous attend. Mais n'oubliez pas ceci :

1. Attention à l'hypocondrie ! Certains, tels le malade imaginaire de Molière, ont tendance à amplifier démesurément le moindre signe physique et à s'imaginer les pires maladies. Les indices que nous vous donnons ici ne sont là que pour vous inciter à prendre conscience de certains symptômes et vous faire examiner à temps.

   Ne concluez pas par vous-même pour ensuite vous en remettre à des auto-traitements (naturels ou autres) de votre propre chef sans voir un médecin ou tout autre thérapeute qualifié. À moins bien sûr qu'il ne s'agisse d'un problème de foie relativement anodin et évident – comme par exemple un "lendemain de fête" quelque peu éprouvant pour votre foie.

2. Ne faites pas non plus une confiance aveugle au premier médecin que vous consultez. Voyez-en au moins un autre s'il s'agit d'un problème de foie un tant soit peu sérieux.

   Sans être "fréquentes", les erreurs médicales ne sont pas rares.

   La preuve : comme le rapporte *The Lancet*, les autorités

catalanes ont compris la nécessité d'évaluer l'efficacité de leur système médical en envoyant des comédiens “jouer aux malades” dans les cabinets de médecins et voir comment les médecins les diagnostiquaient en pareil cas. (Source : “Tragédie grecque”, *L'actualité*, août 2000.)

3. N'oubliez pas que même des tests objectifs peuvent mener à de faux diagnostics.
4. Attendez toujours d'avoir des résultats complets et contre-vérifiés avant de vous dire “je souffre de ceci”.

PARTIE 4

Lexique des maladies du foie et de la bile

Vous désirez en savoir plus sur votre mal ? Ou sur celui qui affecte l'un de vos proches ?

Il n'est pas toujours facile de s'y retrouver en matière de maladies du foie et de la bile, mais grâce à ce lexique vous y parviendrez certainement.

Le foie et les voies biliaires (canaux et vésicule biliaires) qui lui sont annexées sont le siège de maladies extrêmement diverses, de causes et de gravité très variées. Cela tient à la nature même de cet organe de première importance, et à ses innombrables fonctions, en relation avec de nombreux autres systèmes et organes.

Dans ce lexique, vous trouverez les maladies du foie les plus courantes en Europe ainsi que plusieurs autres qui le sont moins, mais qu'il vous faut néanmoins connaître pour les prévenir. Parmi celles-ci, il y a notamment certaines maladies du foie tropicales que vous risquez de les contracter en voyage ou qu'un voyageur pourrait vous transmettre à son retour.

Pour l'essentiel, il sera surtout question des maladies dites *primitives* qui affectent *directement* le foie. (Il peut exister, en effet, des atteintes hépatiques qui surviennent secondairement à des maladies d'autres régions de votre organisme. C'est le cas, par exemple, de l'extension au foie d'une tuberculose pulmonaire ou d'un cancer du pancréas, qui se sont déclarés ailleurs.)

Néanmoins, dans *Troubles liés indirectement au foie* et *Troubles hépatiques chez la femme*, vous trouverez des solutions pour divers problèmes fort courants qui sont associés de près ou de loin à un mauvais fonctionnement de votre foie.

Suivez le guide !

Ce lexique vous fournira :

- des données médicales précises sur le mal qui vous concerne : symptômes, causes, méthodes de diagnostic, traitements classiques, etc.
- des moyens naturels pour vous traiter vous-même, ou du moins prévenir les maladies du foie, faciliter ou maximiser leur traitement médical – voire en atténuer les effets secondaires.

Si ce sont les moyens naturels qui vous intéresse, vous pouvez aller directement aux encadrés intitulés *Vos solutions naturelles*.

Comme pour tout lexique qui se respecte, les maladies sont répertoriées par ordre alphabétique. Pour faciliter votre recherche, voici d'ailleurs le sommaire de ce lexique :

- Cirrhose biliaire primitive
- Cirrhose biliaire secondaire
- Crise de foie
- Distomatose hépatique
- Échinococcoses hépatiques
- Gros foie (hépatomégalie)
- Hémangiome
- Hémochromatose génétique
- Hyperplasie nodulaire du foie
- Hépatites
- Hépatites non virales
- Hépatites virales
- Hépatite virale A (HVA)
- Hépatite virale B (HVB)
- Hépatite virale C (HVC)
- Hépatite virale D ou Delta (HVD)
- Hépatite virale E (HVE)
- Hépatites virales non A, non B, non C, non D, non E
- Hépatites virales dues à d'autres virus
- Hypertension portale
- Insuffisance hépatique
- Jaunisse
- Maladies du foie provoquées par l'alcoolisme
- Maladies du foie génétiques
- Maladie de Wilson
- Maladies parasitaires du foie
- Migraines
- Porphyrie ou "mal des vampires"
- Problèmes oculaires
- Stéatose
- Syndrome de Budd-Chiari
- Taches pigmentaires (ou "taches de vieillesse")
- Troubles hépatiques chez la femme
- Troubles liés indirectement au foie
- Troubles digestifs
- Tumeurs bénignes du foie

Adénome du foie

Voyez la rubrique *Tumeurs bénignes du foie*.

Affections cutanées

Voyez la rubrique *Troubles liés indirectement au foie*.

Amibiase hépatique

Certains parasites intestinaux peuvent finir par affecter votre foie. C'est le cas avec l'amibiase hépatique, une maladie provoquée par l'*Entamoeba histolytica*, un protozaire parasite qui vit normalement dans le côlon.

Ce parasite se présente sous 2 formes :

- celle d'un kyste immobile, qui est éliminé dans les selles et responsable de ce fait, de la transmission oro-fécale de la maladie ;
- l'autre qui est mobile et qui correspond au 1er stade de développement du parasite.

Comment risquez-vous d'être contaminé ?

L'*Entamoeba histolytica* est capable de pénétrer dans la muqueuse du côlon, où il déclenche une colite de type dysentérique parfois mortelle. Il peut aussi migrer vers votre foie en empruntant la voie de la *veine porte* (voyez page 384).

Dans votre foie, le parasite entraînera la formation d'abcès. Ces abcès peuvent éclater et s'ouvrir dans la cavité péritonéale[1] ou dans la cavité pleurale[2] avec des conséquences dramatiques.

Notez par ailleurs que la personne atteinte est généralement un jeune adulte de sexe masculin.

Quels symptômes peuvent vous faire soupçonner sa présence ?

→ La maladie peut avoir un début brutal. Vous ressentez de vives douleurs sous le bord inférieur des côtes à droite (plus rarement au niveau du creux de l'estomac), qui sont associées à une forte fièvre (supérieure à 39°5 C).

→ Votre foie est hypertrophié et douloureux à la palpation.

→ Quand vous toussez, cela exacerbe la douleur, qui peut irradier vers l'épaule droite.

→ Souvent, il y a un amaigrissement accentué et une asthénie marquée.

→ La maladie peut aussi se manifester progressivement, avec les mêmes symptômes que la forme aiguë, mais en beaucoup plus atténués.

Comment se traite l'amibiase hépatique ?

Le traitement est toujours médical, à base de *métronidazole*, très efficace dans la plupart des cas.

Vous n'aurez à subir l'acte chirurgical qu'en cas de menace de rupture du ou des abcès.

1 - Qui contient le tube digestif, le pancréas, le foie, la rate et le pancréas.

2 - À l'intérieur de laquelle logent les poumons.

Vos solutions naturelles

→ Elles sont d'abord préventives. L'amibiase hépatique est relativement rare dans les pays européens, mais très répandue en Afrique, Asie et Amérique du Sud. Si vous voyagez dans ces pays, vous devez donc prendre quelques précautions. Du fait de la transmission oro-fécale de la maladie, il est formellement déconseillé de :

- manger des aliments crus (viandes, fruits, légumes, poissons, lait et fromages) ;
- boire l'eau du robinet.

Voyez les autres conseils liés à cette importante question de l'eau dans *Vos mesures d'hygiène générale* (page 405) à la rubrique *Hépatites virales.*

Et n'oubliez pas que la contamination peut aussi se faire par un voyageur qui revient de ce pays.

→ La magnétothérapie peut vous débarrasser des parasites intestinaux. Pour ce faire, le Dr Louis Donnet recommande ceci : "Le sujet doit boire de l'eau aimantée 3 ou 4 fois par jour et appliquer les magnets selon la méthode A." (*Les aimants pour votre santé*, Éditions Dangles, Saint-Jean-de-Braye, 1985, page 125).

Pour plus de précisions, voyez le chapitre 13.

→ *Ne négligez surtout pas ceci quand le mal s'est déclaré :*

Mangez de manière à ménager votre foie (voyez la partie 2).

Gérez bien vos émotions négatives (voyez le chapitre 9).

Évitez aussi de vous exposer à des sources d'intoxication inutiles qui épuisent votre foie : excès d'alcool, médicaments à risque, tabac, produits chimiques nocifs, etc. (voyez la partie 3).

Angiocholites ou cholangites

Sans doute n'en avez-vous jamais entendu parler, mais ce mal peut résulter notamment d'un problème que vous connaissez bien : les calculs biliaires.

Les angiocholites (ou "cholangites") se caractérisent par une inflammation et une infection des voies biliaires. L'infection peut s'étendre à votre foie et provoquer des abcès.

Il en existe plusieurs formes en rapport avec des causes différentes.

L'angiocholite la plus fréquente est provoquée par l'invasion des voies biliaires par des germes pathogènes, généralement d'origine intestinale. Ces germes se développent à la faveur d'une obstruction des voies biliaires extra-hépatiques. Par exemple :

- un calcul de la vésicule biliaire ou du cholédoque (voyez les rubriques du même nom) ;
- un cancer des voies biliaires (voyez la rubrique *Cancer de la vésicule biliaire*) ou du pancréas.

Quels symptômes peuvent vous faire soupçonner la présence d'une angiocholite ?

Les symptômes suivants apparaissent chez 70 % des personnes qui souffrent d'une angiocholite :

→ Crise de colique hépatique (douleurs abdominales, etc. – voyez-en la description précise à la rubrique *Calculs de la vésicule biliaire*).

→ Fièvre avec frissons.

→ Jaunisse plus ou moins constante.

Par contre, ces symptômes ne sont pas spécifiques à l'angiocholite. Ils se manifestent avec autres affections telles que :

- La cholécystite aiguë (voyez la rubrique *Cholécystites*).

- L'hépatite alcoolique (voyez la rubrique *Hépatites non virales*).
- L'hépatite virale (voyez les rubriques consacrées aux différentes formes d'hépatite).
- La pancréatite aiguë, etc.

Aussi le diagnostic est difficile et nécessite le recours à l'imagerie médicale et aux examens biologiques.

Comment se traite l'angiocholite ?

Le traitement est d'abord symptomatique. Votre médecin vous prescrira des doses massives d'antibiotiques pour maîtriser l'infection. Et il a de bonnes raisons pour cela : il y a un risque important de septicémie ![1]

Ensuite, il faudra traiter la cause de l'obstruction (calculs, tumeurs) avec les méthodes endoscopiques[2] et autres méthodes assez "légères" – ou encore la chirurgie.

Heureusement, cette dernière n'est plus nécessaire que dans 5 à 10 % des cas.

Une forme particulière d'angiocholite : l'angiocholite sclérosante primitive

Cette maladie est de cause inconnue mais peut-être génétique. Elle se caractérise par une *sténose* (un rétrécissement du diamètre) des voies biliaires, avec sclérose et inflammation.

Les symptômes sont principalement :

→ Un grossissement du foie.

→ Une jaunisse associée à une faiblesse généralisée.

---

1 - État pathologique causé par la multiplication de microbes dans le sang et leur dissémination dans tout l'organisme.

2 - Les sondes utilisées pour faire des examens internes peuvent être associées à des instruments qui serviront à éliminer des corps étrangers.

→ Des démangeaisons et des douleurs sous le bord inférieur des côtes à droite.

Dans 1 cas sur 2, le médecin découvre une rectocolite ulcéreuse et hémorragique.

Le diagnostic est toujours très difficile à établir.

Le traitement repose essentiellement sur l'*acide ursodésoxycholique* ou éventuellement une transplantation du foie. (Voyez l'encadré *Une transplantation en vue ?* à la fin de la rubrique *Hépatite virale C*.)

Vos solutions naturelles

→ Elles sont d'abord de nature préventive. La prévention repose notamment sur l'élimination des facteurs qui augmentent les risques d'obstruction des conduits biliaires. Soit, plus précisément les calculs de la vésicule biliaire ou du cholédoque.

Certains moyens chirurgicaux ou médicamenteux sont alors généralement employés : par exemple, on enlève ou on dissout les calculs. Mais vous pouvez aussi faire votre part grâce à des moyens tout à fait naturels. Pour en savoir plus sur la prévention des calculs, lisez entre autres la sous-section *Choisissez les bons aliments* (dans *Vos solutions naturelles*) à la rubrique *Calculs biliaires (en général)*.

→ Le pissenlit est efficace pour traiter les angiocholites chroniques. Pour en savoir plus sur cette plante, voyez la section qui lui est consacrée dans le chapitre 7.

→ Vous pouvez soulager les coliques hépatiques en appliquant la méthode simple proposée à la rubrique *Calculs de la vésicule biliaire*.

→ Pour soigner la jaunisse, voyez la rubrique du même nom.

Arthrite et rhumatismes

Voyez la rubrique *Troubles liés indirectement au foie.*

Bilharziose (ou schistosomiase)

Cette forme de parasitose du foie est provoquée par des *bilharzies* (ou *schistosomes*), qui sont des vers vivant dans les cours d'eau et fleuves d'Afrique, d'Asie et d'Amérique du Sud. Dans ces pays, la maladie y sévit à l'état endémique : plus de 200 millions d'individus infestés.

Mais soyez-en conscient : quoique maladie exotique par excellence, la bilharziose (ou schistosomiase) s'est quelque peu "européanisée" avec le développement du tourisme.

Comment risquez-vous d'être contaminé ?

Les bilharzies sont temporairement hébergées à l'état de larves par de petits mollusques d'eau douce. Les embryons matures quittent leurs hôtes pour séjourner dans l'eau.

C'est là que vous risquez d'être contaminé à l'occasion d'un bain ou d'une simple traversée d'un cours d'eau, jambes ou pieds nus.

Les embryons traversent la peau du baigneur ou du promeneur et migrent d'abord dans les poumons. Après une nouvelle migration au trajet très compliqué, les jeunes adultes se retrouvent dans les petites veines porte du foie, où ils vont devenir adultes.

Mâles et femelles s'y accouplent et produisent des millions d'œufs ! Ceux-ci sont rejetés avec vos selles.

Comment les bilharzies agissent-elles sur votre foie ?

La présence des parasites dans les veinules portales du foie provoque une *hypertension portale* classique (voyez page 437), avec de très fréquentes *hémorragies digestives* (voyez page 439).

En outre, il s'ensuit une fibrose progressive du foie, qui se transforme souvent en vraie cirrhose.

Quels symptômes peuvent vous faire soupçonner la présence d'une bilharziose ?

En plus d'une légère rougeur, apparaissant là où le ver a pénétré, les premiers symptômes ne se manifestent qu'au bout de 4 semaines après la contamination.

Surveillez donc ces symptômes :

→ Éruptions diverses et généralisées sur tout le corps.

→ Douleurs abdominales.

→ Fatigue chronique.

→ Œdème de la face, des membres et des parties génitales.

Comment se traitent les bilharzioses ?

Bonne nouvelle : en général, un traitement antiparasitaire spécifique suffit à détruire tous les œufs.

Au stade symptomatique, avec signes d'*hypertension portale* (voyez la rubrique du même nom), votre traitement est chirurgical, comme pour toutes les hypertensions portales et les hémorragies digestives.

Vos solutions naturelles

→ Les mesures préventives sont de l'ordre du simple bon sens :

- pas de baignade en eau douce ni dans les piscines directement alimentées avec des eaux de rivière non traitées ;
- pas de promenade pieds et/ou jambes nus dans les cours d'eau.

→ L'usage du gotu kola (*Centella asiatica*) pour traiter les bilharzioses a déjà été examiné par les chercheurs. Pour en savoir plus sur l'usage de cette plante, voyez le chapitre 10.

→ Vous pouvez soulager vos douleurs abdominales avec des compresses d'argile, des compresses chaudes ou des aimants (appliqués sur l'abdomen), ou encore avec des bains de pieds chauds. (Voyez les chapitres sur l'argile, l'hydrothérapie et la magnétothérapie dans la 1ère partie)

→ Ménagez votre foie en appliquant les mesures de base pour protéger et renforcer votre foie : régime alimentaire pro-foie, cures, gestion efficace des émotions négatives, exposition réduite aux éléments toxiques, etc. Voyez les parties 2 et 3.

Calculs biliaires (en général)

Le poète Boileau a souffert de calculs. Et Cromwell, le grand politicien anglais du 17e siècle en est mort – ce qui était alors très courant.

Heureusement, les temps ont bien changé. Tous les types de calculs se traitent désormais fort bien et vous pouvez même faire votre part de façon tout à fait naturelle.

Les calculs biliaires – appelé aussi *lithiases* – demeurent très fréquents dans nos pays. Une étude épidémiologique réalisée par des chercheurs américains révèle que *20 % des femmes et 8 % des hommes sont porteurs de calculs biliaires au moment de leur mort.*

Cela ne signifie pas qu'ils en soient morts : une proportion majoritaire de personnes ont vécu avec leurs calculs sans jamais éprouver une gêne ou un symptôme de maladie. Cependant, cette statistique montre à quel point ce désordre hépatique est fort répandu... particulièrement chez les femmes.

D'ailleurs, instinctivement, la plupart des gens qui se plaignent d'avoir "mal au foie" s'imaginent tout de suite qu'ils souffrent de calculs biliaires.

Reste que, dans un certain nombre de cas assez important, il ne s'agit pas seulement d'"imagination" et ce mal se manifeste de façon assez douloureuse (voyez ci-après).

Examinons donc de quoi il retourne. Dans cette rubrique, vous verrez comment vous pouvez prévenir ou soulager ce mal – y compris avec des moyens naturels, fort nombreux d'ailleurs.

Êtes-vous prédisposé aux calculs biliaires ?

Un calcul biliaire ne se constitue pas par hasard. Certaines personnes sont plus prédisposées que d'autres à "fabriquer" des calculs.

En connaissant vos prédispositions, vous pouvez appliquer certaines mesures qui limiteront l'impact des causes sur lesquelles vous pouvez exercer un contrôle totale ou partiel. Les autres n'auront plus alors qu'une incidence mineure.

Les facteurs de risque susceptibles de vous prédisposer à souffrir de calculs biliaires sont donc :

→ Votre sexe. Les femmes sont globalement près de 2,5 fois plus exposées que les hommes.

→ Votre âge. À 20 ans, on n'observe "que" 2,5 % de femmes porteuses de lithiase. À 60 ans, elles sont environ 25 %. Le même phénomène atteint les hommes aussi : plus de 80 % des porteurs de lithiases sont âgés de plus 60 ans.

→ Votre origine ethnique. Les Scandinaves sont plus exposés que les Méditerranéens.

→ Vos antécédents familiaux. Le risque de lithiase est plus élevé de 50 % chez un sujet dont un parent a eu des calculs biliaires. Une possible prédisposition génétique est discutée par les spécialistes.

→ Votre poids s'il est excessif. L'obésité résulte très souvent d'une trop grande consommation d'aliments riches en graisses polyinsaturées. Or, le foie transforme une partie importante de ces graisses en cholestérol qui se retrouve donc en excès dans la bile. L'équilibre cholestérol-phospholipides-acides biliaires est assez rapidement rompu – ce qui amorce la production de cristaux de cholestérol.

→ Des grossesses multiples. Ce facteur, parfaitement établi statistiquement, serait dû à l'hypersécrétion d'hormones féminines (voyez la rubrique *Troubles hépatiques chez la femme*).

→ L'usage des contraceptifs oraux fortement dosés en œstrogènes. Ces hormones ont un double effet :

- d'une part, elles freinent l'action émulsifiante des acides biliaires sur le cholestérol, ce qui se traduit par une augmentation du taux de celui-ci dans la bile vésiculaire ;
- d'autre part, elles provoquent une diminution de la quantité d'acides biliaires sécrétés par les cellules de votre foie.

→ Certains médicaments. Ce sont surtout ceux destinés à faire baisser le taux de cholestérol (les "hypocholestérolémiants") qui favorise la formation de calculs. Quoique bien connu des médecins, cet effet secondaire demeure mystérieux.

→ Certaines maladies digestives. La maladie de Crohn et les atteintes de la partie terminale de l'intestin entraînent la formation de calculs.

→ Votre alimentation. Chez certains individus de poids tout à fait normal, certains aliments, en particulier les viandes, les graisses riches en acides gras polyinsaturés, peuvent provoquer des lithiases. Soit ces aliments augmentent votre taux de cholestérol, soit ils diminuent la sécrétion des acides biliaires.

Votre alimentation risque aussi de vous jouer de mauvais tours :

- si vous ne mangez pas assez de fibres
- si vous consommez beaucoup de sucre simple (bonbons, pâtisserie, etc.)

Le saviez-vous ?

Dans les pays industrialisés, plus de 80 % des calculs sont constitués de cholestérol – *on en revient toujours au fameux cholestérol !*

Ce pourcentage élevé de calculs “cholestéroliques” vous montre bien qu’en soignant votre foie, vous pouvez aussi soigner votre cœur ! (Pour en savoir plus à cet effet, voyez *Vos solutions naturelles* à la fin de cette rubrique.)

À vous de jouer !

En tenant compte de votre ou de vos prédispositions à faire des calculs biliaires, vous pouvez maintenant choisir de réduire vos risques.

Par exemple, vous êtes de sexe féminin et votre hérédité vous défavorise. À cela s’ajoute un ou plusieurs des facteurs suivants :

- excès de poids
- alimentation très grasse, trop sucrée ou faible en fibres
- recours à des médicaments pour traiter l’excès de cholestérol

Il est facile de contrôler ces derniers facteurs et donc de réduire au minimum l'impact des facteurs incontrôlables comme votre sexe et votre hérédité.

Un peu plus loin, vous trouverez aussi beaucoup de solutions naturelles qui vous aideront encore plus dans ce sens.

Par ailleurs, ce qui frappe ici, c'est que vous pouvez faire d'une "pierre" deux coups : soigner votre cœur en même temps que votre foie. En améliorant votre alimentation et en perdant du poids, vous n'aurez plus besoin d'utiliser de médicaments anti-cholestérol et vous soulagerez le travail de votre foie.

Comment se forment les calculs biliaires ?

Ainsi que leur nom l'indique, les calculs biliaires se forment toujours à partir des éléments qui composent la bile.

Comme la vésicule biliaire est l'endroit où la bile est concentrée et séjourne le plus longtemps, c'est là que les calculs se forment presque toujours. Mais des calculs peuvent aussi se former dans :

- le cholédoque (ou canal cholédoque), qui est le segment terminal de la voie biliaire principale (voyez l'illustration page suivante) ;
- les canaux biliaires à l'intérieur du foie.

D'où l'existence de 3 types de calculs dont nous allons vous entretenir dans les pages qui suivent.

Calcul obstruant le canal de la vésicule biliaire

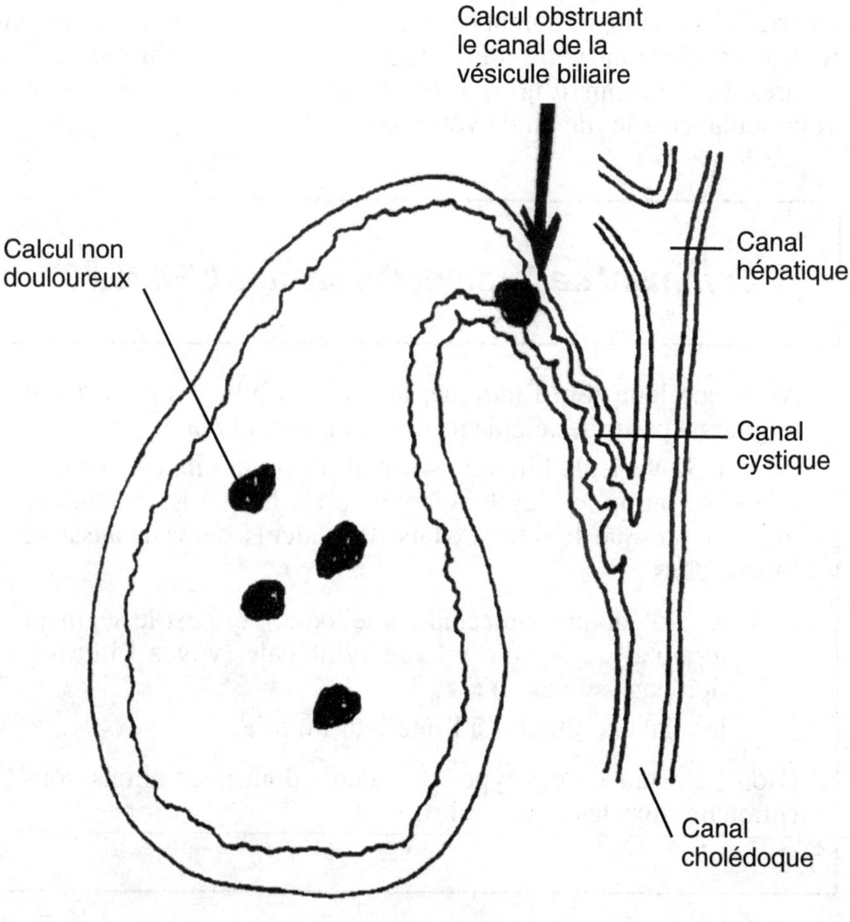

Source : MILLER (Sigmund S.), *Symptômes et maladies*, Éditions Robert Laffont

Quels sont les différents types de calculs biliaires ?

De façon générale, lorsqu'un calcul pénètre dans les conduits biliaires, il déclenche des phases de douleur fort pénibles qui alternent avec des accalmies. La douleur irradie en demi-ceinture dans la région abdominale.

Reste que, suivant l'emplacement des calculs biliaires dans la sphère hépatique, votre trouble biliaire se manifestera aussi par des symptômes particuliers. Il pourrait aussi comporter des complications spécifiques et – surtout – nécessitera des traitements adaptés.

Vous êtes susceptible de souffrir de l'une de ces 3 formes de lithiases biliaires :

- les calculs de la vésicule biliaire ou calculs vésiculaires (ou lithiases vésiculaires)
- les calculs (ou lithiases) du cholédoque
- les calculs (ou lithiases) intrahépatiques

Dans les 3 rubriques qui suivent vous trouverez des informations spécifiques pour chacun d'eux afin d'en reconnaître les manifestations mais aussi pour mieux diriger vos choix thérapeutiques.

À la rubrique *Calculs de la vésicule biliaire*, vous trouverez une description détaillée de la fameuse colique hépatique ainsi qu'un bon truc pour la soulager.

Ci-après, vous découvrirez aussi une multitude de solutions naturelles qui s'appliquent aux 3 types de calculs.

Vos solutions naturelles

Elles ne manquent pas ! Dans les pages qui suivent, vous découvrirez successivement :

- des superaliments
- des plantes médicinales
- des suppléments alimentaires
- la cure à l'huile du Dr Vogel
- ... et une méthode très simple et agréable

Choisissez les bons aliments

L'alimentation peut jouer un rôle important dans l'apparition des calculs biliaires. Une alimentation trop riche en matières grasses, en protéines et en sucres entraîne un déséquilibre qui peut perturber votre vésicule biliaire.

Pour prévenir les calculs, évitez de vous ancrer dans des habitudes alimentaires qui malmènent votre système hépatique.

Préférez les aliments bénéfiques à votre foie, car ces aliments sont également bons pour votre vésicule biliaire. (Pour les connaître, référez-vous au chapitre 4 : *Des aliments pour décongestionner votre foie*.)

Cela dit, quelques aliments sont particulièrement doués pour prendre soin de votre vésicule biliaire. Nous vous les présentons ci-après.

Des oranges pour votre vésicule biliaire

Une recherche américaine récente a démontré que les femmes qui reçoivent un bon apport de vitamine C risquent beaucoup moins de souffrir de calculs biliaires.

Selon les chercheurs, les résultats de cette étude ne sont pas anodins. *Chez les femmes qui présentent un faible taux de vitamine C, le fait de consommer quotidiennement une orange de bonne taille réduit de 13 % le risque de calculs biliaires.*

Dans le cadre de cette étude, pas moins de 13.100 participants, hommes et femmes, ont fait l'objet d'une vaste enquête en rapport avec leur santé et leur alimentation.

De ce groupe, 3.500 sujets ont été exclus parce qu'ils présentaient des antécédents liés à des troubles de la vésicule biliaire.

Parmi les 9.650 sujets restants – 4.863 femmes et 4.787 hommes –, les chercheurs ont découvert des calculs biliaires chez 408 femmes (8 %) et 274 hommes (6 %). Ces calculs étaient encore trop petits pour provoquer des symptômes.

Le Dr Joel Simon et ses collègues de l'Université de Californie ont comparé le taux de vitamine C sanguin et l'incidence de maladies de la vésicule biliaire chez l'ensemble de ces sujets.

Et ils ont constaté ceci chez les femmes dont le taux de vitamine C se situait dans le 1/4 supérieur de l'échelle d'évaluation. *Leurs risques d'être victime d'une maladie liée à la vésicule biliaire étaient de 40 % inférieur* à celui des femmes dont le taux de vitamine C se situait dans le 1/4 inférieur.

Une augmentation de 0,5 milligramme de vitamine C par décilitre de sang réduisait de 13 % les risques de souffrir d'une maladie biliaire !

Chez les hommes, toutefois, la situation s'inverse. La prise de suppléments de vitamine C a augmenté le risque de calculs biliaires. Bien que ce processus biochimique ne soit pas parfaitement élucidé, le Dr Simon, un des chercheurs impliqués, mentionne que ce fait pourrait refléter une différence de sexe dans la façon dont l'organisme métabolise les substances nutritives.

Selon le Dr Simon, cette recherche démontre, une fois de plus, le bien-fondé d'une consommation abondante de fruits et légumes. En ce qui a trait à une supplémentation, il précise que les avantages semblent plutôt minces pour les femmes qui reçoivent déjà toute la vitamine C dont elles ont besoin.

Remarque : Outre les oranges, le kiwi, la goyave, le cassis, la fraise et le citron peuvent aussi vous fournir beaucoup de vitamine C.

Le jus de pommes de terre : pas très savoureux mais efficace

Le jus de pomme de terre crue, que vous pouvez mélanger avec du jus de carotte ou tout autre jus de légume pour en améliorer le goût, facilite grandement l'élimination des calculs.

Pour avoir de bons résultats, buvez-en 4 à 5 verres par jour. Choisissez des pommes de terre de culture biologique.

Du café pour prévenir la formation de calculs biliaires

Le café n'est pas particulièrement recommandé pour le foie. En revanche, il semble qu'il le soit pour votre vésicule biliaire. C'est du moins ce qu'a démontré une étude récente publiée dans *The Journal of American Medical Association.*

Si l'on en croit cette étude qui a duré 10 ans et qui a impliqué plus de 46.000 hommes, ceux qui boivent régulièrement du café risquent moins de développer des calculs biliaires.

L'étude a révélé que ce risque était :

- de 40 % inférieur chez les hommes qui buvaient entre 2 et 3 tasses par jour ;
- de 45 % inférieur chez ceux qui buvaient 4 tasses et plus par jour.

Tous les types de café non décaféinés seraient efficaces.

Les chercheurs croient que c'est l'importante concentration de caféine que l'on retrouve dans le café qui lui confère un tel avantage. D'ailleurs, le thé – qui contient 50 % moins de caféine que le café – n'offre pas une telle protection.

Malgré cette vertu nouvellement découverte, le Dr Walter C. Willet, un chercheur de la *Harvard School of Public Health,* ne recommande pas de commencer à boire du café aux hommes qui n'en ont pas l'habitude. Il s'agit toutefois d'une bonne nouvelle pour ceux – et celles – qui en boivent déjà.

Attention aux hydrates de carbone simples !

Si, comme vous venez de le voir, certains aliments sont particulièrement utiles pour prévenir la formation de calculs biliaires, l'excès d'hydrates de carbone simples fait exactement le contraire. Si vous êtes friand de sucreries, tenez-vous-le pour dit !

Les plantes qui délogent les calculs

→ La racine de griffe-du-diable (*Harpagophytum procumbens*) disponible en comprimés ou en extraits. Suivez les recommandations qui figurent sur l'étiquette. (D'ordinaire, on en parle pour le traitement des douleurs arthritiques, mais elle possède plusieurs autres vertus dont vous pouvez profiter !)

→ Pour obtenir une bonne tisane contre les calculs, mélangez :

- 30 g de feuilles de menthe poivrée (*Mentha X piperita*)
- 20 g de sommités de centaurées (*Centaurea cyanus*)
- 20 g de feuilles de mélisse (*Melissa officinalis*)
- 20 g de fumeterre (*Fumaria officinalis*)
- 10 g d'absinthe (*Artemisia annua*)

Utilisez 1 cuillerée à café rase de ce mélange pour 1 tasse d'eau bouillante. Laissez infuser quelques minutes et buvez lentement à raison de 3 à 4 tasses par jour.

→ Comme le foie et la vésicule biliaire travaillent en équipe, toutes les plantes amies du foie le sont également pour votre vésicule biliaire. Pour en connaître la liste et les particularités, référez-vous au chapitre 10 : *Les meilleures plantes médicinales*.

Des substances nutritives utiles

Outre la vitamine C dont nous vous avons parlé précédemment, d'autres substances nutritives donneront un bon coup de pouce à votre vésicule biliaire :

→ *La vitamine E.* En plus de lutter contre les toxiques organiques grâce à ses propriétés antioxydantes, des études cliniques ont démontré que la vitamine E aide à prévenir la formation de calculs biliaires.

La dose recommandée varie de 200 à 800 UI par jour.

→ La *lécithine.* Des études ont montré qu'un taux de lécithine biliaire trop bas peut favoriser la formation de calculs.

La lécithine joue en effet un rôle important dans le métabolisme des graisses. Elle augmente la capacité de la bile à dissoudre le cholestérol lequel, vous l'avez vu, favorise les calculs biliaires.

Puisque la lécithine est un émulsifiant et que le cholestérol se comporte comme un corps gras, la lécithine peut émulsionner le cholestérol et éviter qu'il ne forme des calculs.

En prenant un bon supplément de lécithine, vous pouvez donc prévenir la formation de calculs biliaires. La dose recommandée est de 1.000 mg à prendre 3 fois par jour.

→ La *taurine.* La taurine est un acide aminé qui, comme en font foi certaines études, favorise une plus grande production de bile. La bile sécrétée est également plus apte à dissoudre le cholestérol.

La dose recommandée est de 500 à 3.000 mg par jour.

→ L'*acide hydrochorique.* L'acide hydrochorique est un acide digestif sécrété par votre estomac. Un manque significatif d'acide hydrochorique peut favoriser la formation de calculs biliaires.

Suivez les recommandations qui figurent sur l'étiquette.

→ Les *fibres alimentaires.* Véritables fées organiques, les fibres alimentaires aident à éponger l'excès de cholestérol. Des études menées sur des animaux ont démontré que ceux dont l'alimentation était pauvre en fibres étaient plus sujets aux calculs biliaires.

Outre les fruits et légumes ainsi que les céréales complètes qui assurent un bon apport en fibres, vous pouvez prendre des suppléments sous forme de psyllium[1], de pectine ou de gomme de guar. Suivez alors les recommandations du fabricant.

---

1 - Le psyllium est une fibre naturelle provenant du plantain (*Plantago spp.*)

Appliquez des compresses

→ Des compresses de graines de lin broyées aident à décongestionner la vésicule biliaire. Voici comment faire :

1. Mettez environ 200 grammes de graines de lin broyées dans un sachet de coton.
2. Suspendez ce sachet dans une casserole d'eau bouillante durant 10 minutes.
3. Laissez refroidir légèrement.
4. Faites-en une compresse et appliquez-la sur la zone douloureuse. Comme la chaleur joue un rôle thérapeutique important, veillez à ne pas trop laisser refroidir la préparation.
5. Gardez en place environ 30 minutes.

→ Massez la région de la vésicule biliaire avec 1 goutte d'huile essentielle d'hysope mélangée à un peu d'huile d'olive puis recouvrez la région d'un lainage bien chaud.

Gardez en place une trentaine de minutes.

→ Appliquez des cataplasmes d'argile froids (le froid peut être aussi bénéfique – allez-y selon votre préférence) sur la région du foie. Commencez par des cataplasmes assez minces et, s'ils sont bien tolérés, augmentez la quantité d'argile. Vous pouvez garder les cataplasmes durant 2 heures.

Si possible, utilisez l'argile *Montmorillonite*. Elle possède un excellent pouvoir absorbant, ce qui en augmente l'efficacité.

→ Vous pouvez alterner chacun des cataplasmes mentionnés ci-dessus avec l'application de feuilles de chou, préalablement ramollies au fer à repasser. Le chou aide à soulager la douleur et favorise l'élimination de calculs.

Faites de l'exercice

L'exercice physique est un autre élément de prévention important. Une étude a montré que les femmes qui pratiquent la marche à raison de 20 minutes par jour, 5 à 7 fois par semaine, réduisent de 20 % leur risque de faire des calculs biliaires !

Faites une cure d'huile

Pour favoriser l'évacuation de calculs biliaires, le Dr H.C.A. Vogel recommande une cure d'huile. L'huile ingérée provoque une forte stimulation de la vésicule biliaire.

En produisant une plus grande quantité de sécrétion, votre vésicule biliaire peut se libérer de calculs de taille moyenne.

Si elle est entreprise à temps, une telle cure peut vous éviter une intervention chirurgicale.

Voici comment vous devez procéder.

1. Fluidifiez votre bile

Avant d'entreprendre votre cure, prenez des plantes qui fluidifient la bile. L'artichaut et le boldo SHI(*Peumus boldus*) sont un bon choix. Mais vous pouvez aussi utiliser du *Boldocynara*®, un remède naturel qui fait très bien l'affaire. (Pour plus de détails sur ces plantes et le *Boldocynara*®, voyez le chapitre 7.)

2. Nettoyez votre intestin

Consommez des figues trempées, des graines de lin fraîchement moulues ou du psyllium, une fibre végétale provenant du plantain (*Plantago spp.*).

Si ces mesures ne suffisent pas à débarrasser vos intestins, pratiquez alors un lavement à la décoction de camomille.

3. Faites votre cure

Pour votre cure, prenez de l'huile d'olive, de noix, de tournesol ou de pavot, non raffinée, à raison de 3 à 5 dl à la fois.

Buvez l'huile et allongez-vous sur le côté droit pendant 2 heures. Si l'huile passe mal, combinez quelques gorgées d'huile avec quelques gorgées de café de céréales (cf. page 37).

Si vous n'arrivez toujours pas à avaler la quantité d'huile recommandée, buvez-en de plus petites quantités. Mais dans ce cas, la cure doit être prolongée sur plusieurs jours avant d'agir.

Comme le mentionne le Dr H.C.A. Vogel, cette cure vous permettra tout de même d'évacuer de petits calculs, de nettoyer votre foie et de retarder les inconvénients liés à la présence de gros calculs.

Si vous arrivez à en boire au moins 3 dl, vous avez de bonnes chances d'éliminer tous vos calculs dans la mesure où vous ne souffrez pas d'une maladie chronique et où vos calculs ne sont pas trop gros.

Plongez-vous dans un bon bain chaud

Voilà une méthode bien simple et bien agréable ! La chaleur aide la vésicule. En cas de crise, immergez-vous dans un bain très chaud et restez-y le plus longtemps possible. Prenez de grandes respirations pour mieux vous détendre.

La magnétothérapie : des résultats spectaculaires en 2 mois

Le Dr Louis Donnet fait les recommandations suivantes :

"Il faut consommer jusqu'à 3 litres d'eau aimantée par jour. De plus, l'application de l'une ou l'autre méthode de magnets s'avère toujours indispensable. Je pense qu'il faut systématiser le port des semelles magnétiques. Par ces simples mesures, les résultats sont spectaculaires sur la dissolution des calculs, dans les 2 mois qui suivent le début des soins."

(*Les aimants pour votre santé*,
Éditions Dangles, Saint-Jean-de-Braye, 1985, page 109)

À propos de l'eau aimantée, le Dr Donnet rapporte ceci :

"Dans une clinique de Leningrad, on dissout des calculs biliaires et rénaux par cure magnétisée. L'eau magnétisée agit sur les hommes si elle est absorbée pendant une longue période (2 ou 3 mois régulièrement)." (Idem, page 76).

Pour plus de précisions, voyez le chapitre 13 consacré à la magnétothérapie.

Calculs de la vésicule biliaire (lithiases vésiculaires)

(Voyez aussi *Calculs biliaires*)

Les calculs – ou lithiases – vésiculaires sont, de loin, la forme de calculs biliaires la plus fréquente dans nos pays. En France, ce trouble hépatique affecte 3 à 4 millions de personnes.

Comme leur nom l'indique, les calculs vésiculaires se développent et se logent dans votre vésicule biliaire.

Toutefois, la grande majorité des lithiases vésiculaires sont asymptomatiques et ne nécessitent aucun traitement. Vous ne serez traité que si cette maladie se manifeste par des symptômes.

Le seul véritable symptôme des calculs vésiculaires : la colique hépatique

Ne dramatisez pas les migraines soudaines, les troubles digestifs vagues et autres vertiges ou nausées. Ces troubles n'ont rien à voir avec les calculs de la vésicule !

La colique hépatique se manifeste par des symptômes que vous pouvez reconnaître assez facilement :

→ Elle débute brutalement, généralement après un dîner trop copieux et riche en graisses, par une douleur paroxystique siégeant dans l'épigastre (creux de l'estomac) et sous le bord inférieur des côtes à droite.

→ L'intensité de la douleur peut être également continue, intense, soutenue.

→ Elle irradie en arrière, sous l'omoplate, parfois l'épaule droite. Plus rarement, le côté gauche devient douloureux aussi.

→ La crise dure de 15 minutes à 4 heures. Les crises douloureuses comparables mais très brèves, de 3 à 5 minutes, ne sont pas déclenchées par une lithiase vésiculaire.

→ Vous êtes couvert de sueurs, et vous vomissez parfois. Vous cherchez désespérément un médicament qui vous soulage, et vous n'hésitez pas à appeler un médecin de nuit. La crise évolue spontanément vers une atténuation progressive en quelques heures.

Quelquefois, elle est suivie le lendemain d'une jaunisse atténuée, de démangeaisons, d'une légère fièvre.

Vous devez alors consulter dans les plus brefs délais

Seuls des examens approfondis permettront de savoir de quoi vous souffrez exactement. Et pour cause : les symptômes décrits ci-dessus, quoique assez fiables, peuvent masquer une autre maladie.

Par exemple :

- insuffisance coronarienne
- ulcère gastro-duodénal
- occlusion intestinale
- pancréatite aiguë, etc.

Comment se traite la lithiase vésiculaire ?

La crise de colique hépatique – qui est un symptôme et non une maladie –, se traite habituellement avec des antalgiques ou des antispasmodiques.

Son évolution spontanée est :

- L'évacuation du ou des calculs dans le duodénum (soit le début de l'intestin grêle à la sortie de l'estomac, comme le montre l'illustration page 260).
- La cessation des douleurs.

Cependant, si les calculs ne sont pas éliminés, la lithiase vésiculaire peut provoquer plusieurs complications dont les principales sont :

- La cholécystite aiguë.
- Une angiocholite
- Le cancer de la vésicule.

(Voyez les rubriques consacrées à ces troubles du foie dans ce lexique.)

Il existe plusieurs moyens thérapeutiques pour éliminer des calculs vésiculaires.

La chirurgie

L'acte chirurgical essentiel, la *cholécystectomie*, consiste en une ablation de la vésicule : c'est le traitement définitif par excellence de la lithiase vésiculaire.

Mais il existe des circonstances où cette opération est contre-indiquée. Le chirurgien peut alors :

- soit pratiquer une simple ablation des calculs (*cholécystendèse*),
- soit drainer vers l'extérieur le contenu de la vésicule (*cholécystotostomie*).

Les médicaments

Le traitement médicamenteux des calculs vésiculaires consiste à administrer par voie orale des médicaments capables de dissoudre ces calculs.

La lithotritie

Cette technique consiste à bombarder les calculs avec des ondes ultra-sons délivrées par un appareil extra-corporel appliqué sur la paroi abdominale à hauteur de la vésicule.

Cependant, les médecins associent cette technique à l'action dissolvante des acides biliaires pris par voie orale, sinon elle n'est pas assez efficace. Cette association s'est révélée satisfaisante pour réduire des calculs isolés d'un diamètre de 20 mm au maximum.

Vos solutions naturelles

- *En cas de coliques hépatiques :* appliquez des compresses chaudes pour calmer la douleur. C'est beaucoup plus efficace qu'un coussin électrique ou même qu'une bouillotte. (Et c'est également bon pour les coliques néphrétiques !)
- Pour une approche intégrale, voyez aussi les nombreuses solutions naturelles que nous vous proposons à la fin de la rubrique *Calculs biliaires (en général).*

Calculs du cholédoque (lithiases du cholédoque)

(Voyez aussi *Calculs biliaires*)

Si vous deviez souffrir de calculs biliaires dans le cholédoque, cela résulterait de la présence initiale de calculs dans la vésicule biliaire.

Dans 95 % des cas, les calculs du cholédoque sont des calculs de la vésicule qui ont migré naturellement avec la bile – ou à l'occasion d'un incident vésiculaire (par exemple, un spasme).

Une bonne nouvelle cependant : les lithiases du cholédoque peuvent rester latentes et asymptomatiques dans près de 50 % des cas. Certains calculs sont éliminés normalement dans le duodénum (voyez les illustrations pages 268 et 320).

Les symptômes n'apparaissent que lorsqu'ils restent bloqués au niveau de l'ampoule de *Vater* (voyez les mêmes illustrations).

Dans ce cas, le signe le plus évocateur est la crise de colique hépatique. Celle-ci reste tout à fait identique à celle provoquée par une lithiase vésiculaire. (Voyez la rubrique *Calculs de la vésicule biliaire* pour en en avoir une description détaillée.)

Mais il y a 4 complications possibles

1. Le blocage d'un ou de plusieurs calculs du cholédoque au niveau de l'ampoule de Vater entraîne, s'il se prolonge, une choléstase. C'est-à-dire une obstruction à l'écoulement de la bile. (Pour plus de détails, voyez la rubrique qui lui est consacrée dans ce lexique.)

   Celle-ci se manifeste par une *jaunisse instable*. Ici, le ou les calculs changent fréquemment de position, et l'obstruction n'est donc pas permanente[1].
2. L'autre complication grave d'un calcul du cholédoque est l'infection de la voie biliaire principale par des bactéries d'origine intestinale. C'est l'angiocholite. (Voyez la rubrique qui lui est consacrée dans ce lexique.)

   Cette infection exige un *traitement urgent*, car le risque d'une invasion temporaire du sang par des bactéries – voire d'une septicémie[2] – est très élevé. En pareil cas, vous serez traité avec des antibiotiques.
3. Lorsque le calcul cholédocien se bloque au niveau du sphincter d'Oddi (voyez l'illustration), la complication majeure est la pancréatite aiguë. C'est une urgence médicale.
4. Si l'obstruction du cholédoque se prolonge pendant plusieurs mois, sans symptômes majeurs, la complication classique est la cirrhose biliaire secondaire. (Voyez la rubrique *Cirrhoses biliaires*.)

---

1 - C'est le contraire de ce qui se passe lorsque la cause de l'obstruction est une tumeur bénigne ou maligne qui, ne bougeant pas de place, provoque une jaunisse constante. Notez d'ailleurs que le caractère intermittent d'une jaunisse permet de distinguer une *choléstase lithiasique* d'une *choléstase tumorale*.

2 - État pathologique causé par la multiplication de microbes dans le sang et leur dissémination dans tout l'organisme.

En règle générale, il faut vous rendre d'urgence à l'hôpital en présence des 3 signes suivants :

- douleur intense du type colique hépatique
- fièvre de 38-39° C
- jaunisse

Comment se traite la lithiase du cholédoque ?

Le traitement de la lithiase du cholédoque est le plus souvent chirurgical. Votre chirurgien pratiquera successivement les opérations suivantes :

1. Une *cholécystectomie* (l'ablation de la vésicule est nécessaire puisque les calculs proviennent de là) ;
2. Une *cholédocotomie* (ouverture du cholédoque sur 2 à 3 cm de longueur) ;
3. Enfin, une *cholédolithotomie* (prélèvement des calculs avec des pinces spéciales). Mais il se peut aussi qu'il utilise une nouvelle technique née il y a une quinzaine d'années qui tend à remplacer la lourde méthode précédente. Il s'agit de la *sphinctérotomie endoscopique*. Celle-ci permet d'enregistrer un taux de succès voisin de 95 %, tout en préservant la vésicule.

Vos solutions naturelles

→ Pour soulager les douleurs du type colique hépatique, appliquez la méthode simple proposée à la rubrique *Calculs de la vésicule biliaire.*

→ Pour adopter une approche intégrale, voyez *Vos solutions naturelles* à la rubrique *Calculs biliaires (en général).*

Calculs intrahépatiques (lithiases intrahépatiques)

(Voyez aussi *Calculs biliaires*)

C'est une maladie rare en Europe : moins de 1 % des interventions pour lithiase biliaire. Mais elle pourrait vous concerner si vous voyagez dans l'Asie du Sud-Est, où elle est beaucoup plus fréquente : 30 % des interventions pour lithiase biliaire.

Elle se caractérise par la présence de calculs biliaires dans les voies biliaires intrahépatiques.

Quelles en sont les causes ?

En Asie du Sud-Est, la lithiase intrahépatique résulte principalement d'une infestation des voies biliaires par des parasites : *Clonorchis sinensis* et *Ascaris lumbricoides*.

Soyez-en conscient quand vous voyagez dans cette partie du monde et appliquez les mesures d'hygiène générale décrites à la rubrique *Hépatite virale A*.

Quels symptômes peuvent vous faire soupçonner la présence d'un calcul intrahépatique ?

Ce n'est pas facile. Les signes sont plutôt inconstants :

→ Jaunisses récurrentes.

→ Crises de colique hépatique plus ou moins espacées avec ou sans accès d'*angiocholite* (voyez la rubrique qui lui est consacrée dans ce lexique).

Seule l'*échographie* permet le diagnostic.

Comment se traite la lithiase intrahépatique ?

Le traitement de la lithiase intrahépatique peut faire appel à toutes les techniques utilisées pour la lithiase de la vésicule biliaire ou du cholédoque.

Vos solutions naturelles

→ Pour soulager les coliques hépatiques, appliquez la méthode simple suggérée à la rubrique *Calculs de la vésicule biliaire.*

→ Pour soigner la jaunisse, voyez la rubrique *Jaunisse.*

→ Pour une approche intégrale, voyez *Vos solutions naturelles* à la rubrique *Calculs biliaires (en général).*

Cancers du foie

Comme vous allez le voir, les facteurs génétiques sont beaucoup moins importants qu'on ne le croyait quand il est question de cancer. Ce qui signifie donc que les cancers – y compris ceux du foie – sont loin d'être une destinée inéluctable.

Par ailleurs, si un tel diagnostic devait être fait dans votre cas, vous avez néanmoins des possibilités fort valables du côté des médecines douces. Certaines techniques vous permettront notamment de mieux gérer le stress et les effets secondaires (physiques et mentaux) liés aux traitements classiques. (Voyez la rubrique suivante.)

Par ailleurs, vous verrez que la médecine a fait beaucoup de progrès. Il y a maintenant de nouveaux traitements très performants – dont certains tout à fait révolutionnaires. De plus, les méthodes de dépistage se sont beaucoup améliorées.

La part environnementale dans la survenue du cancer

La part d'hérédité en ce qui concerne le cancer du foie semble très mince. C'est ce que confime une nouvelle étude effectuée sur 90.000 frères et sœurs jumeaux, génétiquement identiques, et selon laquelle, l'environnement serait un facteur nettement plus déterminant.

Cette étude, la plus grande étude épidémiologique jamais réalisée sur des jumeaux, a été menée par des chercheurs scandinaves et finlandais. Les résultats ont été publiés en juillet 2000 dans la très sérieuse revue *New England Journal of Medicine.*

En comparant et en analysant des registres très précis des cas de cancers survenant dans leur population ainsi que de la naissance des jumeaux, les chercheurs ont été à même de constater que très peu de jumeaux identiques avaient développé un cancer identique. En substance, cette étude démontre que si vous avez un frère ou une sœur jumelle atteint d'un cancer – du foie notamment –, vos risques de développer ce même cancer sont, d'un point de vue génétique, d'un peu moins de 10 %.

Seuls 3 cancers présentant une composante héréditaire échapperaient à cette règle : le cancer du sein, celui de la prostate et le cancer colorectal.

Quels sont les facteurs environnementaux néfastes

Selon cette même étude, les facteurs environnementaux pouvant induire le cancer sont :

- le tabagisme
- l'alcool
- les radiations
- certaines infections
- de mauvaises habitudes alimentaires
- les polluants chimiques, etc.

Soit autant de facteurs sur lesquels vous pouvez intervenir et dont nous vous avons entretenu dans la partie 2 du présent ouvrage : *Comment rester en bonne santé toute votre vie en évitant les "ennemis" de votre foie.*

Il y a donc déjà beaucoup de facteurs déterminants qui sont "entre vos mains". Car il est important d'agir... et donc de prévenir.

Quels sont les différents types de cancer du foie ?

Les spécialistes distinguent 2 "familles" de cancer du foie :

- les cancers primitifs, qui naissent dans le foie ;
- les cancers secondaires, qui sont des extensions de cancers apparus initialement dans d'autres organes.

Dans les 2 rubriques qui suivent vous trouverez donc diverses précisions à propos de ces 2 catégories de cancer du foie, sans oublier certaines solutions naturelles pour faire face à la maladie.

Cancers primitifs du foie

(Voyez aussi *Cancers du foie*)

Le cancer primitif du foie sévit sur des échelles très différentes selon les régions géographiques.

L'Afrique noire et l'Asie du Sud-Est sont les plus frappées, l'Europe du Nord et l'Amérique du Nord les moins atteintes, le bassin méditerranéen constituant une zone intermédiaire.

Même si ce mal est moins répandu en France que d'autres maladies du foie, il est néanmoins important d'être conscient de son existence.

C'est le cas en particulier si vous voyagez dans les pays tropicaux, car la consommation d'arachides fraîches, par exemple, est une cause possible de ce type de cancer. (Voyez un peu plus loin.)

Et puis, comme vous allez le voir, il existe aussi une relation directe entre le virus de l'hépatite B et la tumeur du carcinome hépato-cellulaire.

Le carcinome hépato-cellulaire ou CHC est la forme la plus fréquente de cancer primitif du foie

Il représente 90 % des cas en Europe. En France, on dénombre 2 à 4 cas chaque année pour 100.000 habitants – contre 50 à 150 cas en Afrique noire et en Asie du Sud-Est.

Il atteint beaucoup plus souvent les hommes (80 % des cas) que les femmes (20 %).

Dans les pays d'Europe de l'Ouest, la maladie survient autour de la soixantaine (vers la quarantaine dans les pays fortement atteints).

Quels sont vos facteurs de risque ?

Les chercheurs ont constaté que les cartes de répartition de l'hépatite B et du carcinome hépato-cellulaire se superposent presque parfaitement, ce qui indique donc une relation directe entre le virus de l'hépatite B et la tumeur du CHC.

L'étude épidémiologique, en France, a montré que 90 % des *carcinomes hépato-cellulaires se sont développés sur un foie cirrhotique.*

Cependant, il est difficile de préciser si ce cancer est dû à la cirrhose elle-même ou à la cause de la cirrhose (virus B ou C, intoxication alcoolique).

La plupart des spécialistes estiment qu'outre certains facteurs mal définis ou inconnus, les facteurs suivants jouent dans le processus qui aboutit à un CHC :

- état cirrhotique ;
- virus ;
- lésions d'origine alcoolique.

Mais notez que le risque est extrêmement élevé lorsque se greffe une hépatite B ou C sur une *cirrhose alcoolique déjà constituée.*

Parmi les autres causes possibles du CHC :

→ Nous trouvons l'*hémochromatose génétique*, surtout lorsqu'elle a évolué en cirrhose. Toutefois, cette maladie grave est relativement rare. (Voyez la rubrique *hémochromatose génétique.*)

→ Dans les pays tropicaux, une part importante des carcinomes hépato-cellulaires est provoquée par une moisissure, l'*Aspergillus flavus*, qui se développe sur des arachides fraîches. Cette moisissure sécrète une toxine, l'*Aflotoxine*, qui est un puissant cancérogène agissant par prédilection sur les cellules hépatiques.

Notez cependant que cette moisissure n'est jamais présente dans l'huile d'arachide ni dans les cacahuètes.

Quels sont les symptômes du carcinome hépato-cellulaire et comment se diagnostique-t-il ?

Le CHC est pratiquement toujours asymptomatique à un stade précoce, et passe donc inaperçu. Lorsque des symptômes apparaissent, le cancer est déjà très évolué (grosses tumeurs).

Et même dans ce cas, les signes cliniques ne sont pas très spécifiques. Il y a une altération profonde de l'état général du malade et celui-ci se plaint de douleurs au niveau du foie.

La palpation de celui-ci révèle un foie très volumineux.

Des signes plus évocateurs sont constitués par l'aggravation des complications de la cirrhose. Soit :

- une hémorragie digestive consécutive à la rupture de varices œsophagiennes (voyez la rubrique *Hypertension portale*) ;
- une ascite infectée (idem).

Mais à ce stade, la maladie est déjà bien évoluée.

Reste que les tests biologiques qui mesurent l'état fonctionnel du foie au cours d'une hépatite chronique ou d'une cirrhose sont de bien meilleurs indicateurs d'un CHC.

Demandez-les systématiquement si vous êtes porteur d'une cirrhose – surtout virale.

Comment se traite le carcinome hépato-cellulaire ?

Tous les cas sont loin d'être désespérés, surtout lorsque le cancer est constitué de petits nodules bien circonscrits et encapsulés. Il existe plusieurs traitements possibles, avec des chances de succès très variables d'un sujet à l'autre.

En voici un aperçu.

En un 1er temps

Votre chirurgien pratiquera l'ablation de la portion de foie où siège la tumeur. L'acte chirurgical lui-même est bien maîtrisé à l'heure actuelle par des équipes hautement spécialisées.

L'avant-dernier recours

La chimiothérapie et la radiothérapie sont considérées comme le dernier recours avant la transplantation du foie. (Voyez l'encadré *Une transplantation en vue ?* à la fin de la rubrique *Hépatite virale C*.)

Mais leur efficacité n'a pas été démontrée. La part d'"intuition" fondée sur l'expérience personnelle de votre médecin traitant est alors prépondérante dans le choix thérapeutique.

Un traitement révolutionnaire des tumeurs au foie : la thermo-ablation par ondes de radiofréquence

Cette technique en provenance des États-Unis pourrait s'imposer de plus en plus dans l'avenir. Elle permet de traiter les patients dont le foie ne peut plus être soigné par la chirurgie – suite, par exemple, à une ablation de la partie gauche ou droite du foie.

Cette technique consiste en un 1er temps à enfoncer (sous anesthésie locale) une aiguille spéciale jusqu'à la tumeur. Grâce à celle-ci, le chirurgien introduit ensuite pendant 10 minutes une antenne chauffante qui détruira la tumeur. (La température de l'aiguille s'élèvera progressivement à environ 100°C.)

Les chercheurs envisagent maintenant d'utiliser cette technique, qui entraîne peu de complications, pour traiter d'autres formes de cancer.

Le meilleur traitement reste préventif

Heureusement, il y a moyen de prévenir le pire ou "d'en arriver là".

En fait, cela est possible *dans au moins 50 % des cas*. Et les mesures préventives pourraient épargner des milliers de vies chaque année si elles étaient mieux connues !

En voici les principales :

→ Lorsqu'une hépatite B ou C a été dépistée, elle devrait faire l'objet d'un suivi médical au long cours. Il en va de même pour toute cirrhose, bien entendu.

→ De manière systématique, l'alcoolisme chronique devrait être traité médicalement dès les premiers signes.

→ Évaluez sincèrement si vous ne glissez pas, mine de rien, vers un alcoolisme chronique. Rappelons que, même une consommation modérée mais "trop" régulière est une forme d'alcoolisme.

À cet effet, voyez le chapitre 19. Vous y trouverez un petit questionnaire pour évaluer vos risques de dépendance à l'alcool.

→ Soyez conscient des risques liés aux divers polluants directs ou indirects de votre environnement et protégez-vous-en dans la mesure du possible.

Par exemple, lavez-vous systématiquement les mains plusieurs fois par jour si vous êtes amené à manipuler des produits, des objets ou des aliments potentiellement toxiques.

Ainsi, le fait de travailler dans le domaine alimentaire vous expose à des pesticides ou à divers produits chimiques par les voies cutanées ou respiratoires. En soi, les divers aliments ne présentent pas un grand risque à court terme, mais l'exposition répétée sur plusieurs années finit par exiger beaucoup de votre foie.

→ La vaccination contre l'hépatite B obligatoire et universelle n'est pas forcément une bonne chose (voyez page 412). Envisagez néanmoins la possibilité de la vaccination si vous faites partie d'un groupe à risque (voyez pages 367 et 412).

→ Le port d'un préservatif dans les rapports sexuels vous protège contre diverses maladies sexuellement transmissibles, dont les hépatites B et C.

→ Enfin, appliquez les conseils donnés dans l'encadré qui suit.

Il existe des formes rares de carcinomes hépato-cellulaires qui ne proviennent pas d'une cirrhose

Voici quelques détails sur chacun d'eux.

Le cholangiocarcinome intrahépatique

Celui-ci peut être provoqué par diverses causes isolées ou associées :

- Malformation congénitale des voies biliaires.
- Angiocholite sclérosante (voyez la rubrique *Angiocholites*).
- Calculs intrahépatiques sévères (voyez la rubrique *Calculs intrahépatiques*).
- Expositions répétées au *thorotrast* (une substance de contraste utilisée parfois en radiologie des voies hépatiques).

Le traitement est essentiellement chirurgical, avec un pronostic très médiocre.

L'angiosarcome

Cette forme de carcinomes hépato-cellulaires résulte d'une exposition prolongée au produit suivant :

- thorotrast
- chlorure de vinyl (utilisé dans l'industrie)
- arsenic

L'angiosarcome se traite très difficilement.

L'hépatoblastome

Cette prolifération maligne de cellules hépatiques embryonnaires frappe surtout l'enfant avant l'âge de 3 ans.

Le traitement chirurgical donne d'assez bons résultats lorsque la prolifération est limitée à une région bien délimitée et peu étendue du foie.

Vos solutions naturelles

Pratiquez la multiprévention

1. Réduisez au maximum les facteurs de risques environnementaux (voyez le chapitre 22).
2. Adoptez une alimentation saine, naturelle et riche en antioxydants. C'est une recommandation pour prévenir la plupart des cancers.
3. Étant donné la très nette association entre le *carcinome hépatocellulaire* et l'hépatite B, appliquez les mesures naturelles – tant préventives que curatives – décrites à la rubrique *Hépatite virale B*.
4. Soyez conscient des risques liés à une consommation immodérée d'alcool.
5. Rappelons que si vous voyagez dans les pays tropicaux, il vous est formellement déconseillé de consommer les arachides fraîches en raison des risques de contamination par l'*Aspergillus flavus* (voyez un peu plus haut).

Prenez du sélénium

Des suppléments en sélénium pourraient s'avérer fort bénéfiques, comme le montrent notamment des recherches chinoises.

Dans le comté de Qidong en Chine, le taux de cas d'hépatites et de cancers primitifs du foie est particulièrement élevé. Or, des enquêtes ont révélé qu'il était associé à un faible taux de sélénium observé dans la population.

Dans le cadre d'une étude auxquelles ont partipé 130.471 personnes, un groupe a pris durant 8 ans du sel de table additionné de sélénium. Résultat : dans ce groupe, le taux de cas d'hépatites et de cancers primitifs du foie a diminué de 35,1 % !

Par contre, dès que les sujets de ce groupe ont cessé les suppléments en sélénium, le taux de cancer a commencé à augmenter. Pour ce qui est de l'hépatite B, l'effet protecteur de ce supplément s'est heureusement maintenu durant 3 ans après que l'étude ait été interrompue. ("Protective role of selenium against hepatitis B virus and primary liver cancer in Qigong". YU (SY), ZHU (YJ) et LI (WG), *Trace Eem Res*, janvier 1997, 56(1), p. 117-124. Cité dans http://nutriteam.com.)

Si vous souffrez déjà d'une hépatite B, il serait donc fort utile de prendre des suppléments en sélénium puisque vos risques de souffrir un jour d'un cancer primitif du foie sont statistiquement élevés.

Notez par ailleurs que le sélénium fait partie de la triple thérapie aux antioxydants du Dr Berkson, laquelle est décrite au chapitre 5. Il utilise cette *"trithérapie"* fort efficace pour traiter plusieurs maladies hépatiques graves – y compris les cancers du foie.

Dans le cadre de cette trithérapie, le dosage conseillé pour le sélénium est de 400 mcg. Par ailleurs, le Dr Berkson suggère d'autres suppléments alimentaires pour compléter cette trithérapie, dont la fameuse coenzyme Q10.

Vous devez suivre des traitements anticancer “durs” (chimiothérapie, etc.) ?

Ce type de traitements entraîne d’importants déficits nutritionnels. Notre recommandation concernant l’alimentation est alors particulièrement pertinente.

Vous avez même tout intérêt à prendre des doses massives de suppléments vitaminiques et minéraux. Voyez un médecin nutritionniste ou un naturopathe pour vous conseiller à ce niveau.

Pour combattre les effets de la chimiothérapie, utilisez ce produit étonnant : l’AMRIT. Pour en savoir plus, voyez l’encadré *Amrit : un “élixir de vie” qui combat les effets hépatotoxiques de la chimiothérapie*, au chapitre 20.

Travaillez aussi sur votre psychisme

Comme vous avez pu le voir au chapitre 9, la recherche montre bien que la pratique de la méditation peut s’avérer fort profitable pour tous ceux qui doivent subir des traitements anticancer.

Consultez ce chapitre pour en savoir plus sur cette méthode fort peu coûteuse.

Certaines plantes peuvent faire des miracles

→ Des médecins allemands recommandent le chardon-Marie (*Silybum marianum*) à leurs patients qui souffrent d’un cancer du foie. Voyez le chapitre 7. (Tout comme le sélénium, le chardon-Marie fait partie de la triple thérapie aux antioxydants du Dr Berkson, qui est décrite au chapitre 5.)

→ Sous forme d’un extrait injecté par voie intraveineuse (le SNMC), la réglisse (*Glycyrrhiza glabra*) est traditionnellement employée au Japon pour traiter l’hépatite C (voyez page 93). Mais des recherches indiquent que ce produit peut aussi servir à empêcher l’hépatite C de dégénérer en cirrhose ou en cancer du foie.

Cette approche est d'autant plus pertinente que l'interféron a – le traitement standard contre l'hépatite C – ne bloque l'inflammation du foie que chez environ la moitié des patients. (Sans compter ses effets secondaires décrits plus haut !)

Si cette thérapie vous intéresse, parlez-en à un médecin "ouvert".

(Pour en savoir plus sur la réglisse, voyez la section qui lui est consacrée dans le chapitre 7.)

Une solution peu connue pour le cancer du foie : la mélatonine

Vous vous souvenez de la mélatonine ? En 1996, tous les médias ont parlé de cette nouvelle "star" des antioxydants.

Surtout connue pour son action sur les troubles du sommeil, la mélatonine joue un rôle positif dans les cas avancés de plusieurs cancers – dont ceux du pancréas, du foie, de l'estomac et du côlon.

Plusieurs recherches démontrent que la mélatonine entre véritablement dans les processus de défenses organiques contre le cancer. Les personnes dont le taux de mélatonine est faible – que ce soit à cause du vieillissement, d'un facteur environnemental ou héréditaire – risquent davantage de développer un cancer, estiment plusieurs chercheurs.

Des centaines de personnes atteintes de cancer ont d'ailleurs déjà bénéficié d'un apport de mélatonine. Toutes n'ont pas été guéries mais elles ont vu leur état s'améliorer de façon significative.

Une étude des plus positives

Une étude publiée en juin 1993 dans le *British Journal of Cancer*, notamment, montre qu'une combinaison de mélatonine (50 mg) et d'interleukine-2 (3 millions UI) peut alors être bénéfique si elle est administrée au coucher.

Les malades impliqués dans cette étude souffraient tous d'un cancer en phase terminale. Suite au traitement, 23 % d'entre eux ont répondu positivement au traitement. Dans 31 % des cas, la maladie a été stabilisée.

Les chercheurs ont constaté que le médicament fonctionnait mieux chez les malades qui n'avaient pas reçu de chimiothérapie.

Devez-vous prendre de la mélatonine ?

Comme le mentionne Russel J. Reiter, professeur de neuroendocrinologie à l'Université du Texas (à San Antonio) et co-auteur de *Your Body's Natural Wonder Drug – Melatonin*, “il semble de plus en plus évident que la mélatonine combinée avec d'autres thérapies (...) prolonge et améliore de beaucoup la vie des personnes atteintes de cancer”.

La mélatonine augmente “la force de frappe” des cellules T, votre principale défense contre plusieurs types de cancers, dont les cancers du foie et du pancréas.

Bien qu'il ne recommande pas en toutes lettres un recours à la mélatonine, Thierry Souccar, spécialiste français des vitamines et de la nutrition et auteur de *La révolution des vitamines*, en suggère tout de même l'usage en cas de cancer.

Par ailleurs, aux États-Unis, la *Life Extension Foundation*, un organisme qui a compilé de nombreuses recherches sur la mélatonine, suggère aux femmes atteintes d'un cancer du sein de prendre 9 à 20 mg de mélatonine le soir au coucher. Vous pouvez essayer ce dosage pour les cancers du foie et du pancréas.

La mélatonine est-elle sans effet secondaire ?

Parmi les nombreux rapports de recherche sur la mélatonine, aucun n'a encore fait état d'effets secondaires sérieux.

Une recherche menée à la faculté de médecine de l'Université Yales a même montré qu'une superdose de mélatonine – une dose 333,3 fois plus élevée que celle normalement recommandée pour prévenir le vieillissement – n'était, de toute évidence, aucunement toxique.

Parmi les milliers de personnes qui ont pris de la mélatonine sur de longues périodes, seuls quelques cas de céphalées, de fatigue et de baisse de libido ont été signalés.

Attention aux contre-indications

Si la mélatonine semble dépourvue d'effets secondaires, elle est toutefois contre-indiquée dans certains cas de maladie.

Évitez d'en prendre :

- si vous souffrez d'un cancer du système immunitaire (leucémie, cancer du système lymphatique, etc.) ;
- si vous souffrez d'une maladie auto-immune (arthrite rhumatoïde, lupus, etc.) ;
- si vous souffrez d'un cancer des ovaires ;
- si vous souffrez d'une allergie ;
- si vous êtes enceinte ou que vous désirez concevoir ;
- si vous allaitez.

La mélatonine est également déconseillée pour les enfants en bas âge et les personnes affectées de problèmes mentaux.

Si vous prenez des *stéroïdes*, de la *cortisone* ou de la *dexaméthasone*, évitez également de prendre de la mélatonine.

(Notez encore que la mélatonine semble inefficace contre le cancer de la prostate.)

Où vous adresser pour en trouver ?

La mélatonine se vend sans ordonnance aux États-Unis, uniquement sur ordonnance au Canada et, en Europe, elle est tout simplement interdite. Sauf pour usage vétérinaire !

Pour obtenir plus d'information sur la mélatonine ou pour en commander, vous pouvez passer par Internet.

Puisqu'aucune agence ne contrôle la qualité des produits mis sur le marché, celle-ci varie considérablement d'une marque à l'autre.

C'est pourquoi, nous vous suggérons de choisir une marque qui jouit d'une bonne renommée. C'est notamment le cas de celle commercialisée par la *Life Extension Foundation*, une association qui possède aussi une importante banque de données sur le sujet.

En voici les coordonnées :

Life Extension Foundation
P.O. Box 229120
Hollywood, Florida 33022-9120
USA

Site Internet : www.lef.org

Et n'oubliez pas la grande nouveauté : l'Immunocal®

Comme l'indique le nom commercial de ce produit, il a une influence sur l'immunité et, comme le montre les recherches, il exerce une double action en cas de cancer : en augmentant votre niveau de glutathion (un antioxydant très important), il renforce les cellules saines et affaiblit les cellules cancéreuses.

Qui plus est, en permettant de réduire la résistance des cellules cancéreuses à la chimiothérapie, le glutathion permet d'augmenter l'efficacité de celle-ci et donc de réduire ses effets secondaires.

Ce produit est disponible partout dans le monde. Pour savoir comment vous le procurer, voyez le chapitre 5.

Cancers secondaires du foie

(Voyez aussi *Cancers du foie*)

Si vous souffrez d'un cancer qui n'a aucun rapport avec la sphère hépatique, il est néanmoins toujours possible que le foyer primitif des cellules cancéreuses finisse par se diffuser jusque dans votre foie. C'est ce qu'on appelle un cancer *secondaire* du foie.

Ces cellules cancéreuses peuvent atteindre votre foie par 2 grandes voies principales : l'artère hépatique et surtout la veine porte.

De ce fait, tous les cancers digestifs peuvent potentiellement métastaser le foie : cancers de l'estomac, du côlon, du rectum, du pancréas, etc.

Les cancers de l'appareil uro-génital sont également des pourvoyeurs de cancers du foie.

Il en va de même pour les tumeurs siégeant dans les poumons et les seins, ainsi que dans la glande thyroïde.

En un mot, tous les cancers, quel que soit leur site, peuvent atteindre le foie.

Ces cancers secondaires sont beaucoup plus fréquents que les cancers primitifs du foie.

Quelles sont vos chances de guérison ?

Les cancers secondaires du foie sont relativement faciles à maîtriser s'ils sont découverts au stade micro-nodulaire, lors du suivi du cancer d'origine qui est connu et traité.

Une conscience aiguë de vos risques et de ce qui se passe dans votre corps (sans hypocondrie, il va sans dire !) facilitera un diagnostic précoce. Et par le fait même, cette vigilance est votre meilleure garantie d'avoir un traitement efficace.

Vos solutions naturelles

Outre les stratégies naturelles liées à votre cancer d'origine, vous pouvez appliquer celles qui ont un lien direct avec votre cancer hépatique.

À cet effet, voyez *Vos solutions naturelles* à la rubrique cancers primitifs du foie.

Cancer de la vésicule biliaire

Cette maladie frappe plus souvent les femmes âgées de plus de 65 ans. Par ailleurs, elle provoque 1.700 à 2.000 décès par an en France.

Même si les traitements sont pénibles, vous pouvez néanmoins en atténuer l'impact avec des moyens simples.

Quelles en sont les causes ?

Dans 90 % des cas, le cancer de la vésicule biliaire est lié à un calcul de la vésicule biliaire.

Les autres facteurs prédisposants sont, dans l'ordre d'importance étiologique :

- la cholécystite chronique
- les traitements au clofibrate
- les œstrogènes oraux mal dosés
- le travail dans l'industrie du caoutchouc
- et surtout la "vésicule porcelaine" (voyez la rubrique *Cholécystites*), qui est le facteur déterminant le plus constant.

Quels symptômes peuvent vous faire soupçonner sa présence ?

Ce cancer est souvent découvert très tardivement, alors qu'il a déjà envahi la voie biliaire principale.

Les quelques symptômes qui peuvent éventuellement vous alerter sont :

- des douleurs sous le bord inférieur des côtes à droite ;
- une perte importante de poids ;
- l'anorexie ;

– parfois une jaunisse choléstatique avec des poussées de fièvre en dents de scie. (Voyez la rubrique *choléstases*.)

Comment se traite le cancer de la vésicule biliaire ?

Le traitement est toujours fonction de l'état d'évolution de la maladie. Les chances de survie sont proportionnelles.

Vos solutions naturelles

→ Vous n'avez pas d'autre choix que de suivre une thérapie anti-cancer ? Vous pouvez néanmoins atténuer son impact négatif – non seulement sur votre foie et votre organisme en général mais aussi sur votre psychisme.

Pour en savoir plus, voyez les solutions naturelles d'appoint proposées à la rubrique *Cancers du foie*.

→ Étant donné que 90 % des cancers de la vésicule biliaire sont liés à la présence de calculs biliaires, tout ce que vous pouvez faire pour en prévenir l'apparition par des moyens naturels est souhaitable. Pour en savoir plus à cet effet, voyez la rubrique *Calculs biliaires*.

Dans cette rubrique, vous verrez si vous faites partie d'un groupe à risque. Si tel est le cas, vous aurez d'autant plus de raisons de pratiquer la prévention anti-calculs.

Cholangites

Voyez la rubrique *Angiocholites ou Cholangites*.

Cholécystites

Encore un autre problème qui peut être lié à vos calculs biliaires !

Les cholécystites regroupent une famille de maladies caractérisées par une inflammation de la vésicule biliaire. Comme vous allez le voir, les 2 principales formes sont la cholécystite aiguë et la cholécystite chronique.

Cholécystite aiguë

Dans plus de 90 % des cas, elle est provoquée par l'obstruction du canal cystique (voyez les illustrations du chapitre 25) par un calcul.

La bile surinfectée provoque une collection (amas de liquide) purulente dans la vésicule. Celle-ci se distend et sa paroi n'est plus irriguée par le sang artériel, avant de se nécroser si la situation se prolonge.

C'est le risque majeur de la maladie : la paroi peut se rompre, et le liquide purulent se répandre dans le péritoine, entraînant une péritonite biliaire grave.

Quels symptômes peuvent vous faire soupçonner sa présence ?

Ils sont peu spécifiques :

→ Des douleurs apparaissent sous le bord inférieur des côtes à droite qui sont du type colique hépatique, avec irradiation vers l'épaule droite.

→ La crise est souvent déclenchée par un repas trop copieux et riche en graisses.

→ Vous pourriez aussi observer des nausées, des vomissements et une fièvre de 38-39° C.

→ Votre ventre est très tendu, hypercontracté.

Le diagnostic est donc très difficile, car les signes sont communs à plusieurs autres maladies telles que : pancréatite aiguë, ulcère gastro-duodénal perforé, appendicite, insuffisance cardiaque droite, etc.

L'hospitalisation d'urgence est indispensable pour établir un diagnostic précis.

Comment se traite la cholécystite aiguë ?

Votre médecin pourrait décider de pratiquer l'ablation de la vésicule biliaire (cholécystectomie) si la cholécystite est à un stade avancé.

Dans le cas contraire, l'opération sera réalisée dans les jours ou les semaines suivantes, après un traitement antibiotique adapté pour réduire l'infection.

Cholécystite chronique

C'est une affection inflammatoire chronique de la vésicule biliaire qui frappe, paradoxalement, plus souvent les femmes que les hommes.

Ses causes restent assez imprécises :

- tantôt, elle survient à la suite d'un épisode de cholécystite aiguë ;
- d'autres fois, il n'y a aucune cause apparente.

Mais il est rare qu'elle ne survienne pas en même temps qu'une lithiase vésiculaire.

Les risques liés à la vésicule “porcelaine”

La paroi de la vésicule s'épaissit et devient fibreuse. Elle forme parfois des adhérences avec les organes voisins.

Il arrive aussi que du calcium se dépose dans le tissu de la paroi, donnant à la vésicule un aspect très particulier, décrit sous le nom de “vésicule porcelaine”.

Cette évolution est de mauvais augure, car la dégénérescence cancéreuse survient presque toujours après un temps plus ou moins long.

Quels symptômes peuvent vous faire soupçonner la présence d’une cholécystite chronique ?

Ils sont rarement évidents.

Quand ils le sont, ils évoquent surtout une lithiase vésiculaire. Pour en savoir plus à ce sujet, voyez la rubrique *Calculs biliaires*.

Le diagnostic n’est certain qu’à l’occasion d’une opération de la vésicule ou du cholédoque.

Comment se traite la cholécystite chronique ?

L’ablation de la vésicule biliaire (cholécystectomie) est de rigueur s’il y a parallèlement une lithiase des voies biliaires.

Vos solutions naturelles

→ *En cas d’inflammation de la vésicule biliaire :* en attendant de voir un médecin, appliquez des compresses de lait froid pour atténuer les douleurs. En cas de douleurs aiguës, renouvelez toutes les heures ou dès que la compresse se réchauffe, car elle perd alors son pouvoir calmant.

En cas de crise légère, ces compresses peuvent supprimer l’inflammation en quelques heures.

→ À titre préventif, faites une cure de radis noir. Certains médecins ont démontré que le radis noir possède des vertus “cholécystocinétiques”. En d’autres termes, il stimule et provoque les contractions de la vésicule biliaire pour la vidanger entièrement.

Pour en savoir plus sur le radis noir et son usage, voyez le chapitre 2.

→ Appliquez autant que possible un régime alimentaire pro-foie. Il peut jouer un rôle désintoxicant autant que protecteur. (Voyez la partie 1.)

→ La magnétothérapie peut aussi vous aider. Voici la recommandation du Dr Louis Donnet :

"On emploie indifféremment la méthode A ou la méthode B des magnets. Les semelles magnétiques doivent être utilisées.

Très important : il faut boire 2 ou 3 l d'eau aimantée par jour."

(*Les aimants pour votre santé*, Éditions Dangles, Saint-Jean-de-Braye, 1985, page 127)

Pour plus de précisions, voyez le chapitre 13.

→ Voyez aussi les solutions proposées à la rubrique *Calculs biliaires*.

Choléstases

Les choléstases désignent des états pathologiques du foie et des voies biliaires où la bile et ses constituants ne sont plus excrétés normalement et demeurent dans l'organisme.

Les *choléstases sont à la fois :*

- des symptômes révélateurs de diverses maladies (voyez un peu plus loin)
- des états pathologiques, susceptibles d'évolution plus grave.

Mais comme vous allez le voir, c'est un problème qui se traite bien.

Les choléstases se classent généralement en 2 catégories

- Les *choléstases extra-hépatiques*, qui sont provoquées par des obstructions mécaniques situées hors du foie. On pourra vous débloquer ces obstructions grâce à une intervention chirurgicale – d'où le nom de *choléstases chirurgicales* qu'on leur donne parfois.
- Les *choléstases intrahépatiques*, qui sont dues à des obstacles localisés à l'intérieur du foie. Elles peuvent être éliminées par des moyens médicaux autres que chirurgicaux – d'où leur nom de *choléstases médicales*.

Cette distinction permet à votre médecin d'orienter d'emblée son diagnostic et donc de ne pas perdre de temps pour vous soigner.

Car il ne faut pas oublier que la survie d'un patient peut se jouer parfois à quelques heures près !

Quels symptômes peuvent vous faire soupçonner la présence d'une choléstase extra-hépatique (ou chirurgicale) ?

Les choléstases extra-hépatiques ou chirurgicales présentent des caractères symptomatiques communs plus ou moins accentués selon le cas. Les principaux sont :

- Foie gros.
- Jaunisse plus ou moins sévère, avec un état général assez bon.
- Vésicule biliaire palpable.
- Douleur souvent intense, profonde, irradiante, de type colique hépatique (voyez-en les caractéristiques à la rubrique *Calculs de la vésicule biliaire* où vous trouverez aussi des méthodes naturelles pour les soulager).
- Fièvre avec frissons (angiocholite), qui persiste après l'apparition de la jaunisse.
- Démangeaisons fréquentes.

Vous êtes particulièrement concerné si vous avez plus de 50 ans, car les sujets affectés entrent en majorité dans ce groupe d'âge.

Quels symptômes peuvent vous faire soupçonner la présence d'une choléstase intrahépatique (ou médicale) ?

Les choléstases intrahépatiques présentent notamment les caractères communs suivants :

→ Foie peu ou pas agrandi.

→ Jaunisse d'intensité variable mais constante, avec un état général détérioré.

→ Douleur faible ou absente.

→ Fièvre sans frissons qui disparaît quand survient la jaunisse.

→ Démangeaisons rares ou ayant précédé l'épisode présent.

Si vous avez moins de 40 ans, vous êtes plus susceptible de souffrir de la forme intrahépatique que de l'autre. Les sujets affectés entrent généralement dans cette catégorie d'âge.

Quelles sont les causes de ces 2 formes de choléstases ?

→ Globalement, les *choléstases extra-hépatiques* sont liées selon le cas à :

- des calculs extra-hépatiques (vésiculaires et/ou cholédociens)
- des tumeurs bénignes ou malignes
- des parasitoses

→ Selon le cas, les *choléstases intrahépatiques* sont liées à :

- certaines hépatites (virales et autres)
- des cholangites
- la cirrhose biliaire primitive

Et que se passe-t-il en cas de chronicité ?

Toutes les choléstases qui deviennent chroniques, pour une raison ou pour une autre, évoluent vers la cirrhose cholestatique, avec une possible cancérisation (cholangio-carcinome).

Cette évolution est scandée par des épisodes d'*angiocholite* (voyez la rubrique consacrée à l'*angiocholite*), qui associe :

- fièvre
- jaunisse
- infection

L'accélération du rythme de ces épisodes conduit à une cirrhose, en phase terminale.

Comment se traitent les choléstases ?

Comme nous l'avons laissé entendre plus haut, les interventions sont d'ordre soit chirurgicales, soit médicamenteuses.

En plus d'être traitées en urgence, le cas échéant, vous aurez à suivre les traitements liés à votre problème sous-jacent.

Vos solutions naturelles

→ Appliquez les moyens naturels pour soigner le problème sous-jacent qui se cache derrière les choléstases : calculs, parasitoses, etc.

→ Pour soigner la jaunisse, voyez la rubrique *Jaunisse*.

→ *Ne négligez surtout pas ceci quand le mal s'est déclaré :*

- Mangez de manière à ménager votre foie (voyez la partie 1).
- Gérez bien vos émotions négatives (voyez le chapitre 9).
- Évitez aussi de vous exposer à des sources d'intoxication inutiles qui épuisent votre foie : excès d'alcool, médicaments à risque, tabac, produits chimiques nocifs, etc. (voyez la partie 2).

- → Si vous êtes de sexe féminin et prenez des contraceptifs oraux, faites attention à toute forme de démangeaisons intenses et non expliquées. Ceux-ci doivent être utilisés fort prudemment et toujours en observant les prescriptions de votre gynécologue. Pour en savoir plus sur l'impact de la pilule sur votre foie, voyez la rubrique *Troubles hépatiques chez la femme*.
- → La réglisse est efficace pour traiter les troubles choléstatiques. Pour en savoir plus sur cette plante, voyez la section qui lui est consacrée dans le chapitre 7.

Cirrhose du foie

Jérémie avait 16 mois. Lorsque ses parents le conduisirent aux urgences, le petit ne mangeait plus et il avait un "comportement bizarre" depuis quelque temps. L'enfant était maigre en plus d'avoir l'abdomen anormalement volumineux et le teint jaune.

L'enfant fut examiné et on découvrit qu'il souffrait d'une cirrhose du foie.

Et pour cause ! Ses parents sans domicile fixe et sans emploi lui donnaient tous les soirs un peu de calvados "pour le faire dormir".

Comme vous pouvez le constater à la lecture de ce récit authentique rapporté par le Dr Pierrick Hordé dans *Ces incroyables histoires de la médecine* (Éd. du Club France Loisirs, 1993), l'alcool fait parfois des ravages chez de très jeunes personnes.

Mais il montre aussi à quel point le terme "cirrhose" fait partie du vocabulaire courant en France où le taux de cirrhoses est l'un des plus élevés au monde.

Et comme vous le savez maintenant (voyez le chapitre 19), c'est là aussi l'envers du "paradoxe français" voulant que les Français semblent protégés contre les maladies du cœur grâce à leur grande consommation de vin.

Mais la cirrhose n'est pas à proprement parler une "maladie", au sens habituel de ce mot...

C'est un état pathologique qui fait toujours suite à des atteintes hépatiques presque toujours chroniques ou répétées à des intervalles de temps assez courts. S'il est fréquent que l'on découvre une cirrhose fortuitement, à l'occasion d'un banal examen médical, cela ne veut pas dire que l'on vient "d'attraper" une cirrhose.

Cela signifie que la cause initiale a évolué sans faire de bruit au sens clinique. C'est-à-dire sans provoquer de symptômes perceptibles.

Mais le mal est fait et il s'agit maintenant d'y remédier.

Comme vous allez le voir, cela est tout à fait possible. Vous découvrirez même plusieurs outils "alternatifs" pour compléter les traitements conventionnels.

Attention ! L'ostéoporose est une conséquence mal connue de la cirrhose. Pour en savoir plus, voyez le chapitre 19 consacré aux méfaits de l'alcool.

Qu'est-ce qu'une cirrhose ?

Suite à diverses "attaques" répétées, des tissus cicatriciels se forment dans votre foie. Ces cicatrices sont formées de cellules hépatiques de régénération qui s'assemblent en amas – ou *nodules* – qui sont bientôt enveloppés dans des cocons fibreux.

Ce mécanisme de défense, en soi positif, finit par devenir négatif lorsque ces cicatrices se multiplient.

Et pour une raison bien simple : les cellules de régénération amassées en nodules sont déconnectées de la circulation sanguine par la barrière fibreuse qui les enveloppe !

En d'autres termes, le sang ne circule pas suffisamment à travers votre foie et son travail habituel en est sérieusement perturbé.

Par conséquent :

→ Votre foie ne peut pas accomplir son travail de filtration et de transformation habituel pour traiter les substances qui transitent normalement à travers lui. Soit : les nutriments, les hormones, les médicaments, les drogues et les diverses toxines.

→ Il ralentit la production des protéines et des autres substances qu'il fabrique directement.

Tel est schématiquement le foie cirrhotique au stade le moins grave.

Mais si la situation continue à se dégrader, des désordres sévères commencent à s'installer, qui ne feront qu'empirer si vous ne recevez pas de traitement approprié.

Quelles sont les 2 causes principales des cirrhoses en France ?

Ce sont :

- les hépatites B et C chroniques actives ;
- l'alcoolisme chronique responsable.

Celui-ci compte à lui seul pour 80 % des cirrhoses recensées.

D'autres causes plus rares existent : obstruction biliaire chronique, hémochromatose, intoxication médicamenteuse, etc.

(Voyez les rubriques *Hépatite virale B*, *Hépatite virale C*, *Maladies du foie provoquées par l'alcoolisme*, *hémochromatose* et le chapitre 23).

Remarque : Notez que toutes les cirrhoses ont des caractères anatomiques, biologiques et pathologiques communs. Toutefois, les désordres fonctionnels ne sont pas identiques suivant que la cirrhose résulte de l'évolution d'une hépatite virale chronique ou de l'alcoolisme – ou de causes plus rares.

Soyez attentif aux désordres initiaux de la cirrhose

Ce sont principalement :

1. L'hypertension portale,
2. L'insuffisance hépatique.

Au début, elle sont plus ou moins modérées, mais elles risquent de se compliquer. Pour en savoir plus, voyez les rubriques qui leur sont consacrées.

Par ailleurs, notez que toute cirrhose, quelle qu'en soit la cause, est potentiellement susceptible d'une complication encore plus sérieuse que l'hypertension portale et l'insuffisance hépatique : le carcinome hépato-cellulaire, c'est-à-dire un cancer du foie.

Pour plus de détails, voyez la rubrique *Cancers du foie*.

Comment pouvez-vous prévenir la cirrhose ?

Si vous êtes à risque, seule une surveillance médicale... et une auto-surveillance peuvent permettre de dépister une cirrhose à un stade très précoce :

→ Si vous avez contracté une hépatite virale, quelle qu'elle soit, consultez un hépatologue au moins 1 fois par an, même lorsqu'il y a eu guérison. Les cas de récidives insidieuses ne sont pas rares.

Utilisez aussi tous les moyens naturels nécessaires (notamment les plantes médicinales) pour rendre votre foie "fort". À cet effet, voyez les solutions naturelles décrites dans les rubriques *Hépatite virale B* et *Hépatite virale C*.

→ Si, par hasard, vous êtes de ceux qui ont tendance à "forcer un peu sur la bouteille", vous devriez subir un bilan hépatique annuel, à défaut d'arrêter totalement votre consommation d'alcool.

Protégez aussi votre foie avec les divers moyens naturels que nous avons décrits.

→ La vaccination contre l'hépatite B peut s'avérer impérative pour tout alcoolique reconnu ou potentiel s'il fait partie d'un groupe à risque, pour l'hépatite B. En effet, la combinaison VHB + alcoolisme chronique est très fortement "cirrhogène".

→ Pour la même raison, vous devriez cesser ou du moins réduire votre consommation de boissons alcoolisées, si vous avez contracté une hépatite virale.

→ Voyez aussi *Vos solutions naturelles* à la fin de cette rubrique.

Comment se traite une cirrhose

Certes, les lésions cirrhotiques sont irréversibles. Et si vous souffrez d'une cirrhose, vous ne pourrez pas retrouver votre foie de jadis.

Mais heureusement, la médecine n'est pas désarmée devant cette affection !

L'objectif premier de tout traitement d'une cirrhose est de sauvegarder ce qu'il reste de sain dans un foie cirrhotique. On cherche donc à arrêter l'évolution funeste de la maladie en traitant sa cause.

Votre médecin s'efforcera de maîtriser la multiplication virale d'une hépatite B ou C, ou de faire cesser l'alcoolisme chronique de son patient.

Le médecin et le chirurgien peuvent aussi faire face, avec succès souvent, aux complications les plus sévères d'une cirrhose :

- Hypertension portale (voyez la rubrique du même nom).
- Ascite (voyez *Hypertension portale*).
- Encéphalopathie hépatique (voyez *Insuffisance hépatique*).

En dernier recours, une greffe de foie peut sauver un malade. Cette technique a formidablement évolué en une dizaine d'années, sant du stade expérimental à une pratique chirurgicale quasiment banale.

Mais n'oubliez pas les possibilités qu'offrent les méthodes naturelles, comme le rappelle le Dr Andrew Weil. (Voyez l'encadré *Une transplantation en vue ?* à la fin de la rubrique *Hépatite virale C*.)

Vos solutions naturelles

Vous pouvez notamment vous tourner du côté des plantes

→ Beaucoup d'études cliniques et expérimentales ont été consacrées au chardon-Marie (*Silybum marianum*). Elles prouvent entre autres que la plante peut servir dans le cas des cirrhoses avancées où la médecine n'a pas beaucoup à vous offrir.

→ Au Japon, la réglisse (*Glycyrrhiza glabra*) est utilisée traditionnellement sous la forme d'un extrait administré par voie intraveineuse (le SNMC) pour soigner l'hépatite C. Mais des recherches ont montré que ce produit peut empêcher aussi l'hépatite C d'évoluer vers la cirrhose puis le cancer du foie.

→ La célèbre herboriste autrichienne Maria Trében dit le plus grand bien du lycopode en massue (*Lycopodium clavatum*) et elle cite un cas incurable.

→ Le ginseng ne sert pas qu'à stimuler la libido. Il peut aussi stimuler l'activité de votre foie. Dans une étude effectuée sur des animaux, la régénération du foie était plus rapide de 34 % que dans le groupe-contrôle ! Il n'est pas surprenant donc qu'il puisse aussi vous aider en cas de cirrhose.

→ Une autre plante vaut la peine d'être essayée : le gotu kola (*Centella asiatica*). Traditionnellement utilisée pour la jaunisse en Asie, cette plante a été aussi testée pour la cirrhose, les hépatites chroniques et les fibroses hépatiques.

Pour plus de détails sur ces plantes et leur usage, voyez le chapitre 7.

Essayez aussi l'argile

Elle peut vous rendre de fiers services en cas de cirrhose. Plusieurs praticiens des médecines douces en recommandent l'utilisation immédiate pour nettoyer l'organisme.

Voici le traitement que propose Ran Knishinsky, auteur de *The Clay Cure* :

1. Après avoir consulté votre médecin pour vous assurer que vous ne courez aucun risque, faites une cure ou un jeûne tout en prenant quotidiennement un peu d'argile.

   Plusieurs naturopathes déconseillent la prise de tout supplément alimentaire durant une période de jeûne. Mais Ran Knishinsky mentionne que cet avis ne concerne pas l'argile.

   Pour ce dernier, il est tout à fait sûre de prendre de l'argile durant une période de jeûne. (Pour plus d'information sur les cures et les jeûnes, consultez le chapitre 6.)
2. Knishinshy recommande de débuter par 1 cuillerée à café d'argile quotidienne dissoute dans un verre d'eau. Au bout de quelques jours, passez à 2 cuillerées que vous prendrez en 2 fois.
3. À l'instar de plusieurs naturopathes, il recommande d'appliquer quotidiennement des cataplasmes d'argile froide sur le foie, en alternance avec des compresses d'huile de foie de morue.

Si vous voyagez ou séjournez en Amérique du Nord, faites attention à l'acétaminophène

Cet analgésique très courant, vendu sans prescription, provoquera des dommages importants à votre foie si vous devez en prendre souvent, par exemple pour des troubles arthritiques ou des migraines.

La raison ? Selon Francis J. Peterson, du Centre Médical du Veterans Administration de Minneapolis, le foie transforme l'acétaminophène en une substance intermédiaire – un *métabolite réactif* – aux effets toxiques.

Heureusement, vous pouvez réduire les dommages liés à l'acétaminophène avec une consommation suffisante de sélénium et de vitamine E. Francis J. Peterson signale aussi que ces 2 substances annulent les effets toxiques du métabolite réactif.

Une bonne façon de prévenir les troubles du foie d'origine médicamenteuse !

Un autre atout dans votre jeu : la thiamine ou vitamine B_1

Une carence en thiamine risque d'aggraver les maladies du foie.

"Des doses importantes de thiamine devraient faire systématiquement partie de l'aspect diététique du traitement des patients atteints de graves maladies chroniques du foie", estiment les auteurs d'une recherche.

Ces médecins ont noté des carences en thiamine chez 58 % des patients atteints de maladies chroniques du foie qu'ils ont observés. Or, des suppléments de 200 mg par jour durant une semaine ont suffi à améliorer leur état de santé. (*Scandinavian Journal of Gastroenterology*, cité dans *Nouvelle Encyclopédie des maladies courantes*, 1985)

La triple thérapie aux antioxydants du Dr Berkson

Celle-ci fait appel au chardon-Marie (*Silybum marianum*) mentionné un peu plus haut, mais aussi au sélénium et à l'acide alphalipoïque. Pour en savoir plus sur les dosages et certains suppléments également conseillés par le Dr Berkson, voyez le chapitre 5. Cette "trithérapie" fort efficace peut traiter la cirrhose du foie mais aussi sa complication la plus grave : le cancer du foie.

Une vedette montante : l'Immunocal®

Comme vous pouvez le voir à la rubrique *Hépatite virale B*, ce produit est recommandé tant pour l'hépatite B que pour l'hépatite C.

Étant donné que la cirrhose est une conséquence fréquente de ces

2 formes d'hépatite, vous avez certainement intérêt à utiliser l'*Immunocal*®, ne fût-ce qu'à titre préventif.

Ce produit est disponible partout dans le monde. Pour savoir comment vous le procurer, voyez le chapitre 5.

Cirrhose du foie chez un enfant de 15 jours : la révolution dans les transplantations

Comme vous avez pu le voir au début de cette rubrique, la cirrhose du foie peut même survenir chez les très jeunes enfants. Mais l'alcool n'est pas forcément le seul coupable possible.

Une des plus jeunes greffées au monde

En août 2000, l'hôpital Sainte-Justine, un hôpital pour enfants situé à Montréal (Canada), a réussi une grande première en transplantant avec succès un foie à un bébé de 4 semaines.

Après avoir connu une grossesse normale, Louise Ménard donne naissance à Éliane, une fillette de 2,7 kilos. Tout se passe bien. Éliane présente une jaunisse mais rien de grave selon les médecins.

La jaunisse du nouveau-né est effectivement très fréquente. Elle disparaît normalement d'elle-même au bout de quelques jours. Tel ne fut toutefois pas le cas d'Éliane.

Une cirrhose provoquée par un virus

Au bout de 2 semaines, la jaunisse est toujours présente et qui plus est, la mère d'Éliane remarque que les urines de sa fillette sont très foncées. L'enfant est alors hospitalisée d'urgence et soumise à une batterie de tests.

Diagnostic : son foie est complètement sclérosé. Éliane souffre d'une cirrhose.

Durant les dernières semaines de la grossesse, la mère d'Éliane a contracté un virus provoquant une légère grippe intestinale. C'est ce virus qui aurait contaminé le foie de l'enfant, un phénomène très rare.

La greffe d'un nouveau foie

La greffe d'un nouveau foie s'avère, selon les médecins, le seul recours possible. Pratiqué sur un enfant aussi jeune, les chances de réussir sont toutefois assez minces, environ 30 %.

Après avoir contacté des collègues du monde entier, pesé le pour et le contre, l'équipe de l'hôpital Sainte-Justine prend le parti de gagner ce pari. Grâce à la "technique du foie réduit", on lui greffe une partie du foie d'un donneur âgé de 7 ans.

Après cette intervention d'une durée de 10 heures, Éliane est placée aux soins intensifs durant quelques semaines. Elle subit 2 nouvelles interventions pour corriger de petites infections puis elle se remet.

Éliane retrouve les bras de ses parents qui reçoivent aussi la liste des ordonnances : 7 médicaments à prendre 17 fois par jour durant la première année. Éliane devra aussi prendre un médicament pour le restant de ses jours afin d'éviter le rejet de l'organe implanté. Sinon, Éliane a toutes les chances d'avoir une vie parfaitement normale.

"Éliane aura la vie belle. C'est une batailleuse. Elle a déjà célébré sa première grande victoire sur la vie", ne tarit pas de dire sa mère.

(Source : *Le Journal de Montréal*, 20 octobre 2000)

Cirrhoses biliaires

Sans doute avez-vous plutôt tendance à associer le mot “cirrhose” à “cirrhose du foie” (dont il est question dans la rubrique qui précède). Mais il existe aussi des cirrhoses dites “biliaires”.

Cela étant dit, les cirrhoses biliaires sont bel et bien des cirrhoses hépatiques à leur façon.

La différence entre les 2 réside dans le fait qu’au lieu de faire suite à une hépatite virale ou à une intoxication alcoolique chronique, elles sont la complication majeure d’une choléstase. C’est-à-dire d’une mauvaise évacuation de la bile. (Pour en savoir plus, voyez la rubrique *choléstases* dans ce lexique.)

Selon le cas, ces cirrhoses biliaires peuvent être primitives ou secondaires, comme vous allez pouvoir le constater dans les 2 rubriques qui suivent.

Et vous verrez aussi que certaines se traitent mieux que d’autres.

Cirrhose biliaire primitive

(Voyez aussi *Cirrhoses biliaires*)

Cette maladie très sévère atteint surtout la femme (9 cas sur 10) entre 40 et 50 ans.

Elle résulte d’une choléstase chronique intra-hépatique, d’origine inconnue, dans laquelle la surface interne des petits canaux biliaires est progressivement détruite.

Cette destruction s’explique par une activité anormale d’une certaine catégorie d'anticorps.[1] C'est donc une affection auto-immunitaire.[2]

Cette maladie débute dans le jeune âge et évolue insidieusement pendant de nombreuses années.

Quels symptômes peuvent vous faire soupçonner la présence d'une cirrhose biliaire primitive ?

Ils sont relativement précis. Mais soyez conscient que l'étalement de leurs manifestations sur plusieurs années diminue singulièrement leur fonction d'alerte.

Voici ces symptômes :

→ Le 1er signe consiste en démangeaisons plus ou moins intenses qui précèdent de 6 mois à 20 ans la jaunisse. Lorsque prurit et jaunisse surviennent à peu près simultanément, la maladie est déjà à un stade évolué.

→ L'autre signe est la pigmentation de votre peau lorsqu'elle est exposée au soleil. Ce qui peut donner le signal d'alarme est l'apparition des 2 éléments suivants :

- petites tumeurs bénignes cireuses siégeant à la partie nasale des paupières (xanthélasmas) évoluant lentement ;
- nodules jaunâtres (xanthomes), parfois éruptifs, localisés dans la paume des mains, la plante des pieds, les tendons du poignet et de la cheville.

→ Au stade symptomatique, le foie est gros, dur ou très ferme.

→ Parfois, il peut aussi y avoir des fractures osseuses spontanées.

Vous pourriez aussi souffrir de certaines affections concomitantes susceptibles d'orienter votre médecin vers la recherche de la cirrhose biliaire primitive :

– une polyarthrite chronique évolutive ;

---

1 - Soit les anticorps *anti-mitochondries*.

2 - Pour en savoir plus sur les maladies auto-immunes, voyez page 398.

- une polymyosite ;
- un syndrome de Raynaud isolé ;
- un syndrome de dessèchement des muqueuses ;
- certaines maladies de la thyroïde ;
- une acidose tubulaire rénale.

Comment se traite la cirrhose biliaire primitive ?

Le traitement habituel – et en fait le seul ! – consiste en l'administration d'*acide ursodésoxycholique* dans la phase précédant l'apparition de la jaunisse.

Néanmoins, aux dernières nouvelles, l'efficacité de ce remède a été remise en question, même si les spécialistes n'ont pas l'intention d'en cesser l'usage pour l'instant. "C'est le seul traitement que nous avons pour l'instant", explique Bruce Bacon, un expert en transplantation, de la faculté de médecine de l'Université de Saint-Louis. (Adam Marcus, "Last Resort Liver Drug Is No Help", *mylifepath/HealthSCOUT*, http://www.mylifepath.com, 27 septembre 2000.)

C'est évidemment un point important à considérer si votre médecin vous prescrit ce remède.

Néanmoins, à un stade plus avancé de la maladie, la transplantation du foie reste de toute façon le seul recours possible dans l'état actuel des connaissances.

Mais voilà une raison de plus pour tenter honnêtement l'expérience des moyens naturels mentionnés ici, étant donné la difficulté à obtenir un foie pour une transplantation. (Pour en savoir plus sur la question des transplantations, voyez l'encadré *Une transplantation en vue ?* à la fin de la rubrique *Hépatite virale C*.)

Vos solutions naturelles

→ Comme vous avez pu le lire à la rubrique *Cirrhoses biliaires*, une cirrhose biliaire provient d'une complication majeure d'une choléstase (mauvaise évacuation de la bile). Pour éviter d'en arriver là, il s'agit bien sûr d'appliquer d'abord les moyens naturels pour soigner la choléstase afin d'éviter toute complication. À cet effet, voyez la rubrique *choléstases*.

→ Du côté des plantes, le chardon-Marie (*Silybum marianum*) est à essayer à tout prix, ne fût-ce qu'à titre complémentaire. Il a déjà donné des résultats dans des cas où les moyens médicaux habituels ne fonctionnnaient pas.

En Allemagne, où la plus grande partie des recherches sur le chardon-Marie ont été menées, les médecins l'utilisent couramment pour traiter les cirrhoses et les affections chroniques du foie.

Pour en savoir sur cette plante ou d'autres plantes amies de votre foie, voyez le chapitre 7.

→ Pour soigner la jaunisse, voyez la rubrique *Jaunisse*.

→ L'apparition d'une cirrhose biliaire primitive est associée à un bas niveau de glutathion. Or, il existe un produit capable de faire monter votre taux de glutathion sans effets secondaires. C'est l'*Immunocal*®, qui est disponible partout dans le monde.

Pour savoir comment vous procurer ce remarquable produit, voyez le chapitre 5.

→ *Ne négligez surtout pas ceci quand le mal s'est déclaré :*
- Mangez de manière à ménager votre foie (voyez la partie 2).
- Gérez bien vos émotions négatives (voyez le chapitre 9).
- Évitez aussi de vous exposer à des sources d'intoxication inutiles qui épuisent votre foie : excès d'alcool, médicaments à risque, tabac, produits chimiques nocifs, etc. (voyez la partie 2).

→ Essayez également les autres solutions naturelles proposées à la rubrique *Cirrhose du foie*.

Cirrhose biliaire secondaire

(Voyez aussi *Cirrhoses biliaires*)

Cette forme est une complication classique d'une *choléstase extra-hépatique* partielle ou complète (voyez la rubrique consacrée à la choléstase dans ce lexique).

En règle générale, la cirrhose s'installe, après 5 ou 6 ans d'obstruction, à l'écoulement de la bile par la présence d'un obstacle (calculs, tumeurs) dans la voie biliaire principale.

Quels symptômes peuvent vous faire soupçonner la présence d'une cirrhose biliaire secondaire ?

Les symptômes sont comparables à ceux de la cirrhose biliaire primitive, sauf pour quelques détails :

→ La jaunisse peut être fluctuante, voire absente (lorsque l'obstacle est incomplet, par exemple s'il s'agit d'une pancréatite chronique).

→ Les épisodes d'angiocholite sont plus fréquents.

Comment se traite la cirrhose biliaire secondaire ?

Le traitement est d'abord symptomatique, puis chirurgical. Votre chirurgien dégagera l'obstacle par une ablation de la vésicule biliaire et du canal cystique (cholécystectomie) ou une autre méthode.

Vos solutions naturelles

Étant donné la gravité moindre de la forme secondaire de ce type de cirrhose biliaire, les moyens naturels ont encore plus de chances de vous faire du bien que dans le cas de la cirrhose biliaire primitive :

→ Mettez donc en pratique les solutions naturelles fournies pour la cirrhose biliaire primitive.

→ Par ailleurs, puisque cette forme de cirrhose biliaire est une complication classique d'une *choléstase extra-hépatique* partielle ou complète, il serait souhaitable de mettre à profit les moyens naturels décrits à la rubrique *choléstases*.

Crise de foie

Avez-vous déjà eu une “crise de foie” ou entendu cette expression ?

À vrai dire, la crise de foie est un mythe ou du moins elle n'a qu'un lien très indirect avec le foie.

Ce que l'on appelle communément une “crise de foie” est en partie liée à la sécrétion biliaire secondaire.

La 2e phase de la sécrétion biliaire intervient pendant le trajet de la bile initiale à travers les canaux biliaires. Cette seconde sécrétion peut multiplier par 2 le volume de la bile initiale.

Elle joue un rôle important sur le plan digestif, en renforçant l'action des sucs pancréatiques pour neutraliser l'acidité gastrique qui imprègne le bol alimentaire à sa sortie de l'estomac.

Reste que la “crise de foie” (une pathologie exclusivement française, soit dit en passant !) résulte toujours d'un excès alimentaire. La trop grande masse de nourriture avalée provoque une hypersécrétion de sucs gastriques acides.

En passant dans le duodénum, puis dans l'intestin grêle, les aliments sont surchargés d'acidité. Les sucs pancréatiques et la sécrétion biliaire secondaire, riches en bicarbonate, ne parviennent pas alors à neutraliser complètement cette acidité excessive.

Il en résulte divers désordres digestifs bénins :

- ballonnements

- aérophagie
- sensation de lourdeur et d'acidité, etc.

Ce sont ces troubles légers que l'on désigne sous le nom de "dyspepsie".

Dans cette affaire, votre foie n'est nullement concerné : il n'est ni atteint, ni même "dérangé".

Le seul fautif éventuel serait une gourmandise qui vous ferait ingérer d'énormes quantités de nourriture. Il en résulterait un engorgement gastrique et intestinal... très acidifié !

Distomatose hépatique

Voilà une autre forme de parasitose susceptible de "faire son chemin" jusqu'à votre foie.

Cette parasitose du foie est causée par un ver plat : la *grande douve du foie* ou *Fasciola hepatica*. Celle-ci est répandue dans les grandes régions d'élevage humides françaises : Normandie, Bretagne, Picardie, Région de la Loire, Lyonnais.

Comment risquez-vous d'être contaminé ?

Les hôtes habituels de ce ver sont les herbivores (bovins, ovins, lapins). Les œufs du parasite sont éliminés avec les excréments de ces animaux.

Après un cycle complexe de développement, les formes larvaires (appelées *cercaires*) se fixent sur certains végétaux.

C'est en consommant crus ces végétaux, surtout le cresson sauvage, que vous risquez d'être infesté.

Les larves ingérées se retrouvent, après un trajet compliqué, dans les voies biliaires où elles se développent. Elles occasionnent des nécroses dans votre foie.

Heureusement, les distomatoses hépatiques sont désormais assez rares.

Quels symptômes peuvent vous faire soupçonner la présence d'une distomatose hépatique ?

Lors de la phase invasive, vous présentez un tableau clinique évocateur :

→ Douleurs dans le creux de l'estomac ou sous le bord inférieur des côtes.
→ Asthénie accentuée.
→ Amaigrissement.
→ Fièvre, sueurs.
→ Douleurs articulaires ou musculaires.
→ Urticaire.
→ Foie gros et douloureux.

Par la suite surviennent des symptômes liés à des crises d'obstruction biliaire :

→ Coliques hépatiques.
→ Angiocholite (voyez la rubrique qui est consacrée à ce problème).
→ Jaunisse passagère.

Jadis, cette parasitose sévissait sur une grande échelle. De nos jours, elle a un caractère presque sporadique.

Comment se traite la distomatose hépatique ?

Le diagnostic étant de plus en plus précis et précoce, le traitement médical peut donc avoir lieu rapidement et il est d'autant plus efficace.

Votre médecin pourrait vous prescrite notamment du praziquantel (*Biltricide*®).

Vos solutions naturelles

→ Vous pouvez soulager vos douleurs avec des compresses d'argile, des compresses chaudes ou des aimants (appliqués sur les endroits sensibles), ou encore avec des bains de pieds chauds. (Pour savoir comment vous y prendre, voyez les chapitres 11, 12 et 13 sur l'argile, l'hydrothérapie et la magnétothérapie.)

→ Pour les solutions naturelles permettant de traiter l'angiocholite (l'une des conséquences ultérieures de la distomatose), voyez la rubrique *Angiocholite.*

→ Côté prévention, n'oubliez pas de bien nettoyer tout ce que vous avez cueilli dans la nature. Méfiez-vous en particulier du cresson sauvage mangé cru.

→ *Ne négligez surtout pas ceci quand le mal s'est déclaré :*
- Mangez de manière à ménager votre foie (voyez la partie 2).
- Gérez bien vos émotions négatives (voyez le chapitre 9).
- Évitez aussi de vous exposer à des sources d'intoxication inutiles qui épuisent votre foie : excès d'alcool, médicaments à risque, tabac, produits chimiques nocifs, etc. (voyez la partie 2).

Échinococcoses hépatiques

Ces parasitoses du foie sont provoquées par les larves de 2 variétés de ténias : *Echinococcus granulosus* et *Echinococcus multilocularis.*

Le 1er est responsable du *kyste hydatique* (ou *hydatidose*) ; le 2e, de l'*échinococcose alvéolaire.*

Examinons-les de plus près pour voir comment vous pouvez éviter la contamination. Vous verrez notamment qu'un chien ne fait pas que mordre et qu'il faut faire attention à la consommation de fruits sauvages !

1. kyste hydatique

Ce problème survient dans toutes les régions où l'élevage du mouton reste une activité significative.

C'est un mal assez fréquent en Afrique du Nord, en Espagne, en Grèce, au Moyen-Orient et on l'observe sporadiquement en Corse, en Normandie et dans le Languedoc.

Soyez-en conscient si vous voyagez dans ces régions ou si l'un de vos proches s'y est rendu.

L'infestation de l'être humain par l'*Echinococcus granulosus* se fait habituellement par l'intermédiaire du chien, qui en est l'hôte principal. Celui-ci rejette avec les selles les œufs du ténia, qui souillent le sol, les végétaux et parfois même le pelage de l'animal infesté.

L'œuf ingéré produit un embryon qui traverse la paroi intestinale et gagne par la voie des vaisseaux sanguins divers organes, notamment le poumon, les reins, le cerveau... *et le foie.*

Dans le foie, l'embryon du parasite se développe en provoquant des kystes particuliers. Ceux-ci sont tout entier encapsulés dans un tissu fibreux, parfois calcifié, témoignant de la défense du foie contre l'intrus.

Ces *kystes hydatiques ont une croissance très lente (moins de 1 cm par an).* Il peut se passer 10 à 15 ans entre le moment de l'infestation et celui où la parasitose se manifeste par des symptômes !

À un stade avancé, le risque majeur est la rupture du ou des kystes, dont le contenu peut se déverser dans le voies biliaires, dans le péritoine, la plèvre, l'estomac, etc.

Comment risquez-vous être contaminé ?

De 2 façons :

- Si vous consommez des viandes (bœuf, mouton, porc) d'animaux ayant ingéré les œufs avec l'herbe ou d'autres substances alimentaires infestées.
- Si vous entrez en contact avec le pelage de l'animal parasité avec les mains (en le caressant, par exemple).

Quels symptômes peuvent vous faire soupçonner la présence de kystes hydatiques ?

Comme nous venons de le dire, la maladie reste longtemps asymptomatique. Quand les symptômes apparaissent, ils sont inconstants :

→ Douleurs sous le bord inférieur des côtes à droite.

→ Poussées d'urticaire ou crises de démangeaisons intenses.

→ Tumeur abdominale palpable.

Le plus souvent, le ou les kystes sont découverts fortuitement au cours d'une échographie pour une tout autre raison.

Comment se traitent les kystes hydatiques ?

Le traitement est essentiellement chirurgical, les médicaments étant encore au stade expérimental.

Vos solutions naturelles

→ Les mesures préventives sont de l'ordre du simple bon sens :
  - pas de baignade en eau douce ni dans les piscines directement alimentées avec des eaux de rivière non traitées ;
  - pas de promenade pieds et ou jambes nus dans les cours d'eau.

→ L'usage du gotu kola (*Centella asiatica*) pour traiter les bilharzioses a déjà été examiné par les chercheurs. Pour en savoir plus sur l'usage de cette plante, voyez le chapitre 7.

→ Vous pouvez soulager vos douleurs abdominales avec des compresses d'argile, des compresses chaudes ou des aimants (appliqués sur l'abdomen), ou encore avec des bains de pieds chauds. (Pour savoir comment vous y prendre, voyez les chapitres 11, 12 et 13 sur l'argile, l'hydrothérapie et la magnétothérapie.)

→ Ménagez votre foie en appliquant les mesures de base pour protéger et renforcer votre foie : régime alimentaire pro-foie, exposition réduite aux éléments toxiques, gestion efficace des émotions négatives, etc. Voyez les parties 1 et 2.

2. Échinococcose alvéolaire

Cette parasitose hépatique est issue d'un parasite voisin de celui du kyste hydatique, qui, rappelons-le, se nomme *l'Echinococcus multilocularis.* Mais les 2 maladies diffèrent considérablement sur 2 points fondamentaux : la répartition géographique et le pronostic.

- Géographiquement, l'*échinococcose alvéolaire est essentiellement européenne :* Europe centrale, Allemagne du Sud, Autriche, Est de la France (particulièrement la Franche-Comté, la Lorraine et les Vosges).
- Quant à son aboutissement – si le problème n'est pas traité à temps –, c'est un cancer du foie à évolution lente.

Comment risquez-vous être contaminé ?

L'hôte naturel et définitif de l'*Echinococcus multilocularis* est le renard. Les œufs sont dispersés par l'animal avec les fèces et elles contaminent certains fruits sauvages tels que les fraises des bois, les myrtilles, les mûres.

Vous vous contaminez en mangeant ces fruits.

Les œufs ingérés éclosent dans le duodénum, puis les embryons migrent vers le foie avec le flux de la veine porte. (Notez qu'ils peuvent gagner d'autres organes comme les poumons, le cerveau, les os, etc.)

Dans le foie, le parasite forme de minuscules kystes. Comme ces kystes ne sont jamais encapsulés comme les kystes hydratiques, ils ont tendance à envahir progressivement le foie tout entier, à la manière d'un véritable cancer.

Le tissu hépatique se défend en se fibrosant autour des kystes, produisant ainsi des sortes de cavités ou d'alvéoles caractéristiques de la maladie.

Les réseaux biliaires sont progressivement obstrués ou détruits. Il s'ensuit des épisodes d'angiocholite à répétition ainsi que des accidents infectieux parfois sévères. (Voyez la rubrique *Angiocholites* dans ce lexique.)

Attention les chasseurs !
Parfois, la contamination se fait par l'intermédiaire de la fourrure infestée du renard, ce qui explique que de nombreux chasseurs figurent parmi les malades atteints de cette parasitose.

Quels symptômes peuvent vous faire soupçonner la présence de l'échinococcose alvéolaire ?

Les symptômes reflètent l'état d'avancement de l'affection. En général, ce sont les suivants :

→ Douleurs sous le bord inférieur des côtes à droite.

→ Jaunisse en cas d'atteinte des voies biliaires.

→ Parfois une angiocholite ou une choléstase dont la prolongation évolue vers la cirrhose biliaire secondaire (voyez la rubrique consacrée à chacune de ces pathologies).

Mais ces symptômes sont inconstants.

Le diagnostic repose sur l'échographie systématique dans les régions d'endémie. Les images significatives, lorsqu'elles existent, sont ensuite confirmées par des tests sanguins.

Comment se traite l'échinococcose alvéolaire ?

Le traitement est en principe chirurgical :

- ablation partielle du foie, lorsque les lésions sont bien circonscrites ;
- la transplantation du foie, en cas d'invasion massive diffuse, est parfois envisagée (voyez l'encadré *Une transplantation en vue ?* à la fin de la rubrique *Hépatite virale C*.)

Néanmoins, divers médicaments (dérivés benzimidazolés) ont été expérimentés.

Vos solutions naturelles

→ Comme vous avez pu le lire un peu plus haut, il peut arriver que l'échinococcose alvéolaire se manifeste par une angiocholite ou une choléstase, qui, en se prolongeant, évolue vers la cirrhose biliaire secondaire. Voyez la rubrique consacrée à chacune de ces pathologies pour connaître les solutions naturelles pouvant y remédier.

→ Pour soigner la jaunisse, voyez la rubrique *Jaunisse*.

→ Voyez aussi ce qui a été dit pour le kyste hydatique.

Gros foie (hépatomégalie)

Voyez la rubrique *Stéatose*.

Hémangiome

Voyez la rubrique *Tumeurs bénignes du foie.*

Hémochromatose génétique

Le fer est un des minéraux les plus abondants dans votre organisme : il s'y trouve en permanence environ 4 g. Il intervient dans la composition de nombreux constituants biologiques : hémoglobine, etc.

Vos réserves de fer sont maintenues constantes par votre foie, grâce à ce que vous mangez tous les jours.

Mais il arrive parfois que les capacités de stockage du foie soient dépassées. Le fer se dépose dans certains organes et tissus : pancréas, cœur, hypothalamus, hypophyse.

C'est alors l'*hémochromatose génétique*, une maladie héréditaire des plus communes, qui se caractérise par une surcharge en fer du foie.

Appelée aussi *hémochromatose primitive* ou *hémochromatose héréditaire*, cette maladie touche 10 fois plus souvent les hommes que les femmes.

Ces dernières en seraient protégées par les fuites menstruelles et les accouchements. La maladie n'apparaît chez elles, en effet, qu'après la ménopause.

Mais il y aussi l'hémochromatose secondaire

L'hémochromatose *génétique* n'a rien à voir avec l'hémochromatose *secondaire*. Celle-ci survient comme complication de diverses maladies :

- cirrhose alcoolique, maladies qui sont associées à une carence en globules rouges et qui exigent donc des transfusions de sang répétées.

La forme secondaire de l'hémochromatose peut être liée à l'alcoolisme, car, en plus d'endommager votre foie, la consommation excessive d'alcool augmente l'absorption du fer.

Si vous souffrez d'une hémochromatose secondaire, votre traitement revient pour l'essentiel à traiter la cause. Mais vous devez aussi prendre de la *déféroxamine* pour éliminer l'excès de fer.

Quels symptômes peuvent vous faire soupçonner la présence d'une hémochromatose ?

Cette surcharge en fer provoque des lésions qui affectent votre foie ou d'autres parties de votre corps. Il y a de nombreux symptômes, dont plusieurs que vous pouvez identifier vous-même :

→ Votre peau est pigmentée, avec une teinte gris ardoise, en particulier aux aisselles et aux aines.

→ Votre pilosité se fait rare ou est absente.

→ Votre foie est hypertrophié et douloureux.

→ Votre vie sexuelle n'est plus ce qu'elle était : baisse de la libido, voire impuissance.

→ Vos articulations vous font souffrir.

L'hémochromatose est très souvent associée à un diabète (2/3 des cas) et/ou des atteintes cardiaques (15 % des cas).

L'hémochromatose génétique évolue vers la cirrhose, avec hypertension portale (voyez la rubrique du même nom).

Le risque de développer un carcinome hépato-cellulaire chez les sujets qui souffrent d'une cirrhose est supérieur à 15 %.

Comment se traite l'hémochromatose génétique ?

À l'heure actuelle, le dépistage des sujets à risque se fait précocement, à un stade asymptomatique de la maladie, grâce aux 2 méthodes suivantes :

- dosages très fins du fer hépatique sous toutes ses formes
- repérage systématique des familles à risque

Le traitement, lorsqu'il est précoce, peut permettre une guérison complète.

Il consiste essentiellement en saignées régulières : une saignée hebdomadaire de 400 ml de sang pendant 2 ans. On la diminuera progressivement lorsque la surcharge ferrique s'atténuera ou se normalisera.

Toutefois, ce traitement a une efficacité aléatoire lorsqu'une cirrhose s'est déjà constituée.

Vos solutions naturelles

Surtout pendant la période critique du traitement (avant que la surcharge en fer ne diminue grâce aux saignées), réduisez votre consommation de fer. Il ne sert évidemment à rien d'en "remettre".

Pour ceux qui ne souffrent pas d'hémochromatose, la dose quotidienne recommandée varie selon les catégories suivantes :

- Femme : 18-24 mg
- Homme : 12-15 mg
- Femme enceinte : 24 mg
- Femme qui allaite : 24 mg

Si vous souffrez d'hémochromatose, il s'agit évidemment d'en consommer en deçà de ces doses.

Pour vous guider dans vos choix alimentaires, voici quelques aliments dont la teneur en fer est particulièrement élevée (pour 100 g) :

Foie de bœuf	12 mg
Haricots blancs	9 mg
Huîtres	7 mg
Lentilles	7 mg
Jaunes d'œuf	7 mg
Pois secs	6 mg
Épinards	4 mg
Viande de bœuf	3 mg

Même si vous ne souffrez pas d'hémochromatose mais que votre hérédité vous y prédispose, efforcez-vous d'avoir un régime alimentaire à faible teneur en fer. Mais il n'est pas nécessaire de réduire complètement votre apport alimentaire en fer.

Hépatites

Vous en avez beaucoup entendu parler dans les médias, d'autant plus que c'est un sujet qu'il est facile de dramatiser. Mais il faut savoir faire la différence entre les différents types d'hépatite.

Ainsi la forme virale A est mineure – sauf s'il y a complications. Par contre, il est vrai que les autres "frappent fort".

En fait, à l'heure actuelle, les hépatites virales représentent le danger le plus grave pour la santé publique à l'échelle de toute la planète !

Heureusement, comme vous allez le voir, il y a des moyens simples de prévenir la contamination.

De plus, la recherche ne cesse de progresser pour aider les personnes atteintes. Sans compter qu'il existe des solutions naturelles assez étonnantes qui peuvent vous donner un sérieux coup de main, voire produire des effets spectaculaires.

Qu'est-ce qu'une hépatite ?

Le terme générique d'"hépatite" désigne toutes les atteintes à caractère inflammatoire des tissus fonctionnels du foie.

Ces atteintes hépatiques forment une grande partie de toutes les maladies du foie.

Quels sont les différents groupes d'hépatites susceptibles de vous affecter ?

Les hépatites peuvent être provoquées par des causes très diverses. La médecine distingue classiquement :

- les hépatites virales, où l'agent pathogène est un virus ;
- les hépatites non virales dues à des agents non viraux : alcool, substances médicamenteuses ou toxiques, dysfonctionnement du système immunitaire (hépatites auto-immunes), etc.

Parmi les hépatites, le groupe des hépatites virales constitue, et de très loin, la catégorie la plus importante. Et ce pour 2 raisons essentielles :

- Ces maladies infectieuses sont parmi les plus répandues à travers le monde.
- Ces maladies se transmettent très facilement et leur taux de mortalité est élevé.

En plus d'être de véritables "dangers publiques", les hépatites virales sont des hydres à plusieurs têtes. De nouvelles formes dues à des virus mal connus ou non identifiés apparaissent ici et là, sans que les spécialistes puissent l'expliquer.

Néanmoins, mieux vous les connaîtrez, mieux vous pourrez vous en protéger.

Les 4 phases de l'évolution naturelle des hépatites

Toutes les hépatites, quelle qu'en soit la cause, peuvent évoluer vers des complications de plus en plus sérieuses.

Après la phase initiale d'infection ou d'inflammation et en l'absence d'un traitement approprié, le schéma de l'évolution est le suivant.

(Retenez bien les termes mentionnés. Nous y reviendrons.)

Phase 1 : l'hépatite fulminante ou subfulminante

C'est la forme évolutive la plus dramatique, mais heureusement rare. Elle se caractérise par une destruction, une nécrose massive du foie.

Cette forme peut faire suite :

- à toutes les hépatites virales (mais 70 à 80 % des hépatites fulminantes découlent d'une HVB) ;
- aux hépatites d'origine médicamenteuse ou toxique ;
- à une hépatite alcoolique (plus rarement).

La mortalité à brève échéance est élevée : supérieure à 25 % en moyenne, mais avoisinant les 80 % dans les hépatites B.

Une transplantation du foie en urgence est la parade thérapeutique la plus efficace, sinon la seule. (Voyez l'encadré *Une transplantation en vue ?* à la fin de la rubrique *Hépatite virale C*.)

Phase 2 : l'hépatite chronique

C'est la complication la plus fréquente : la maladie s'installe parfois pour de longues années.

Cependant, seules certaines hépatites surtout virales (sauf la A et la E) sont susceptibles d'évoluer vers la chronicité. Et encore, dans des proportions très variables.

Du point de vue strictement médical, votre médecin n'utilisera le terme “hépatite chronique” que dans les cas suivants :

- l'affection n'a pas été enrayée plus de 6 mois après la phase aiguë ;
- la maladie est découverte fortuitement à un stade déjà évolué.

Phase 3 : la cirrhose

Elle représente l'évolution “normale” d'environ 20 à 25 % de toutes les hépatites chroniques, en l'absence d'un traitement parfaitement efficace.

L'état cirrhotique du foie se caractérise par des lésions irréversibles. Il peut demeurer sans symptômes pendant longtemps – ou au contraire se manifester d'emblée par divers signes pathologiques spectaculaires.

Pour plus de détails sur la cirrhose, voyez la rubrique qui lui est consacrée dans ce lexique.

Phase 4 : l'hépatocarcinome ou cancer du foie

C'est le stade final de l'évolution d'une cirrhose hépatique (mais le cancer du foie peut avoir d'autres causes ou être secondaire à un cancer primitif situé dans un autre organe). Ce sont surtout les hépatites virales B et C et l'hépatite alcoolique qui évoluent vers cette pathologie gravissime.

Pour plus de détails sur le cancer du foie, voyez la rubrique qui lui est consacrée dans ce lexique.

Soyez vigilant : c'est un mal souvent “silencieux”

Les hépatites peuvent se manifester, mais pas toujours, par divers symptômes dont vous avez pu voir les principaux, comme la jaunisse. (Voyez le chapitre 27 ou la rubrique *Jaunisse* dans ce lexique.)

Reste qu'il arrive fréquemment que l'hépatite reste “silencieuse” (sans symptômes d'alerte) pendant des années. Elle n'est alors découverte que par hasard, à l'occasion d'un banal examen médical.

Dans ces cas, la maladie a déjà causé des désordres parfois sévères, et vos chances de guérison sont réduites. Néanmoins, si jamais vous deviez vous retrouver dans cette situation, n'oubliez pas qu'il y a toujours moyen de "faire quelque chose" d'une façon ou d'une autre.

Et si ce n'est pas pour guérir comme tel, il vous reste toujours la possibilité d'améliorer vos conditions de vie à divers niveaux :

- Vous ressentirez moins de fatigue, moins de douleur, etc.
- Vous réduirez l'impact brutal de certaines médications.
- Vous aurez un moral "gagnant" et vous ne vous laisserez pas dominer ou "mener" par votre mal.
- Vous évoluerez sur le plan personnel parce que vous aurez réussi à donner un "sens" à l'épreuve de la maladie.

Ce que vous devez retenir à propos des hépatites

- Les hépatites forment environ 50 % des maladies du foie et des voies biliaires.
- Elles peuvent être provoquées par des virus ou d'autres causes.
- Elles débutent, mais pas toujours, par une phase aiguë (hépatite aiguë) très caractéristique sur le plan symptomatique.
- Certaines hépatites aiguës prennent (rarement) une forme dite fulminante ou subfulminante d'une extrême gravité (mortalité élevée).
- Certaines hépatites peuvent devenir chroniques, c'est-à-dire perdurer, en présentant ou en ne présentant pas des signes pathologiques précis.

- Lorsqu'une hépatite chronique est mal soignée ou est passée inaperçue, elle se transforme en cirrhose dans plus de 20 % des cas, provoquant des lésions irréversibles.
- Les cirrhoses non maîtrisées dégénèrent, dans de très fortes proportions, en un cancer primitif du foie, de pronostic très sombre.
- *Il existe heureusement des solutions naturelles qui peuvent vous aider considérablement !*
- *Et vos chances de guérison sont d'autant meilleures que vous êtes très conscient de ce qui se passe dans votre corps et que vous n'hésitez pas à consulter un médecin lorsqu'un certain nombre de signes se manifestent et tendent à se répéter.*

Hépatites non virales

Vous l'avez vu plus haut : les virus hépatotropes et les virus "généralistes" (dans une plus faible mesure) fournissent une part très importante des maladies du foie.

Reste que vous ne devez pas négliger pour autant certains facteurs non viraux mais éminemment pathogènes. Ceux-ci sont notamment responsables d'hépatites d'une gravité extrême dans certains cas.

Mais étonnamment, ce sont aussi des hépatites qu'il est facile de prévenir avec un minimum de vigilance et d'hygiène de vie.

1. hépatites d'origine médicamenteuse et toxique

Comme nous l'avons déjà souligné à plusieurs reprises, le foie est l'organe essentiel qui métabolise presque toutes les substances étrangères qui pénètrent dans votre organisme :

- aliments
- médicaments
- substances diverses (chimiques et toxiques)

Tout ou presque se retrouve à un moment ou à un autre au contact de votre foie, quelle que soit la voie par laquelle une substance a pu pénétrer dans votre corps :

– ingestion
– inhalation
– administration par une injection
– contact par la peau
– administration par voie rectale, etc.

Or, ces divers agents étrangers peuvent se révéler très toxiques pour les cellules du foie à cause de 2 mécanismes :

→ Ou bien une subtance exerce en soi une action toxique directement sur votre foie. Alors son contact avec les cellules hépatiques provoque, dans un délai plus ou moins bref, des lésions, une nécrose, voire la mort de celles-ci. Et cela bien sûr en fonction de la dose du produit toxique absorbé.

C'est ce qui arrive, par exemple, avec la toxine contenue dans le champignon amanite phalloïde.

→ Ou bien l'agent toxique entraîne des réactions organiques qui aboutissent à la formation dans le foie de substances intermédiaires – des *métabolites réactifs* – aux effets très toxiques. Il s'ensuit une toxicité hépatique de nature immuno-allergique.

Dans ce cas, la réaction pathologique est généralement différée. Elle survient de manière insidieuse et tardive.

Résultat : le rôle de la dose de l'agent toxique joue beaucoup moins.

Plusieurs médicaments et substances hépatotoxiques peuvent provoquer des maladies du foie très diverses

- hépatites aiguës
- hépatites chroniques
- cirrhose
- tumeurs
- stéatose, etc.

(Voyez les rubriques consacrées à ces maladies du foie.)

Les risques varient selon votre âge et votre milieu de vie

→ Chez le sujet âgé de plus de 50 ans, grand consommateur de médicaments variés, plus de 50 % des cas d'hépatite aiguë sont d'origine médicamenteuse.

Et c'est un peu normal : généralement, les médecins informent mal les patients à propos des effets secondaires des médicaments et encore moins quand ils en prescrivent plusieurs à la fois.

→ Chez les sujets plus jeunes, ce sont les hépatopathies d'origine toxique qui sont plus fréquentes : méconnaissance des produits toxiques, manque de vigilance, etc.

→ À cela s'ajoutent bien entendu les risques liés à la manipulation de produits toxiques dans le cadre de votre travail ainsi qu'à votre environnement habituel (moisissures, etc).

Quoi qu'il en soit, les maladies du foie d'origine médicamenteuse ou toxique ont connu une expansion inquiétante depuis quelques décennies. Et cela au point que des unités de soins spécialisés ont dû être créées dans plusieurs hôpitaux.

Pour en savoir plus, voyez les chapitres où nous avons passé en revue les principaux médicaments (chapitre 20) et substances toxiques (chapitre 22) qu'il convient de surveiller de près.

Vos solutions naturelles

→ Utilisez plutôt des méthodes naturelles pour traiter les maladies qui vous forcent à prendre des médicaments. Vous serez surpris de voir comment il est possible de remplacer beaucoup de médicaments connus par des alternatives non toxiques.

→ Examinez les risques de toxicité liés à votre travail ou à votre environnement. Par exemple, faites analyser votre eau.

→ Parallèlement aux méthodes de base pour traiter ces hépatites non virales, vous avez tout intérêt à mettre en pratique les solutions naturelles proposées à la rubrique *Hépatite virale B*. Celles-ci conviennent pour les hépatites en général.

2. Hépatites auto-immunes

Peut-être avez-vous déjà entendu parler de maladies auto-immunes à propos notamment de l'arthrite rhumatoïde, d'allergies, etc.

Mais on parle moins souvent des hépatites auto-immunes. Même si celles-ci sont heureusement peu fréquentes, cela vaut quand même la peine de les aborder pour éventuellement vous en prémunir.

Qu'est-ce qu'une hépatite auto-immune ?

Les hépatites auto-immunes sont provoquées par un dérèglement du système immunitaire.

Normalement, votre organisme use de différents stratagèmes

pour combattre les agents pathogènes étrangers qui l'agressent. Parmi ces moyens, il y a 2 variétés de globules blancs, les lymphocytes T et les lymphocytes B, particulièrement actifs contre les virus.

Ces lymphocytes sont capables, en temps normal, de reconnaître les virus et de ne s'attaquer qu'à eux.

Or, dans certaines circonstances mal élucidées à l'heure actuelle, les lymphocytes B et T confondent virus et cellules de l'organisme. Ils s'attaquent aussi à celles-ci, entraînant une auto-destruction.

Cette anomalie grave peut survenir en l'absence de tout germe pathogène étranger.

Les lymphocytes deviennent "fous". Ils tuent des cellules parfaitement saines qu'ils prennent pour des cellules infectées ou pour des virus !

Cet état pathologique entraînent des maladies dites "auto-immunes". Parmi celles-ci, on trouve des hépatites sévères non virales, non médicamenteuses et non toxiques.

Comment les détecter ?

Les hépatites auto-immunes frappent beaucoup plus les femmes jeunes (de 10 à 40 ans dans 8 cas sur 10) que les hommes.

La phase aiguë ne s'observe que dans 25 % des cas, de sorte que lorsque la maladie est diagnostiquée, elle est déjà passée à la chronicité.

Au demeurant, même à ce stade, le diagnostic précis est difficile à poser. Des analyses sérologiques poussées permettent seules de mettre en évidence l'existence d'*anticorps spécifiques*.

Comment se traite une hépatite auto-immune ?

Le traitement des hépatites auto-immunes chroniques est efficace : corticoïdes seuls ou associés à l'azathioprine. Mais le risque de rechute à l'arrêt du traitement est élevé.

En l'absence de ce traitement, l'évolution vers la cirrhose est inévitable.

Vos solutions naturelles

→ Appliquez les mesures habituelles pour améliorer ou conserver votre système immunitaire en bon état :

- ayez une saine alimentation
- réduisez votre stress de manière significative
- exprimez votre négativité
- sachez dire “non” pour vous affirmer (un “non” positif !)
- n’adoptez pas l’attitude de victime et ne vous “sacrifiez” pas trop

→ Essayez aussi les solutions naturelles pour traiter l’hépatite B. Celles-ci valent pour les hépatites en général.

3. hépatites alcooliques

L’alcool est un des poisons les plus violents pour le foie (et pour beaucoup d’autres organes), et l’un des principaux responsables des hépatopathies dans les pays développés, notamment en France. C’est de plus un fléau social et économique terriblement ravageur.

Pour ces raisons, nous avons consacré un chapitre spécial aux solutions naturelles pour vaincre l’alcoolisme (chapitre 19) dans la partie 2 et une rubrique de ce lexique aux maladies du foie qu’il engendre (voyez page 446).

Hépatites virales

Les différentes hépatites virales sont provoquées par des virus très différents les uns des autres. Et comme vous le savez, les chercheurs désignent par une lettre de l’alphabet les différents virus :

– virus de l’hépatite A (VHA en abrégé) ;

- celui de l'hépatite B (VHB)
- celui de l'hépatite C (VHC)
- celui de l'hépatite D (VHD)
- celui de l'hépatite E (VHE)

Les formes et l'évolution des hépatites varient beaucoup selon le type de virus incriminé.

Vous allez donc voir comment apparaissent, se manifestent, évoluent les différentes variétés d'hépatites virales. Vous saurez comment vous en prémunir ou les faire soigner dès leur apparition et comment les soigner le cas échéant.

Vous trouverez même divers moyens naturels extrêmement efficaces. En fait, les médecines naturelles ont souvent plus à vous offrir que la médecine "officielle" en ce qui concerne le traitement des hépatites chroniques !

Hépatite virale A (HVA)

C'est la forme d'hépatite virale la plus fréquente. Plus de 50 % de la population française de moins de 30 ans a été infectée, 90 % des enfants de moins de 15 ans le sont dans les pays africains.

Heureusement, c'est la forme la plus bénigne. Il n'y a jamais de passage à la chronicité.

De plus, l'évolution en hépatite fulminante ou subfulminante est rare (0,15 à 0,35 % des cas).

Quels symptômes peuvent vous faire soupçonner la présence d'une hépatite virale A ?

La période d'incubation après la contamination varie de 15 à 45 jours. La maladie se déclare d'emblée sous le mode aigu (mais les symptômes peuvent aussi se manifester de façon insidieuse).

Soit les symptômes de type grippal :

→ Fièvre.
→ Mal de tête.
→ Courbatures.
→ Faiblesse.
→ Nausées.
→ Manque d'appétit.
→ Inconfort abdominal.
→ Foie sensible au toucher.

Cependant, la *jaunisse n'apparaît que dans 10 % des cas.* Chez l'enfant, la diarrhée est parfois le seul symptôme présent.

Aussi, l'affection en tant que telle, passe souvent inaperçue. Vous pourriez croire que vous n'avez attrapé qu'un coup de froid, un gros rhume, une grippe, alors qu'il s'agit bien d'une hépatite A.

Contrairement à ce qui passe pour les autres formes d'hépatite, la recherche du virus dans le sang n'a aucun intérêt thérapeutique. Elle est d'ailleurs presque toujours négative parce qu'au moment où l'on fait les analyses, le germe ne figure plus dans le sang et n'est détectable que dans les selles.

Cela explique, au demeurant, le caractère épidémique de la maladie. Vous ignorez votre maladie et vous propagez inconsciemment le virus.

Comment risquez-vous d'être contaminé par le virus de l'hépatite A ?

L'hépatite A est provoquée par un virus à ARN, de la famille des *Picornavirus*, isolé en 1973. Ce virus est rejeté avec les selles par le malade.

C'est pour cette raison que ce virus se transmet essentiellement par l'eau, les aliments contaminés ou même les mains souillées.

La maladie sévit partout dans le monde où l'hygiène publique et individuelle est défectueuse. Et donc, non seulement dans les pays sous-développés, mais aussi en Occident où les règles d'hygiène se sont relâchées.

Notez qu'elle peut revêtir un caractère épidémique et sporadique dans certaines collectivités :

- cantines d'école ou d'entreprise, centres d'alimentation ;
- garderies, colonies de vacances ;
- maisons de retraite, hôpitaux, centres dentaires.

Vous êtes également à risque si vous travaillez dans les égouts, au ramassage des ordures, pour la police, le service des incendies, dans les prisons.

Sachant cela, vous pouvez facilement prévenir la contamination tant pour vous-même que pour ceux dont vous êtes responsable.

Si vous êtes atteint, limitez les contacts avec votre entourage. Vous êtes contagieux durant environ 3 semaines avant et après l'apparition des symptômes.

Comment pouvez-vous éviter la contamination ?

Ce ne sont pas les moyens qui vous manquent :

- l'immunothérapie passive
- la vaccination
- des règles d'hygiène générale très strictes – mais faciles à mettre en pratique

L'immunothérapie passive

Celle-ci consiste à vous faire injecter des immunoglobulines enrichies en anticorps anti-VHA.

Cette injection vous assure une protection presque immédiate (dans les 3 à 5 jours). Mais la protection est de courte durée : environ 3 mois au maximum.

En outre, le traitement est relativement cher (400 FF pour une injection de 4.000 UI recommandée pour l'adulte).

L'immunothérapie passive est justifiée lorsqu'il y a une épidémie sporadique qui est dépistée précocement dans une région où la maladie n'est pas endémique.

Au contraire, elle vous sera d'une utilité contestable si vous voyagez souvent dans des régions endémiques, car il est alors nécessaire de faire des injections répétées.

Bien entendu, le traitement préventif par les immunoglobulines ne vous dispense pas de vous conformer strictement aux règles d'hygiène générale (voyez ci-dessous).

La vaccination

La 2e protection est assurée par le vaccin contre le VHA. Depuis 1992, il existe en France un vaccin anti-hépatite A : le *Havrix 1440*® pour adulte et le *Havrix 720*® pour enfant.

Il est efficace à plus de 95 % après 2 injections à 1 mois d'intervalle ! Vous faites un 1er rappel un an après, puis tous les 5 ou 10 ans.

L'immunisation est alors définitive.

Les autorités médicales recommandent la vaccination aux personnes à risque et aux personnes âgées qui n'ont jamais été en contact avec le virus. En effet, la faible mortalité (0,1 à 0,2 % des cas identifiés) concerne presque exclusivement des personnes affaiblies sur le plan biologique général et immunologique.

Votre médecin pourrait aussi vous conseiller la vaccination si vous devez voyager dans les régions où la maladie est présente à l'état endémique.

Cette vaccination peut aussi se justifier si vous faites partie des groupes à risque :

- militaires et religieux en mission en zone d'endémie
- toxicomanes qui se piquent
- homosexuels
- personnel soignant
- employés de l'industrie agro-alimentaire et de l'hôtellerie, etc.

En principe, ce vaccin est totalement dépourvu d'effets secondaires. Reste que plusieurs spécialistes émettent des réserves à ce niveau – et face à la vaccination en général. À vous d'évaluer si les avantages l'emportent sur les effets secondaires toujours possibles – mais relativement peu fréquents – liés au vaccin anti-VHA.

Ces effets secondaires sont les suivants :

- rougeur et douleur locale (9 à 22 % des cas) ;
- effets généraux transitoires (1 ou 2 jours) tels que maux de tête, fièvre, anorexie (5 à 20 % des cas).

Notez par ailleurs que le vaccin anti-VHA n'est pas remboursé par la Sécurité sociale.

Vos mesures d'hygiène générale

Les règles d'hygiène générale sont fondamentales et s'appliquent à titre préventif contre tous les virus hépatotropes.

Voici quelques conseils pratiques, à observer scrupuleusement si vous vous retrouvez dans une région d'endémie ou si vous êtes en contact avec des personnes infectées, lors d'une épidémie sporadique.

1. Attention à ce que vous buvez

→ Ne buvez jamais l'eau du robinet. Choisissez des boissons en bouteilles qui seront décapsulées devant vous. À défaut, stérilisez l'eau du robinet en la faisant bouillir pendant 3 à 5 minutes.

  Et pour vous brosser les dents, utilisez aussi une eau non contaminée.

→ N'ajoutez jamais de glaçons aux boissons, à moins qu'ils n'aient été préparés avec une eau minérale provenant d'une bouteille encapsulée. Les boissons gazeuses et les bières produites localement en zone d'endémie sont également à éviter.

2. En cas de blessure accidentelle, ne nettoyez jamais la plaie avec l'eau du robinet

→ Faites-le exclusivement avec un désinfectant (alcool ou autre produit similaire). Consultez un médecin en fonction de l'ampleur de la blessure.

3. Surveillez ce que vous mangez

→ Éliminez de votre alimentation tous les aliments crus, même lavés, puisque l'eau de lavage est potentiellement contaminée elle-même.

Donc, ne mangez :

- ni fruits ni légumes non cuits (sauf ceux ayant une pelure), ni salades vertes ;
- ni viandes, ni poissons crus ;
- ni les fruits de mer et autres crustacés qui se consomment crus habituellement.

Ces aliments peuvent, en outre, être infectés par des germes pathogènes autres que les virus qui menacent les cellules de votre foie.

4. Soyez en particulier prudent pour tout ce qui est poissons et crustacés

→ Attention aux fruits de mer qui sont souvent contaminés dans les régions où le traitement des eaux usées laisse à désirer. On déconseille aussi vivement la consommation de moules et autres crustacés que l'on ramasse sur les bords de mer en période estivale.

Chaque année, plusieurs cas d'hépatite A sont provoqués par la consommation de palourdes, d'huîtres et autres produits de la mer contaminés par des parasites.

Pour prévenir ce problème, il vous suffit de cuire vos poissons et crustacés à une température minimale de 140° C ou de les soumettre à une courte période de congélation. Une température inférieure à 0° C tue également ce type de parasites.

À moins que cette précaution ne soit prise par votre maître-sushi préféré, il est tout à fait possible qu'un délicieux repas de sushis se termine par un état nauséeux et des malaises gastro-intestinaux.

5. Utilisez systématiquement des préservatifs, lors des rapports sexuels

Prévoyez tout le matériel nécessaire si vous devez voyager : les préservatifs que l'on trouve dans certains pays sont inefficaces, voire dangereux.

Ce qu'il ne faut pas oublier si vous partez en voyage

Si vous comptez vous faire vacciner, vous devez programmer la vaccination au moins 1 mois avant un voyage dans une région où l'HVA est endémique.

Comment se traite l'hépatite A ?

La guérison survient spontanément et sans séquelle au bout de 1 à 3 semaines.

Vos symptômes vont disparaître au bout d'une dizaine de jours. Mais votre convalescence peut durer des semaines ou des mois.

Votre sang contient désormais des anticorps spécifiques qui lui assurent une protection totale à vie (immunisation acquise).

Néanmoins, il arrive qu'une hépatite A s'aggrave et soit suivie de rechutes (5 % des cas). Consultez alors votre médecin sans trop tarder.

Vos solutions naturelles

→ Même si l'hépatite se guérit d'elle-même, elle peut exiger beaucoup de repos. Elle vampirise littéralement vos réserves d'énergie. Vous pourriez ressentir une grande fatigue pendant plusieurs semaines.

Par contre, sachez que les médecins ne recommandent pas forcément un long et total repos au lit. Ils ont observé que les personnes qui restent actives physiquement (mais avec modération), guérissent à peu près aussi vite que les autres.

Mais quand vous reprenez vos activités, soyez "gentil" avec vous-même. Dormez plus que d'habitude tout en évitant l'excès de stress.

→ Le ginseng (*Panax ginseng*) peut vous aider à stimuler votre vitalité en pareilles circonstances. Prenez-en 1.000 à 3.000 mg pour une période d'environ 1 mois et demi.

→ En ce qui a trait à votre alimentation, vous pouvez manger normalement. Par contre, limitez votre consommation d'aliments riches en graisses et d'alcool, car leur digestion impose beaucoup de travail au foie.

→ Pour soigner la jaunisse, voyez la rubrique *Jaunisse*.

Hépatite virale B (HVB)

L'hépatite B est une forme d'hépatite virale particulièrement pernicieuse. Peu d'autres maladies entraînent une mortalité aussi forte !

Néanmoins, vous avez la possibilité de prendre les choses en main pour éviter le pire – et c'est plus facile qu'il n'y paraît à première vue.

Quels symptômes peuvent vous faire soupçonner la présence d'une hépatite virale B aiguë ?

L'incubation de l'HVB dure entre 1 et 4 mois (30 à 120 jours). Ses premières manifestations cliniques sont le plus souvent insidieuses, "asymptomatiques", comme disent les spécialistes.

Dans 20 à 30 % des cas environ peuvent apparaître les symptômes d'une hépatite aiguë : syndrome grippal[1], mais non accompagné d'une jaunisse dans les 2/3 des cas.

C'est pour cette raison que très peu de malades sont dépistés à ce stade. L'absence de jaunisse banalise le syndrome grippal et la recherche du VHB est donc très rarement pratiquée.

Notez qu'au stade de l'infection aiguë, seulement 1 % environ des cas évoluent vers l'hépatite fulminante.

Cette évolution intervient très rapidement et elle est mortelle dans plus de 80 % des cas. La transplantation du foie est alors une urgence absolue. (Voyez l'encadré *Une transplantation en vue ?* à la fin de la rubrique *Hépatite virale C.*)

Bonne nouvelle : environ 90 % des cas d'HVB évoluent naturellement vers la guérison !

Et ce score est amélioré lorsque la maladie est dépistée et est traitée par des injections importantes d'*immunoglobulines*.

L'évolution des 10 % restants est l'hépatite B chronique. (Voyez *Êtes-vous porteur chronique du VHB ?* ci-après.)

Cependant, l'âge du sujet infecté peut jouer un rôle majeur :

- 5 % seulement des adultes infectés dans les pays développés deviennent porteurs chroniques du virus ;
- cette proportion grimpe à 40, voire 80 % chez les nouveaux-nés infectés par la mère lors de l'accouchement.

Êtes-vous porteur chronique du VHB ?

Si vous êtes porteur chronique du VHB, cela peut se manifester par des lésions de gravité très variable :

1 - Ce syndrome grippal est également présent dans le cas de l'hépatite A. Rappelons que les symptômes de type grippal sont les suivants : fièvre, mal de tête, courbatures, faiblesse, nausées, manque d'appétit, inconfort abdominal, foie sensible au toucher.

→ Environ 1/3 des hépatiques B sont dits des “porteurs sains” (comme dans le SIDA). Leurs tests biologiques hépatiques ne révèlent aucune anomalie, les lésions inflammatoires sont très discrètes, voire inexistantes.

Certains malades meurent d’une autre cause, sans jamais présenter de signes d’atteinte hépatique.

→ Par contre, 2/3 des porteurs chroniques développent des lésions hépatiques diverses. Et 70 à 80 % d’entre eux souffrent de lésions liées à une forme dite d’hépatite chronique *persistante*.

Si vous entrez dans cette catégorie, notez que le pronostic vital reste relativement optimiste. Les traitements médicamenteux sont assez efficaces pour au moins limiter la nécrose hépatique.

→ Cependant, soyez conscient qu’1/3 des porteurs développent une forme dite d’hépatite chronique B *active* ou *agressive*. Les lésions sont alors suffisamment sévères pour entraîner une évolution vers la cirrhose, puis vers le cancer du foie.

Évolution possible d’une hépatite B aiguë		
5 % des cas = hépatite chronique		95 % des cas = guérison
80 % des cas = • reste peu active • n’évolue pas (faible risque de cirrhose	20 % des cas = • cirrhose 30 % des cas = • cancer primitif du foie	

(Source : Dominique Pierrat, “Contamination, vaccination – tout savoir sur les hépatites”, *Top Santé*, Paris, juillet 2000.)

Comment vous protéger contre le virus de l'hépatite B (VHB) ?

L'extrême contagiosité de l'hépatite B n'épargne potentiellement personne. C'est une raison de plus pour vous inciter à la prudence en fonction des modes de transmission suivants :

- les rapports sexuels et en particulier l'homosexualité masculine ;
- le lien mère-bébé lors de l'accouchement, lorsque la mère est infectée ;
- la transfusion sanguine, même lorsqu'elle est intervenue il y a plus de 10 ou 15 ans ;
- l'injection par voie intraveineuse de produits dérivés du sang (plasma frais, plaquettes, facteurs de coagulation, globules blancs, gamma-globulines) ;
- l'hémophilie et ses traitements ;
- la manipulation par le personnel soignant de seringues, aiguilles et produits dérivés du sang ayant pu être contaminés (par exemple, si vous vous blessez accidentellement avec un instrument contaminé) ;
- l'hémodialyse (purification du sang à l'extérieur du corps, comme peut le faire, par exemple, le rein artificiel) ;
- les injections de drogues par voie intraveineuse chez les toxicomanes.

Autres facteurs de risque soupçonnés mais non mesurés avec précision :

- toutes les interventions chirurgicales même sans transfusion de sang ;
- les actes dentaires ;
- les examens médicaux ayant nécessité la pose d'un cathéter (sur une artère, dans les voies urinaires) ;
- l'acupuncture ;
- le tatouage ;

– le rasage ou la coiffure chez un barbier ou un coiffeur dans des conditions d'hygiène douteuses (notamment dans les pays sous-développés où l'emploi de rasoirs jetables n'est pas systématique).

Très important !

– Faites des tests de dépistage si vous avez eu un partenaire sexuel porteur du virus B.
– Un test de dépistage s'impose aussi pour ceux dont la mère était porteuse de ce virus.

Et n'oubliez pas que, dans toutes les circonstances où il y a un doute, le mieux est encore de faire faire le test de dépistage.

Le VHB est très voisin de celui du virus du SIDA

Plusieurs des groupes à risque sont quasiment les mêmes que pour le SIDA. Les sujets infectés par le VIH (virus du SIDA) sont porteurs du VHB dans de très fortes proportions : *plus de 80 % des cas en France !*

Faut-il vous faire vacciner à tout prix contre l'hépatite B ?

Il existe désormais un vaccin contre l'hépatite virale B que les autorités médicales décrivent comme étant d'une efficacité pratiquement absolue et dépourvu de tout effet secondaire indésirable. Et il est vrai que ce vaccin a épargné des milliers de vies.

Mais ne vous laissez pas nécessairement séduire par ces chants de sirènes.

C'est notamment le point de vue du Dr Philippe Jajubowicz, président de l'association Réseau vaccin hépatite B (REVAHB) :

"C'est la première fois qu'un vaccin a des effets secondaires si variés, si graves et si fréquents qu'environ 1 sur 1.000 (20.000) a été victime d'un accident. Ces accidents couvrent un éventail d'une soixantaine de pathologies, dont la redoutable *sclérose en plaques.*

"On ne peut plus douter de la réalité de la diversité des effets secondaires du vaccin. Mais faute d'études épidémiologiques récentes et exploitables, il est impossible de connaître la fréquence exacte des accidents.

"Il faut s'attendre à voir éclater une affaire de l'ampleur du sang contaminé." ("Hépatite B : les risques de la vaccination", *Science & Vie*, N° 967, Paris, avril 1998, p. 80)

Cette déclaration qui remonte à 1998 demeure tout à fait pertinente.

Des chercheurs français ont même découvert l'une des causes des troubles signalés : l'hydroxyde d'aluminium, un produit fréquemment ajouté dans beaucoup de vaccins en raison de ses vertus immunostimulantes.

Cette responsabité de l'aluminium est admise depuis 1999 par l'Agence française de sécurité sanitaire des produits de santé, ainsi que par l'Organisation Mondiale de la Santé.

Ainsi donc, si vous avez été vacciné contre l'hépatite B, interrogez-vous si vous avez des symptômes difficiles à étiqueter et que vous ressentez une grande fatigue, des douleurs musculaires et articulaires qui perdurent.

Heureusement, la vaccination n'est obligatoire que pour le personnel de santé. Reste qu'à défaut de vaccination, vous devez absolument appliquer les mesures de prévention expliquées plus haut.

Comment se traite l'hépatite B ?

Le traitement médical repose principalement sur 1 médicament :
- l'interféron alpha

Notez cependant qu'il induit de nombreux effets secondaires indésirables.

Un autre antiviral a été essayé avec un certain succès : c'est la *vidarabine*. Mais ce médicament provoque des neuropathies périphériques qui exigent alors l'arrêt du traitement.

Voilà donc de bonnes raisons pour examiner ce que vous offrent les médecines naturelles.

Vos solutions naturelles

Très réputés, le Dr James F. Balch et son épouse Phyllis A. Balch (diplômée de l'American Association of Nutritional Consultants) œuvrent dans le domaine de la santé depuis plusieurs années. Ils ont notamment publié un excellent livre *Prescription for Nutritional Healing* dans lequel ils font part des traitements suivants contre les diverses formes d'hépatite.

Voici un choix de produits qu'ils conseillent pour le traitement de l'hépatite B mais aussi pour les hépatites en général.

Suppléments essentiels

→ *Extraits de chardon-Marie (Silybum marianum).* Prenez 2 à 3 capsules par jour pour améliorer le fonctionnement du foie et favoriser sa régénération cellulaire. Référez-vous également au chapitre sur la phytothérapie pour en savoir plus sur cette plante.

→ *Extraits de foie déshydraté.* Respectez la posologie indiquée par le fabricant. En injection intramusculaire, les extraits de foie déshydraté apportent une amélioration rapide de la fonction hépatique. La dose recommandée est de 1 à 2 cc d'extraits.

(Pour plus de détails sur ce produit, voyez le chapitre 5.)

Suppléments très importants

→ *Facteur bifido.* Respectez les recommandations du fabricant. Le facteur bifido permet de normaliser le fonctionnement du foie et de le guérir.

→ *Coenzyme Q10.* Prenez-en 60 mg par jour afin d'assister votre système immunitaire en cas d'infection virale.

(Pour plus de détails sur ce produit, voyez le chapitre 5.)

→ *Germanium.* Prenez-en 200 mg par jour pour favoriser une meilleure oxygénation cellulaire et pour soulager la douleur.

(Pour plus de détails sur ce produit, voyez le chapitre 5.)

→ *Lécithine.* Prenez avant les repas selon la posologie indiquée sur l'étiquette. La lécithine protège les cellules du foie et aide le foie à mieux gérer les graisses.

(Pour plus de détails sur ce produit, voyez le chapitre 5.)

→ *Dismutase superoxide.* Respectez les indications qui figurent sur l'étiquette. Le dismutase superoxyde est un puissant antioxydant qui aide à neutraliser les dommages causés par les radicaux libres.

→ *Vitamines du complexe B intégrées dans une formule multivitaminique plus, en extra, de la vitamine B12, de la choline, de l'inositol et de la niacine (B3).* Les vitamines du complexe B sont essentielles au bon fonctionnement du foie. Vous pouvez prendre la B12 en comprimés mais des injections sont parfois nécessaires.

Pour ce qui est de la choline et de l'inositol, tenez-vous en aux doses indiquées sur l'étiquette.

Les Balch recommandent de limiter la prise de niacine à 50 mg, 2 fois par jour, car des doses extrêmement élevées peuvent endommager le foie.

Suppléments importants

→ *Bétaine HCI et multienzymes.* Ces 2 suppléments aident à mieux digérer. Respectez les indications qui figurent sur l'étiquette.

→ *Calcium et magnésium (asporotate).* Prenez quotidiennement 1.500 mg de calcium et 1.000 mg de magnésium. Le calcium et le magnésium sont essentiels à la coagulation sanguine ce qui représente un problème en cas de maladie hépatique.

→ *L-méthionine et L-cystéine.* Prenez 500 mg, 2 fois par jour, à jeun et avec un petite quantité de vitamines B6 et C. Ces 2 acides aminés aident à désintoxiquer le foie.[1]

→ *Protéines (sans acides aminés).* Respectez les recommandations du fabricant. Si un supplément de protéines est nécessaire, optez pour ce type de protéines.

→ *Acides gras insaturés (huile d'onagre, de saumon, etc.).* Respectez les indications du fabricant. Les acides gras insaturés combattent l'inflammation du foie et réduisent le taux de graisses sanguines.

---

1 - La recommandation des Balch en ce qui concerne la L-méthionine et la L-cystéine ne fait pas l'unanimité. Selon Fréderic Le Cren, auteur de l'ouvrage *Les antioxydants – La révolution du XXe siècle*, l'utilisation de L-méthionine et de L-cystéine sous forme de suppléments alimentaires est loin de constituer une bonne solution.
Ces 2 substances comporteraient des effets secondaires indésirables assez importants (intoxication, calculs aux reins, à la vessie et à l'urètre...).
Par ailleurs, *Immunocal*®, un produit naturel breveté est tout à fait indiqué. Comme le mentionne Frédéric Le Cren, ce complément alimentaire naturel est passé par toutes les étapes de la recherche clinique auxquelles sont normalement soumis tous les médicaments. Son action en douceur prévient les effets secondaires indésirables.
Même si vous souffrez d'une *intolérance au lait*, vous pouvez prendre ce supplément puisqu'il ne contient pas plus de 1 % de lactose.
Les seules personnes pour qui ce complément est contre-indiqué sont celles qui ont reçu une greffe d'organe et celles qui sont *allergiques au lait. (Notez qu'il y a une différence entre intolérance et allergie au lait.)*
Ce produit agit autant sur l'hépatite B que sur l'hépatite C.
Immunocal® est disponible partout dans le monde. Pour savoir comment vous le procurer, voyez le chapitre 5.

Suppléments utiles

→ *Pancréas cru.* Respectez la posologie apparaissant sur l'étiquette. Ce supplément facilite la digestion et améliore la fonction pancréatique.

→ *Émulsion de vitamine A.* Prenez 25.000 UI par jour. Le foie assimile plus facilement la vitamine A prise sous forme d'émulsion plutôt que sous forme de comprimé. Dans ce dernier cas, le foie doit transformer le bêta-carotène en vitamine A, ce qui lui demande un effort supplémentaire.

Prise sous forme d'émulsion, la vitamine A n'impose aucune charge au foie.

→ *Vitamine C et bioflavonoïdes.* Prenez 3.000 à 5.000 mg par jour pour aider votre organisme à mieux se défendre contre les virus.

Autres recommandations

→ Misez sur le chardon-Marie, le radis noir et le pissenlit pour vous régénérer le foie. (Référez-vous également au chapitre 7 pour en savoir plus sur ces plantes.)

→ Durant 2 à 4 semaines, nourrissez-vous exclusivement de légumes crus et de fruits. Buvez des jus de légumes verts, des jus de carottes et de betteraves.

Et débutez cette cure par un jeûne de courte durée (voyez le chapitre 6).

→ Évitez de consommer des graisses, de l'alcool, des sucres, ainsi que toute nourriture usinée. Mettez également de côté tous médicaments non prescrits par le médecin. Buvez uniquement de l'eau distillée. Évitez de manger des fruits de mer et des poissons crus ainsi que toutes protéines animales.

→ Pratiquez des lavements à la chlorophylle, 3 fois par semaine. Injectez environ 1 litre de liquide et retenez durant 15 minutes.

Hépatite virale C (HVC)

Vous en avez beaucoup entendu parler lors du scandale du sang contaminé. L'hépatite virale C est probablement la forme d'hépatite virale la plus dangereuse à l'heure actuelle. Cela tient notamment au fait que cette maladie est dépistée très tardivement dans la majorité des cas.

<table>
<tr><th colspan="3">Évolution possible d'une hépatite C aiguë</th></tr>
<tr><td colspan="2">80 % des cas = hépatite chronique</td><td>20 % des cas = guérison</td></tr>
<tr><td>50 % des cas =
● reste peu active
● n'évolue pas
(faible risque de cirrhose</td><td>30 % des cas =
● devient modérément active
● cirrhose (après 10 à 15 ans)</td><td>20 % des cas =
● devient très active
● cirrhose (avant 10 ans)</td></tr>
<tr><td></td><td colspan="2">30 % des cas = cancer primitif du foie</td></tr>
</table>

Source : Dominique Pierrat, “Contamination, vaccination – tout savoir sur les hépatites”, *Top Santé*, Paris, juillet 2000

Quels symptômes peuvent vous faire soupçonner la présence d'une hépatite virale C ?

Ils sont assez semblables à ceux de l'hépatite B (voyez page 410), sauf sur quelques points :

→ L'hépatite C est très souvent asymptomatique.

→ L'existence d'une jaunisse à la phase aiguë est nettement plus rare que dans l'hépatite B.

→ L'évolution vers l'hépatite fulminante est exceptionnelle.

Les signes d'une HVC active dans la phase initiale de l'infection évoquent, lorsqu'ils existent, toutes les autres formes d'hépatites virales. (La période d'incubation est de 30 à 150 jours.)

Notez aussi que, même un bon médecin peut se tromper dans son diagnostic. N'hésitez donc pas à consulter au moins un autre médecin – voire un spécialiste – pour avoir "l'heure juste".

Seuls les tests sanguins peuvent éventuellement révéler la présence d'anticorps anti-VHC

La présence du VHC est dépistée par des tests indirects qui mettent en évidence l'existence d'anticorps anti-VHC. Les traces du virus lui-même sont indétectables avec les tests biologiques disponibles.

À défaut de ces tests, le dosage des enzymes présentes dans votre foie (transaminases) peut alerter votre médecin.

Dépistage et soins : pas évident !

Le dépistage de l'hépatite C n'est pas aisé. En France, pour 150.000 cas ayant été dépistés, on estime qu'environ 350.000 ne le sont pas. Plus des 2/3 des personnes contaminées ne sont donc pas au fait de leur maladie.

Et malgré ce faible pourcentage de patients qui réclament des soins, le système médical répond difficilement à la demande. Un 1er rendez-vous peut prendre 3 ou 4 mois tandis que pour une biopsie, il faut compter environ 6 mois.

Cette situation est d'autant plus inquiétante que le nombre de patients gravement atteints augmente sans cesse. On sait que le virus de l'hépatite C met 20 à 30 ans pour accomplir ses méfaits.

C'est donc seulement aujourd'hui que nous sommes confrontés aux nombreuses contaminations survenues entre les années 1970 à 1980 !

Comme vous pouvez le constater, une approche préventive reste encore la meilleure façon et la solution la plus sage.

Comment risquez-vous d'être contaminé par le virus de l'hépatite C ?

Le VHC se transmet essentiellement par le sang et ses dérivés. En France, on estime que 50 % des sujets atteints d'hépatite C ont été contaminés lors de transfusions de sang ou de produits dérivés.

Un autre 25 % des malades sont des toxicomanes qui se sont transmis le virus en se faisant des injections intraveineuses avec des seringues contaminées.

Dans près de 25 % des cas restants, le mode de transmission demeure indéterminé ou inconnu !

Les chercheurs soupçonnent une transmission par une plaie ou une blessure occasionnée par un instrument infecté. La transmission mère-enfant est envisagée, mais n'a pas encore été définie précisément.

Quant à la transmission par voie sexuelle, elle fait encore l'objet de discussion entre spécialistes. Mais ne négligez pas pour autant d'avoir des rapports sexuels protégés puisque cela reste valide pour plusieurs maladies – y compris d'ordre hépatique.

Comment vous protéger ?

En étant conscient des risques que vous courez et des symptômes, vous pouvez au moins réduire vos risques au niveau de la contamination par le sang.

Pour connaître avec précision vos facteurs de risque potentiels du côté sanguin, consultez la liste des modes de transmission dans *Comment vous protéger contre le virus de l'hépatite B (VHB) ?* à la rubrique précédente (*Hépatite virale B*).

Et vous avez au moins 3 bonnes raisons pour redoubler de prudence !

→ Le virus peut rester inactif, totalement silencieux, pendant plusieurs années, voire plusieurs décennies.

→ Il y a le problème des “porteurs sains”. Voyez page 410.

→ Le VHC possède une variabilité génétique très importante. Comme le virus du SIDA, il peut changer de forme.

Il n'y a donc pas, à l'heure actuelle, de vaccin contre le VHC. La mise au point d'un tel vaccin pose les mêmes problèmes que pour celui du sida à cause de cette variabilité génétique.

Comment se traite l'hépatite C ?

Selon le Dr Andrew Weil (voyez plus loin), la médecine conventionnelle offre un traitement à base d'alpha-interféron et autres médicaments antiviraux qui ne sont ni remarquablement efficaces, ni dépourvus d'effets secondaires.

Voici quelques précisions en ce qui les concerne.

L'interféron alpha

Le traitement le plus efficace dont la médecine disposait jusqu'à tout récemment était l'interféron, une substance que sécrète l'organisme.

Toujours selon le Dr Weil, le taux initial de réactions positives à l'interféron alpha est d'environ 35 à 40 %, ce qui ne préserve pas d'une éventuelle rechute. On estime que 15 à 20 % des patients obtiennent une guérison complète.

Pour ce qui est des réactions indésirables, elles incluent :

- la diarrhée
- la dépression
- les maux de tête
- la baisse d'appétit

Seul un spécialiste des maladies hépatiques est en mesure de déterminer si le recours à ce traitement est nécessaire. Tout dépend de l'atteinte du foie.

Un nouveau médicament : la ribavirine

Depuis juin 1999 toutefois, un nouveau médicament a fait son arrivée dans les pharmacies françaises. Il s'agit de la *ribavirine* (*Rebetol*®). Son association avec l'interféron permet de guérir 40 % des malades. Une nette amélioration !

Et dans le cas de patients ayant rechuté après un monotraitement à l'interféron, la bithérapie apporte la guérison dans 50 % des cas par rapport aux 5 % obtenus avec un second traitement à l'interféron.

Ce traitement vous convient-il ?

Pour être éligible au traitement, votre charge virale doit être élevée. La bithérapie est en effet réservée aux patients atteints d'une hépatite chronique grave qui risque d'évoluer vers la cirrhose, ce qui n'est pas le cas de tous.

Selon le profil du malade, le traitement peut durer 6 à 12 mois à raison de 3 injections hebdomadaires d'interféron en association avec la prise orale de ribavirine, 2 fois par jour.

Efficace mais pénible !

Ce nouveau traitement contre l'hépatite C n'est malheureusement pas dépourvu d'effets secondaires :

- Chez un nombre élevé de patients, le "cocktail" provoque de la fatigue et des céphalées assez importantes.
- Le 1/3 des patients traversent des épisodes de dépression dont la sévérité justifie un arrêt du traitement.
- Chez 10 % des patients, le traitement entraîne une anémie sévère affectant particulièrement les personnes âgées et celles atteintes de maladies coronariennes.

L'ensemble de ces effets secondaires justifie l'arrêt du traitement dans 10 à 20 % des cas.

Mentionnons encore que la ribavirine peut entraîner des malformations fœtales. Elle est donc tout à fait contre-indiquée pour les femmes enceintes et celles qui souhaitent le devenir.

Pour être traitées, les femmes en âge de procréer doivent subir un test de grossesse, lequel sera répété tous les mois jusqu'à 4 mois après le traitement.

Bref, vous avez certainement intérêt à vous tourner du côté des médecines douces avant d'envisager ce nouveau traitement. À cet effet, voyez nos suggestions ci-après.

(Source : *Science & Vie*, N° 990, mars 2000)

Attention !

Le Dr Weil précise qu'en cas d'infection, le ou la conjoint(e) doit absolument se faire immuniser contre l'hépatite B. La combinaison de ces 2 formes d'hépatites serait très grave.

Vos solutions naturelles

La médecine classique n'est donc pas particulièrement bien équipée pour combattre le virus de l'hépatite C. Vous avez donc tout intérêt à essayer les méthodes naturelles, qui sont fort prometteuses.

Le Dr Andrew Weil, que nous venons tout juste de mentionner, est un médecin américain fort reconnu dans le domaine des méthodes de santé alternatives. Il a écrit quelques excellents ouvrages et une multitude d'articles pour aider ses lecteurs à prendre leur santé en main.

Voici les recommandations qu'il adressa à une lectrice qui lui demandait comment pouvait se soigner un ami souffrant d'une hépatite C :

→ Ne buvez pas d'alcool.

→ Ne consommez ni drogue – de quelque nature qu'elles soient –, ni médicaments, qu'ils soient prescrits par un médecin ou vendus sans prescription.

→ Limitez votre consommation de protéines à une portion ou moins par repas.

→ Prenez des antioxydants tous les jours :

- 25.000 UI de bêta-carotène,
- 400 à 800 UI de vitamine E de source naturelle,
- 1.000 mg de vitamine C (2 fois par jour),
- 1.000 mcg de sélénium (voyez pourquoi dans *Vos solutions naturelles* à la rubrique *Cancers primitifs du foie*).

→ Buvez beaucoup d'eau, au moins 8 verres par jour.

→ Rendez-vous régulièrement dans un sauna (2 à 3 fois par semaine).

→ Prenez du chardon-Marie (*Silybum marianum*), une plante qui protège le foie, 2 capsules d'extrait standardisé de 50 mg chaque 2 fois par jour. Pour plus de détails, voyez le chapitre 7.

→ Prenez aussi d'autres plantes qui protègent le foie – comme le schisandra (*Schisandra chinensis*), par exemple. Mais puisqu'on ne dispose pas d'extraits standardisés de cette plante, il est difficile de recommander un dosage précis.

L'idéal est de vous en remettre aux recommandations d'un praticien de médecine traditionnelle chinoise qui possède une bonne expérience dans le traitement des hépatites chroniques.

(Source : "Your Health Questions Answers by the Leaders in Natural Medicine Seriousness of Hepatitis C", *Natural Health*, mars 1999)

L'argile aide à traiter les hépatites et les cirrhoses du foie

L'argile peut aussi vous rendre de fiers services en cas d'hépatite. Pour savoir comment l'utiliser, voyez page 369 à la rubrique *Cirrhose du foie*.

Mais ce n'est pas tout...

- Au Japon, la réglisse utilisée sous forme intraveineuse est un traitement classique pour l'hépatite C. Pour en savoir plus, voyez *Vos solutions naturelles* à la rubrique *Cancers primitifs du foie*.
- Essayez également les autres solutions naturelles énoncées dans la rubrique consacrée à l'hépatite B. Celles-ci valent pour les hépatites en général.
- Pour compléter les conseils du Dr Andrew Weil, voyez aussi la méthode du Dr Berkson au chapitre 5.

Une transplantation en vue ?

La transplantation du foie semble faire des heureux. Comme le rapporte Catherine C. de Boulogne-Billancourt :

“(...) cette transplantation m’a redonné la vie. C’était la seule issue et cette chance, je l’ai saisie. Aujourd’hui, je peux vivre pratiquement normalement avec le soutien inconditionnel de mon mari et de mes enfants. J’ai 59 ans et je vis ! Je mange beaucoup de poisson, mais je ne fais pas de régime particulier, sauf pour l’alcool et le sel.” (*Santé Magazine*, janvier 1995, p. 40-41)

Et il y a d’excellentes nouvelles en matière de transplantation : de plus en plus de gens – en parfaite santé – sont prêts à donner leur foie. Autrement dit, il n’est plus nécessaire d’attendre qu’une personne meurt pour qu’une autre puisse continuer à vivre avec un autre foie que le sien.

Mieux encore : “(...) vous pouvez savoir tout ce que vous voulez savoir à propos du donneur, ce qui ne peut pas être le cas avec un cadavre”, explique le Dr Andrew Klein, directeur des transplantations à l’Hôpital John Hopkins Hospital, de Baltimore.

Certes, il y a certains risques liés à la transplantation tant pour celui qui reçoit le foie que pour le donneur. Mais il faut s’entendre sur l’expression “donner son foie”, qui rend les choses beaucoup plus dramatiques qu’elles ne le sont.

En fait, le foie malade est enlevé et remplacé par environ 60 % du foie du donneur. En un premier temps, le receveur et le donneur vivent donc avec une portion de foie. Mais grâce à la capacité d’autorégénération naturelle du foie (voyez le chapitre 24), le foie de l’un et l’autre retrouve une taille normale en 4 à 6 semaines.

Quant au taux de succès après 5 ans, il est de 80 %.

Reste que le médecin américain Andrew Weil, déjà mentionné, estime qu'il ne faut pas faire des transplantations pour rien.

Voici ce qu'il disait à propos de ses recommandations que nous avons citées un peu plus haut :

"Rappelez toutefois que la médecine conventionnelle a tendance à être alarmiste. C'est à croire que tous les patients se dirigent tout droit vers une transplantation du foie, alors qu'en réalité plusieurs cas d'hépatite C peuvent être maîtrisées par les méthodes mentionnées ci-dessus." ("Ask the Experts – Seriousness of Hepatitis C", *Natural Health*, mars 1999)

De la moelle osseuse dans votre foie : un premier pas vers les foies artificiels

Votre moelle osseuse pourrait bien contenir des cellules souches dont est constitué votre foie. Cette hypothèse a été émise par des chercheurs américains qui, après avoir complètement éliminé la moelle osseuse de souris femelles, l'ont remplacée par de la moelle provenant de souris mâles.

Quelques mois plus tard, ils ont constaté que le foie des souris contenait 2 % de cellules porteuses du chromosome Y, une caractéristique mâle.

Reste à trouver le moyen d'identifier quelles sont, parmi les cellules de la moelle osseuse, les cellules souches du foie.

Si les chercheurs y parviennent, leur découverte pourrait bien déboucher sur des applications pratiques fort intéressantes : greffer des cellules souches plutôt que des morceaux de foie ou des foies entiers. On pourrait même produire des foies artificiels pour approvisionner les banques d'organes.

Comme vous pouvez le voir, tous les espoirs sont permis.

(Source : *Science & Vie*, N° 990, mars 2000)

Transplantations chez les très jeunes enfants

Voyez l'encadré *Cirrhose du foie chez un enfant de 15 jours : la révolution dans les transplantations* à la rubrique *Cirrhose*.

Hépatite virale D ou Delta (HVD)

C'est la forme la plus déconcertante d'hépatite virale. En effet, le virus en cause – le VHD – dépend du virus de l'hépatite B pour se développer et se multiplier dans l'organisme humain !

Il provoque 2 formes d'infection aiguë, après une période d'incubation de 20 à 90 jours, le plus souvent sans symptômes (jaunisse assez rare) :

→ une co-infection : le malade est infecté simultanément par le virus VHB et le VHD. Cette forme évolue rarement vers la chronicité (5 % des cas seulement) ;

→ une sur-infection : l'infection par le VHD survient chez un malade déjà porteur du virus de l'hépatite B. Dans cette forme, 80 % des sujets atteints deviennent des porteurs chroniques.

La maladie peut revêtir une forme aiguë, voire fulminante.

En cas de chronicité, le passage à la cirrhose s'effectue rapidement : en moins de 2 ans dans 15 % des cas.

Notez cependant que la forme chronique de cette hépatite virale ne concerne qu'un nombre de malades beaucoup plus faible que dans le cas des hépatites B et C.

Quels symptômes peuvent vous faire soupçonner la présence d'une hépatite virale D ?

En un premier temps, ce sont :

→ nausées

→ perte d'appétit

→ douleurs articulaires

→ fatigue

Mais vous pourriez aussi avoir de la fièvre (quoique non marquée). Et si vous avez un foie élargi, vous ressentirez un malaise ou une douleur sous le bord inférieur des côtes à droite.

Par la suite, une jaunisse peut apparaître.

Comment se propage l'hépatite virale D ?

La contamination et la transmission du VHD sont identiques à celles de l'hépatite B (consultez la rubrique du même nom).

Elles concernent essentiellement les toxicomanes qui se font des injections intraveineuses, et les homosexuels. La transmission par voie sexuelle reste discutée.

En revanche, il n'y a jamais de contamination par des aliments et des eaux de boisson souillés.

Curieusement, les zones géographiques où la maladie sévit avec une forte endémie ne recouvrent pas exactement celles de l'hépatite B. Alors que cette dernière frappe des millions de personnes en Afrique et en Asie, l'hépatite D y est peu fréquente.

Par contre, la forme D se rencontre dans le bassin méditerranéen, plus particulièrement en Italie du Sud, en Europe de l'Est, en Amérique Centrale et du Sud, ainsi qu'en Europe du Nord.

Comment vous protéger contre le virus de l'hépatite D

La prévention contre le VHD se superpose à celle contre le VHB. En effet, dans l'immense majorité des cas, le VHD ne se développe qu'en présence du VHB.

Par conséquent, une vaccination contre l'hépatite B constitue une protection efficace contre l'hépatite D. (En tenant compte bien sûr des réserves possibles en ce qui concerne la vaccination. Voyez page 412 à la rubrique *Hépatite virale B*.)

Les recherches sont en cours pour la mise au point d'un vaccin spécifique anti-VHD, qui sera particulièrement indiqué chez tous les porteurs chroniques du VHB non encore contaminés par le VHD.

En attendant, les règles d'hygiène générale détaillées plus haut sont essentielles pour prévenir une surinfection.

Comment se traite-t-elle ?

Le traitement de l'hépatite virale chronique D est identique à ceux des formes B et C, soit à base d'interféron alpha.

Cependant, rappelez-vous que l'arrêt du traitement entraîne de très fréquentes rechutes.

C'est d'ailleurs pourquoi les spécialistes ont envisagé un traitement au long cours à faibles doses, une fois la multiplication stoppée ou très atténuée.

Vos solutions naturelles

→ Parallèlement aux méthodes de base pour traiter l'hépatite D, vous avez tout intérêt à essayer aussi les solutions naturelles décrites dans la rubrique consacrée à l'hépatite B. Celles-ci valent pour les hépatites en général.

→ Pour soigner la jaunisse, voyez la rubrique *Jaunisse*.

Hépatite virale E (HVE)

Cette forme d'hépatite virale est relativement marginale dans les pays occidentaux. En effet, sa répartition géographique (état endémique) est assez bien circonscrite notamment à l'Inde, l'Asie du Sud-Est, l'Afrique sub-sahélienne, le Mexique.

Les sujets européens infectés le sont pratiquement tous au retour d'un voyage dans une région où l'infection est endémique.

Cela signifie donc que vous n'êtes pas entièrement à l'abri.

Soyez-en conscient si vous voyagez dans les régions mentionnées ou si vous êtes en contact plus ou moins intime avec une personne qui en revient.

Quels symptômes peuvent vous faire soupçonner la présence d'une hépatite virale E ?

La maladie se manifeste par un début brutal, avec une forte fièvre, de la diarrhée et des nausées.

Vous risquez de ressentir – c'est souvent le cas – un malaise ou même une franche douleur sous le bord inférieur des côtes à droite.

La phase de jaunisse dure en moyenne 3 à 6 semaines. Mais ce n'est pas un symptôme fréquent.

Il n'y a jamais de passage de l'hépatite E à la chronicité. Mais notez que l'immunité naturelle acquise par les malades après une infection est limitée dans le temps. Les cas de réinfections ont, en effet, été signalés dans diverses zones.

Comment se transmet le virus de l'hépatite E ?

Le virus responsable n'a été identifié qu'en 1990. Sa période d'incubation est de 10 à 42 jours.

La transmission se fait par l'ingestion d'aliments ou d'eau de boisson contaminés, comme pour le virus de l'hépatite A.

Assez bénigne en Europe, l'HVE pose par contre un gros problème de santé publique dans les régions endémiques. Il y règne des conditions d'hygiène déplorables qui favorisent la contamination sur une vaste échelle, avec des épidémies sporadiques sévères.

Comment vous protéger contre le virus de l'hépatite E

En raison du mode de transmission par la bouche ou les selles typique du VHE, les mesures de prévention sont identiques à celles indiquées pour l'hépatite A (voyez page 403).

En voyage, ces mesures de base sont les seuls moyens de prévention possibles puisqu'il n'existe encore aucun vaccin disponible.

> ***Très important***
>
> Le risque d'une hépatite fulminante E est très élevé (20 %) chez les femmes enceintes, au 3e trimestre de grossesse. Si vous êtes enceinte, il vous est donc fortement déconseillé de voyager pendant cette période dans les pays où l'hépatite E sévit à l'état endémique.
>
> En outre, des mesures d'hygiène draconiennes doivent être prises si votre conjoint (ou tout membre de la famille vivant sous le même toit) revient d'un séjour dans une région d'endémie. Et ce, même en l'absence de tout signe de contamination par le VHE chez le voyageur.

Comment se traite-t-elle ?

Tout comme l'hépatite A, cette maladie est de nature aiguë et elle se guérit d'elle-même en quelques semaines sans laisser de séquelles.

Dans la plupart des cas, son impact général étant relativement mineur, la médecine ne propose rien de spécifique pour traiter ce mal.

Vos solutions naturelles

→ Reposez-vous dès que vous en ressentez le besoin.

→ Aidez votre foie en privilégiant les "amis" et en évitant les "ennemis" de votre foie (voyez les parties 1 et 2). Limitez plus spécialement votre consommation de matières grasses et d'alcool.

→ Vous pouvez soulager vos douleurs avec des compresses d'argile, des compresses chaudes ou des aimants (appliqués sur l'abdomen), ou encore avec des bains de pieds chauds. (Voyez les chapitres portant sur l'argile, l'hydrothérapie et la magnétothérapie.)

→ Pour soigner la jaunisse, voyez la rubrique *Jaunisse*.

Hépatites virales non A, non B, non C, non D, non E

Des équipes de chercheurs européennes et américaines se sont trouvées confrontées, au cours des dernières années, à des formes d'hépatites virales dont l'agent n'appartient à aucun des types connus et identifiés à ce jour : A, B, C, D et E.

Ils parlent d'hépatites virales F, G, peut-être H... Nous n'en sommes qu'au stade préliminaire des recherches, mais voici néanmoins quelques précisions sur les hépatites F et G.

Le virus de l'hépatite F (VHF)

Des chercheurs indiens ont isolé, fin décembre 1994, un nouveau virus chez des malades présentant tous les signes d'une hépatite virale. Ils ont baptisé ce nouveau germe "virus de l'hépatite F".

Il se transmettrait par voie oro-fécale.

Le virus de l'hépatite G (VHG)

Une autre équipe de chercheurs, américaine cette fois, a découvert plus récemment un autre virus hépatique. C'est le seul nouvel agent responsable d'hépatite qui semble identifié dans l'état actuel des recherches. Il a été baptisé "virus de l'hépatite G".

Quoiqu'appartenant à la famille des Flavivirus, comme le VHC, ce virus est très différent de l'agent de l'hépatite C.

Notez cependant que les personnes atteintes d'une hépatite G sont souvent infectées en même temps par l'hépatite B ou C – ou même par les 2 à la fois !

La transmission de l'hépatite G se ferait par des voies autres qu'orales : injections, etc. Elle menace donc bien sûr les toxicomanes, mais elle pourrait aussi vous concerner si vous avez subi plusieurs transfusions de sang.

Ce virus provoque des hépatites aiguës qui évoluent spontanément vers la guérison ou vers la chronicité, mais dans une beaucoup plus faible mesure que l'HVC. On n'en sait pas beaucoup plus à ce jour.

Comment vous protéger contre les hépatites virales non A, non B, non C, non D, non E

Du fait même de leur découverte très récente, et de l'ignorance dans laquelle les chercheurs se trouvent face à ces autres agents d'hépatites virales, il est difficile de vous indiquer des mesures de prévention médicalement fondées à 100 %.

Néanmoins, dans le cas de l'hépatite F – qui est transmise par l'ingestion d'aliments ou d'eau de boisson contaminés –, il est nécessaire d'appliquer en principe les mesures de prévention utilisées pour l'hépatite A. Les sources de contamination potentielles sont identiques.

Pour ce qui est de l'hépatite G – dont la transmission se fait par le sang –, appliquez les mêmes règles d'hygiène générale que pour l'hépatite B.

Les mesures d'hygiène recommandées dans ces 2 cas, sont de toute manière toujours bénéfiques pour votre santé, en dépit de leur caractère un peu contraignant.

Vos solutions naturelles

Parallèlement aux méthodes de base pour traiter ces 2 formes d'hépatites, vous avez tout intérêt à essayer aussi les solutions naturelles proposées dans la rubrique consacrée à l'hépatite B. Celles-ci valent pour les hépatites en général.

Hépatites virales dues à d'autres virus

Les hépatites virales (A, B, C, D, E et peut-être F et G) décrites ci-dessus sont provoquées par des virus qui, habituellement, ne s'attaquent qu'à votre foie.

Mais il existe des virus qui sont en quelque sorte "généralistes". C'est-à-dire qu'ils sont capables d'infecter divers organes ou tissus de votre organisme tout en pouvant aussi – dans certaines circonstances – causer des hépatites.

On les incrimine lorsqu'aucun des marqueurs spécifiques des virus strictement hépatotropes n'est découvert au cours d'une hépatite virale avérée. Ces virus "généralistes" déclenchent un nombre relativement limité d'hépatites.

Nous ne ferons que vous les mentionner, afin que vous-même ou votre médecin y songiez en présence d'une hépatite virale dont la cause paraît mystérieuse.

Les hépatites à Herpès simplex

Les virus de l'herpès simplex sont habituellement responsables de 2 types d'infections :

- infections buccales, oculaires, neurologiques, cutanées (siégeant sur la face et le tronc) ;
- infections génitales et des membres inférieurs.

Ces virus peuvent aussi provoquer des hépatites chez des adultes immunodéprimés. Autrement dit chez ceux infectés par le virus du SIDA, ayant subi une transplantation d'organes ou en traitement chimiothérapique cytostatique.

Chez le nouveau-né, l'hépatite peut faire partie du tableau d'une infection herpétique disséminée. Les hépatites à herpès simplex restent rares et tout à fait exceptionnelles chez l'adulte non immunodéprimé.

Les hépatites à virus Epstein-Barr

Le virus d'Epstein-Barr (EBV) est l'agent de la mononucléose infectieuse. Cette infection peut revêtir des formes hépatiques (hépatite interstitielle avec ou sans ictère) dont les caractères ressemblent ou évoquent une hépatite virale.

Le pronostic est habituellement bénin. Il n'y a pas de traitement spécifique.

Les hépatites à cytomégalovirus

Le cytomégalovirus (CMV) est responsable de diverses infections congénitales et néo-natales, d'un syndrome de mononucléose et d'une pathologie que l'on rencontre chez les sujets immunodéprimés ou transplantés. (Voyez l'encadré *Une transplantation en vue ?* à la fin de la rubrique *Hépatite virale C*.)

Les atteintes hépatiques (asymptomatiques et presque toujours sans jaunisse) sont assez fréquentes au cours de ces pathologies à CMV.

Les autres virus

Plusieurs autres virus peuvent entraîner des hépatites qui accompagnent des infections diverses.

Ce sont notamment les virus de la rougeole, de la rubéole, de la varicelle, du zona, de la fièvre jaune, etc.

Mais dites-vous bien que ces formes sont rares.

Vos solutions naturelles

Parallèlement aux méthodes de base pour traiter ces maladies, vous avez tout intérêt à essayer aussi les solutions naturelles suggérées à la rubrique *Hépatite virale B*. Celles-ci s'appliquent pour les hépatites en général.

Hyperplasie nodulaire focale

Voyez la rubrique *Tumeurs bénignes du foie*.

Hypertension portale

Avec l'insuffisance hépatique, c'est l'un des 2 désordres initiaux liés à la cirrhose. Soyez attentif à ses manifestations, car elle peut avoir des conséquences redoutables qui exigent une hospitalisation immédiate.

Comment survient-elle ?

Rappelons que la *veine porte* est un gros vaisseau qui draine vers le foie tout le sang veineux. (Celui qui provient en particulier des intestins, très riche en nutriments divers absorbés lors des repas.)

La veine porte se subdivise à l'intérieur de votre foie en un immense réseau de vaisseaux de plus en plus fins. L'apport de *sang porte* s'effectue en permanence, 24 heures sur 24 et tous les jours, dès votre naissance.

Tant que le réseau porte est ouvert, le sang s'écoule normalement. Mais les nodules sont autant de barrages à la circulation normale.

Dès qu'il y a un obstacle sur une partie du parcours, le sang est ralenti au niveau de l'entrée de la grosse veine porte dans votre foie.

S'il y a non pas un mais plusieurs obstacles disséminés dans cet organe, la situation devient sérieuse : le sang porte s'accumule et la veine porte se gonfle dangereusement.

La pression monte et c'est alors ce qu'on appelle l'*hypertension portale.*

Celle-ci peut être plus ou moins élevée comme dans l'hypertension artérielle.

Prise à un stade précoce, l'hypertension portale de la cirrhose peut être maîtrisée en agissant vigoureusement sur la cause : traitement de l'hépatite virale ou de l'alcoolisme, par exemple.

Les complications de l'hypertension portale

Si l'hypertension portale n'est pas traitée, elle reste importante en plus d'engendrer diverses complications. Les principales sont :

- les varices œsophagiennes et/ou gastriques
- les ascites

Voici plus de détails sur celles-ci.

Varices œsophagiennes et/ou gastriques

Que se passe-t-il lorsque l'on dresse un barrage devant un petit ruisseau ?

Une fois que l'eau retenue atteint un certain niveau, elle s'écoule sur les côtés, par des voies plus ou moins parallèles au lit normal du ruisseau.

C'est ce qui se passe avec l'hypertension portale.

Quand la pression dans la veine porte a atteint un certain seuil, le sang cherche à se frayer un chemin, de force. Il emprunte alors les veines les plus proches anatomiquement de la veine porte.

Mais ces veines, d'un diamètre beaucoup plus petit que celui de la veine porte, ne sont pas conçues pour résister à la très forte pression que le sang porte exerce sur leurs parois. Il se forme donc des varices à leur niveau : varices œsophagiennes ou gastriques.

Comme les parois de ces varices sont fines, le risque d'une rupture est très élevé.

Les hémorragies digestives qui s'ensuivent sont parmi les complications les plus redoutables de l'hypertension portale – et donc des cirrhoses.

Comment se traitent-elles ?

Leur survenue exige une hospitalisation d'urgence en milieu spécialisé. Mais rappelez-vous que si l'intervention a lieu rapidement, cette complication de la cirrhose se traite bien.

L'ascite

Il s'agit d'un épanchement de liquide hépatique dans la cavité abdominale. Si cela devait vous arriver, vous pourriez noter une proéminence abdominale très caractéristique, avec un réseau de veines bien visibles autour du nombril, lequel, éversé, ressort comme une protubérance.

Si l'ascite n'est pas traitée rapidement et efficacement, de graves complications peuvent survenir :

- hernie ombilicale
- rupture du nombril (exceptionnellement)
- et surtout infection du liquide de l'ascite avec risque de septicémie.[1]

Comment se traite-t-elle ?

Maintenant que vous connaissez bien les symptômes de cette complication, vous pouvez heureusement réagir avec célérité, le cas échéant.

Le traitement associe ponctions évacuatrices du liquide, mesures diurétiques et régime à faible teneur en sel.

Vos solutions naturelles

Pour l'essentiel, elles sont liées au traitement des hépatites virales ou de l'alcoolisme par les moyens naturels. Voyez la rubrique *Hépatite virale B* (les solutions proposées valent pour les hépatites en général).

Consultez aussi les rubriques *Cirrhose du foie* et *Maladies du foie provoquées par l'alcoolisme.*

1 - État pathologique causé par la multiplication de microbes dans le sang et leur dissémination dans tout l'organisme.

Insuffisance hépatique

À côté de l'hypertension portale, et simultanément, la cirrhose hépatique entraîne un 2e grand désordre fonctionnel : l'insuffisance hépatique.

Comme ce nom l'indique, votre foie ne fournit plus son plein rendement. Il y a réduction :

- du nombre de cellules hépatiques en état de fonctionnement ;
- des nutriments essentiels à la fabrication de substances indispensables pour tout votre organisme.

D'où plusieurs conséquences pathologiques qui peuvent donner lieu à de graves complications

- Entre autres : Le pouvoir filtrant et désintoxicant de votre foie étant plus ou moins fortement altéré, vous risquez de subir des intoxications sévères. C'est le cas en particulier avec des médicaments.
- La synthèse de nombreuses substances "vitales" baisse considérablement. De là, un effet "boule de neige" qui finit par affecter de nombreux organes.

Au contraire de l'hypertension portale qui peut passer totalement inaperçue même avec une ascite (modérée), l'*insuffisance hépatique se traduit par des signes ou symptômes qui peuvent vous alerter.*

Parmi ces signes ou symptômes, les plus fréquents et les plus évocateurs sont

→ La jaunisse, souvent accompagnée de tuméfactions spontanées et/ou d'un purpura[1] à un stade de cirrhose avancé.

1 - Maladie provoquant une éruption de taches rouge foncé. Celles-ci sont causées par des hémorragies au niveau de la peau.

- Des formations étoilées de petits vaisseaux sanguins dilatés (*angiomes stellaires*) qui siègent sur votre visage, votre thorax et vos membres supérieurs.
- Une rougeur de la paume des mains.
- Une déformation des doigts caractérisée par des extrémités bombées (hippocratisme digital), associée ou non au phénomène des “ongles blancs”.
- Des tuméfactions spontanées ou survenant après une piqûre intraveineuse ou intramusculaire.
- Des modifications de caractères sexuels secondaires : diminution ou disparition de la pilosité chez l’homme, avec parfois signes de féminisation des seins, et masculinisation chez la femme associée souvent à une absence de règles et à une stérilité.

Consultez au plus vite

En présence de 2 ou plus de ces signes, consultez au plus vite.

Les complications de l’insuffisance hépatique peuvent, en effet, survenir brutalement et de manière dramatique.

La plus redoutable est l’*encéphalopathie hépatique*. Ce syndrome désigne un ensemble de troubles neuro-psychiques sévères, pouvant aller jusqu’au coma et à la mort.

Vous vous en doutez : l’encéphalopathie hépatique est toujours une urgence médicale absolue, même en cas de doute.

Vos solutions naturelles

- Le pissenlit est efficace pour traiter les petites insuffisances hépatiques. Pour en savoir plus sur cette plante, voyez la section qui lui est consacrée dans le chapitre 7.
- Essayez la magnétothérapie. Selon le professeur Louis Donnet :

"Il faut apppliquer les magnets selon la méthode B. On peut également poser des pastilles magnétiques, face Sud, sur le foie (...) durant 10 à 30 minutes par jour." (*Les aimants pour votre santé*, Éditions Dangles, Saint-Jean-de-Braye, 1985, page 120)

Pour plus de précisions, voyez le chapitre 13.

→ Pour soigner la jaunisse, voyez la rubrique *Jaunisse*.

→ Selon le cas, il s'agit aussi de traiter l'hépatite virale en cause ou l'alcoolisme, par les moyens naturels. Voyez la rubrique *Hépatite virale B* (où vous trouverez des solutions naturelles qui valent pour les hépatites en général) ainsi que le chapitre 19. Consultez aussi la rubrique *Cirrhose du foie.*

Jaunisse

(Voyez aussi le chapitre 26)

La jaunisse est un symptôme immédiatement reconnaissable qui est associé à beaucoup de maladies du foie. Elle s'accompagne toujours d'un état de fatigue très important.

Mal soignée, la jaunisse peut laisser des séquelles importantes. C'est pourquoi, vous ne devriez jamais prendre une jaunisse à la légère.

Vos solutions naturelles

Voici un traitement que propose A. Vogel dans *Le foie – Régulateur de la santé* et qui convient pour tous les types de jaunisse :

1. Commencez votre traitement par 2 ou 3 jours de diète absolue durant lesquels vous ne boirez que de l'eau argileuse additionnée de *Lacesis D 12* en alternance avec une tisane pour les reins et *Nephrosolid.*

2. Après ces quelques jours de jeûne, introduisez lentement des jus : 1 à 2 dl de jus de carotte au minimum. A. Vogel recommande particulièrement le jus Carottina, un jus lacto-fermenté. Un jus de carottes “bio” maison est également un excellent choix.

   Vous pouvez aussi boire, en alternance, du suc de myrtille cru ou du jus de cassis.

3. Au 4e ou 5e jour, commencez à introduire des aliments solides : du muesli, des myrtilles, des salades (pissenlit, chicorée, cresson, épinards, jeunes poireaux, carottes, un peu de raifort et de radis) arrosées d'une huile végétale pressée à froid et d'un peu de Molkosan. Ajoutez ensuite du riz complet accompagné de sauce tomate aromatisée aux herbes, des artichauts, du quark (fromage blanc caillé) et un peu de yaourt maigre.

   Mangez toujours avec modération, lentement, en mastiquant bien vos aliments.

   Les fritures, les graisses animales et les sucres raffinés sont bien sûr à proscrire.

4. Un autre régime préconisé par A. Vogel consiste à boire quotidiennement du bouillon d'orge. Pour l'obtenir :

   – Ajoutez 1 tasse d'orge pour 3 ou 4 litres d'eau.
   – Laissez mijoter jusqu'à ce que l'orge soit tendre.
   – Passez et buvez tout au long de la journée.

   Ce régime fort simple est étonnamment efficace.

5. Puisque la jaunisse affecte généralement les intestins, adoptez les mesures qui s'imposent pour en régulariser le fonctionnement (voyez ci-dessus).

   Les lavements sont particulièrement importants. En cas de jaunisse, ils permettent une purification rapide du sang, qui est alors chargé de bile.

   Par la suite et toujours dans le but de purifier le sang, prenez en homéopathie *Chelidonium D 2* et *Podopyllum D 3* ou *Chelicynara.*

6. Tout au long de la maladie ainsi que dans les semaines qui sui-

vent, appliquez quotidiennement des compresses chaudes sur la région du foie.

Pour ces compresses, utilisez en alternance de la prêle et de la camomille. Laissez agir les compresses 30 à 40 minutes en les remplaçant lorsqu'elles commencent à refroidir.

Suite à ce traitement hydrique, alternez des compresses d'argile et de feuilles de chou.

Maladies du foie provoquées par l'alcoolisme

Un homme s'était impliqué activement toute sa vie dans la lutte contre l'alcool au volant. Il était lui-même d'une conduite exemplaire en ce sens et faisait partie d'une association qui aidait les gens à en faire autant.

Et pourtant ! Devinez comment il est mort ?

Dans son salon... mais tué par une automobile conduite par un chauffard ivre.

Même si sa maison était au fond d'une ruelle, le chauffard réussit à s'y engouffrer et à pénétrer tout droit dans son salon en “passant” par la grande baie vitrée !

Cela signifierait-il donc que cela ne vaut pas la peine de faire des efforts pour être sobre et rester en bonne santé ? Qu'il est inutile de se battre contre son destin ?

Bien entendu, il n'en est rien...

Ce cas rapporté ici est absolumment rarissisme, un record du Guiness en son genre. Et 99,99 % de ceux qui ont pris la décision de limiter les dégâts liés à une consommation excessive d'alcool – et qui ont réussi – s'en félicitent.

Par exemple, le saviez-vous ? Environ 80 % des décès par cirrhose résultent d'un abus d'alcool.

Cette cirrhose alcoolique du foie survient en général après une dizaine d'années de consommation excessive de boissons alcoolisées.

Mais peut-être pourriez-vous aussi être fort surpris si un médecin vous annonçait que vous avez une cirrhose. Vous n'aviez rien vu venir et, de plus, personne, à commencer par vous-même, ne vous a jamais considéré comme un vrai alcoolique ! Car même un alcoolisme chronique *modéré* peut déboucher à long terme sur une cirrhose.

Heureusement, l'état cirrhotique est souvent précédé (mais pas toujours) par des états pathologiques intermédiaires, parfois avec des symptômes connus – et fréquemment réversibles !

Mais avant de vous les décrire, lisez ce qui suit pour savoir pourquoi et comment l'alcool peut exercer une action toxique sur votre foie.

Pourquoi les excès d'alcool prolongés peuvent-ils exercer une action toxique sur votre foie ?

Le principal alcool contenu dans les boissons alcoolisées est l'*alcool éthylique* ou *éthanol*. (On y trouve aussi mais en quantités beaucoup plus faibles du méthanol, du propanol, de l'isopropanol, etc.)

Cette substance est présente en proportions diverses :

- 2 à 6 % du volume dans les bières ;
- 6 à 13 % pour les vins ;
- 30 à 40 % pour les liqueurs ;
- 50 % et plus pour les alcools forts (cognac, whisky, rhum, vodka, etc.).

Cela étant dit, les molécules d'alcool sont inutilisables telles quelles par l'organisme. Elles doivent être transformées : c'est ce que l'on appelle le *métabolisme de l'alcool.*

Presque entièrement effectué par le foie, ce métabolisme consiste en une oxydation de ces molécules. Celles-ci sont "cassées" chimiquement : au cours de cette opération, la molécule est transformée en gaz carbonique, en eau et en dégagement de chaleur.

Ce métabolisme de l'éthanol produit aussi de l'*acétaldéhyde* et des *radicaux libres.*

Dans un 1er temps, la quantité d'alcool qui arrive dans votre foie est assez modeste. Elle y est très rapidement métabolisée sans produire des quantités dangereuses d'acétaldéhyde et de radicaux libres.

Si les choses devaient en rester là, il n'y aurait jamais de problèmes hépatiques d'origine alcoolique. Mais c'est quasiment tout l'alcool absorbé que le sang ramène au foie pour y être oxydé – et c'est là que les choses se gâtent !

En effet, les cellules du foie sont capables de métaboliser de grandes quantités d'éthanol, mais en mettant en œuvre plusieurs mécanismes biochimiques – dont certains sont fort toxiques.

Attention donc !

Votre foie possède plusieurs moyens biologiques et biochimiques pour se maintenir en état de fonctionnement, en dépit des agressions.

Mais si les agressions éthyliques se répètent durant des mois et des années, les lésions s'aggravent alors. Puis elles deviennent irréversibles et débouchent sur 3 types de maladies de gravité variable dont nous allons vous entretenir :

- la stéatose alcoolique
- l'hépatite alcoolique
- la cirrhose alcoolique

1. stéatose alcoolique

La stéatose alcoolique correspond à une infiltration massive de votre foie par des graisses. En pareil cas, vos cellules hépatiques "baignent" littéralement dans du tissu graisseux.

Ce phénomène pathologique peut avoir plusieurs causes :

- l'obésité
- le diabète insulino-dépendant
- une hépatite toxique ou médicamenteuse, etc.

Mais la principale cause en France et en Europe est l'alcoolisme chronique. D'où l'expression "stéatose alcoolique".

Le mécanisme qui aboutit à l'infiltration graisseuse est bien connu

L'alcool éthylique a une action inhibitrice sur l'oxydation des acides gras apportés par l'alimentation.

Au lieu d'être transformés en énergie et brûlés rapidement, ces acides gras sont synthétisés par le foie en *triglycérides*. (Ceux-ci sont les principaux composants des lipides ou graisses et contribuent avec le cholestérol à augmenter vos risques d'infarctus quand leur taux est excessif.)

Dès lors, les triglycérides s'accumulent dans le tissu hépatique et dans le sang.

Au bout d'un certain temps d'intoxication alcoolique, votre foie augmente sensiblement de volume. C'est d'ailleurs le seul signe clinique de la maladie, découvert à l'échographie habituellement.

Comment se traite la stéatose alcoolique ?

Il n'existe aucun traitement spécifique de la stéatose alcoolique autre que le sevrage rigoureux.

Mais bonne nouvelle ! Si vous vous abstenez totalement de toute boisson alcoolisée, l'affection régresse rapidement, puis disparaît après quelques semaines sans laisser de séquelles.

Vos solutions naturelles

- → Pour connaître quelques excellents moyens naturels de combattre la stéatose, voyez la rubrique *Stéatose* dans ce lexique.
- → Pour en savoir plus sur les mesures à prendre pour combattre l'alcoolisme et ses conséquences physiques par des moyens naturels, voyez le chapitre 19.

2. hépatite alcoolique

L'ingestion régulière d'importantes quantités de boissons alcoolisées entraîne fréquemment une inflammation du tissu hépatique. Cette inflammation ou hépatite peut survenir sur un foie sain jusque-là, ou se greffer sur une cirrhose ou une stéatose fibreuse.

Les hépatites alcooliques peuvent être plus ou moins sévères, suivant votre degré d'intoxication alcoolique, l'état de votre foie, votre état général, etc.

Il faut souligner que même des quantités d'alcool relativement modérées (moins de 80 g/jour) peuvent déclencher une hépatite, surtout chez les femmes jeunes.

Les formes mineures ne présentent aucun signe clinique notable, et peuvent passer inaperçues. La maladie disparaît dès lors que vous arrêtez toute consommation d'alcool.

Une hépatite alcoolique mineure et isolée n'est pas dangereuse mais...

Une hépatite alcoolique mineure peut survenir discrètement à l'occasion d'un abus passager. Mais chaque épisode d'hépatite alcoolique même mineure laisse des traces dans votre foie sous la forme de “cicatrices”.[1]

Si ces cicatrices se renouvellent régulièrement, le processus de constitution d’une cirrhose alcoolique s’enclenche, de manière irréversible. Bien des cirrhoses se sont formées ainsi, insidieusement, pendant plusieurs années.

Si dans votre cas, il s’agit plutôt d’un alcoolisme chronique *modéré*, vous pourriez ne pas vous apercevoir que vous avez fait une petite hépatite, puisque cette affection ne provoque pas de symptômes. Toutefois, l’incident a laissé une trace discrète mais bien réelle dans le foie.

L’accumulation de petits incidents au fil du temps finit par provoquer des cicatrices fibreuses de plus en plus nombreuses et étendues. Votre foie se retrouve “fractionné” en quelque sorte par ces cloisons fibreuses qui désorganisent tout le système vasculaire et biliaire.

Les formes d’hépatites alcooliques “majeures” sont autrement plus graves

Par leur pronostic très sombre à brève échéance – la mort peut survenir en quelques jours, voire en quelques heures –, elles s’apparentent aux hépatites fulminantes.

Ce sont toujours des cas d’urgence médicale absolue en milieu spécialisé.

Comment se traite une hépatite alcoolique ?

Encore ici, la 1ère étape est bien sûr de changer radicalement vos habitudes de consommation d’alcool.

Pour savoir comment combattre les conséquences physiques de la “gueule de bois” ou de l’alcoolisme chronique par des moyens naturels, voyez le chapitre 19.

1 - C’est-à-dire qu’il y a formation d’une fibrose plus ou moins étendue.

Vos solutions naturelles

Reportez-vous à la rubrique *Hépatite virale B.* La plupart des solutions naturelles qui vous y sont proposées valent aussi pour les hépatites qui ne sont pas d'origine virale, puisque le "résultat" est le même.

3. cirrhose alcoolique

Si vous continuez à boire comme de coutume, l'intoxication alcoolique chronique débouche toujours – inéluctablement – sur une cirrhose. Cette cirrhose peut être précédée ou non par une infiltration graisseuse (stéatose) et/ou une hépatite alcoolique mineure ou majeure.

Souvent, l'état cirrhotique coexiste avec une stéatose ou une hépatite.

Du point de vue biologique et fonctionnel, la cirrhose alcoolique diffère peu de la cirrhose d'origine virale (voyez les rubriques consacrées aux hépatites virales).

La seule différence est d'ordre temporel !

Une hépatite virale B ou C peut entraîner une cirrhose en quelques mois, ou en 1 an ou 2 en l'absence d'un traitement vigoureux approprié. Ce n'est pas le cas pour l'intoxication alcoolique "banale", la plus fréquente, avec une consommation d'alcool relativement modérée quoique excessive.

Celle-ci mettra une dizaine d'années avant de provoquer des lésions hépatiques graves, symptomatiques de la maladie.

Comment se traite la cirrhose alcoolique ?

Le traitement de la cirrhose alcoolique inclut impérativement un strict sevrage. Il est aussi fonction des complications que vous présentez le cas échéant :

- hypertension portale (voyez la rubrique du même nom)
- ascite (voyez *Hypertension portale*)
- hémorragies digestives (voyez page 439 à la rubrique *Hypertension portale*)
- insuffisance hépatique (voyez la rubrique du même nom)
- encéphalopathie hépatique (voyez page 442 à la rubrique *Insuffisance hépatique)*

En outre, vous devrez corriger vos carences nutritionnelles et vitaminiques. Tous les cirrhotiques présentent de tels désordres.

Vos chances de succès pour votre traitement dépendent de la précocité de leur mise en œuvre – et donc de la précocité du dépistage de l'affection.

En dernier recours, vous devrez peut-être envisager la transplantation du foie. D'énormes progrès ont été accomplis dans ce domaine par les chirurgiens au cours de la dernière décennie. (Voyez l'encadré *Une transplantation en vue ?* à la fin de la rubrique *Hépatite virale C.*)

Vos solutions naturelles

→ Signalons un fait consternant observé par les praticiens : près d'1 sur 5 des cirrhotiques transplantés et guéris fera une récidive d'intoxication alcoolique ! Vous avez donc tout intérêt à mettre en pratique les conseils donnés au chapitre 19.

→ Voyez la rubrique *Cirrhose du foie*.

→ *Vos 3 règles d'or pour prévenir l'alcoolisme :*

1. Limitez volontairement la quantité d'alcool que vous ingérez en privilégiant l'expérience gustative à l'effet anti-stress ou à l'ivresse.
2. Évitez l'accoutumance subtile au quotidien.

3. Faites appel au médecin et/ou au psychothérapeute dès les premiers signes de vulnérabilité.

En résumé

1. L'alcool est un poison très violent pour votre foie lorsque vous en consommez régulièrement plus de l'équivalent de 50 g par jour pour un homme, et de 25 à 30 g pour une femme (respectivement 3 à 4 verres de vin, et 2 verres).
2. L'intoxication alcoolique débouche toujours à terme sur une cirrhose du foie irréversible, susceptible de complications sévères, voire mortelles. En outre, elle peut provoquer à court terme une stéatose ou une hépatite alcoolique de nature à amorcer un processus cirrhotique s'il n'y a pas un arrêt total et définitif de la consommation alcoolique.
3. L'alcoolisme chronique a très souvent pour origine une situation de déséquilibre psychologique ou de maladie psychiatrique sous-jacente. Avant de mettre le doigt dans l'engrenage, un traitement psychothérapique ou psychiatrique adapté permet dans 90 % des cas d'en éliminer la cause. N'hésitez donc pas à consulter un spécialiste dès l'apparition des premiers signes d'accoutumance à la consommation de boissons alcoolisées.

Maladies du foie génétiques

Organe à la fois très résistant et vulnérable, le foie est souvent le siège de maladies d'origine génétique, en rapport avec certains métabolismes.

Et en particulier :

- Celui du fer, ce qui donne lieu à l'*hémochromatose génétique* .
- Celui du cuivre, ce qui correspond à la maladie de *Wilson*.

Aux rubriques du même nom, vous trouverez quelques précisions sur ces 2 problèmes potentiels. Comme vous le verrez, ils se traitent fort bien.

Maladie de Wilson

La maladie de Wilson est une affection familiale et héréditaire. À cause d'un désordre du métabolisme du cuivre, elle entraîne une accumulation du cuivre dans plusieurs de vos organes.

Entre autres : le cerveau, les reins, la peau, la cornée... et le foie.

Quelle en est la cause ?

L'alimentation fournit en moyenne 4 mg de cuivre par jour, qui parviennent partiellement (2 mg) au foie par la veine porte (voyez page 269).

Normalement, le foie combine intégralement ce cuivre avec certaines protéines. Le cuivre quitte ensuite le foie par 3 voies, la principale étant la bile avec laquelle il sera excrété.

Pour des raisons mal élucidées, les sujets atteints de la maladie de Wilson n'excrètent qu'une faible quantité de cuivre (0,4 mg au lieu de 2 mg) avec la bile. Il s'ensuit une surcharge en cuivre dans les organes et tissus indiqués.

Quels symptômes peuvent vous faire soupçonner la présence de la maladie de Wilson ?

La maladie de Wilson se traduit rapidement par divers troubles sévères : psychiques, musculaires, rénaux, hépatiques, etc.

Plus précisément, elle se caractérise par les symptômes suivants, qui sont assez évidents :

→ tremblements

→ difficultés d'élocution

→ mouvements désordonnés des membres (chez l'enfant)

→ mouvements ralentis

→ raideurs musculaires

→ visage figé

Notez qu'elle modifie très souvent l'humeur et qu'elle engendre des comportements étranges chez la personne atteinte.

Les symptômes hépatiques, une cirrhose constituée, surviennent entre l'âge de 5 et 30 ans.

Comment se traite-t-elle ?

Le traitement, qui doit être poursuivi à vie, consiste en l'administration de chélateurs du cuivre : notamment de la *pénicillamine* associée à la vitamine B6.

Vos solutions naturelles

Le traitement de cette maladie est plutôt simple. En plus de prendre de la pénicillamine, il suffira de prendre des aliments pauvres en cuivre.

Ce qui revient à éliminer les aliments suivants :

- champignons
- foie
- légumes secs
- noix
- poisson
- viande

Ces restrictions peuvent vous sembler difficiles à respecter, mais avec un minimum de planification, vous pourrez réorganiser votre alimentation sans vous priver et vous frustrer. Voyez un diététicien pour vous aider à faire la transition.

Maladies parasitaires du foie

Votre foie peut être “envahi” par des parasites qui s’arrangeront, chacun à leur façon, pour trouver un chemin pour s’y rendre. Il y a 4 types de parasites susceptibles de pénétrer dans votre foie et d’y provoquer des lésions parfois très sévères :

- les *amibes,* responsables de l’*amibiase hépatique* ;
- les *bilharzies* (ou *schistosomes),* responsables de la *bilharziose ;*
- les 2 types de *ténias* responsables des *échinoccoses hépatiques* ;
- la *grande douve*, responsable de la *distomatose hépatique*.

Consultez les rubriques consacrées à ces 4 maladies pour connaître les possibilités thérapeutiques qui s’ouvrent à vous.

Par ailleurs, côté prévention, vous verrez notamment pourquoi une simple promenade en forêt pourrait entraîner la contamination par l'un de ces parasites.

Migraines

Voyez la rubrique *Troubles liés indirectement au foie*.

Porphyrie ou "mal des vampires"

Oui, vous avez bien lu : le mal des vampires.

Car curieusement, une maladie de foie très rare pourrait expliquer – du moins en partie – la terrible légende des vampires. Mais aussi tout une série de symptômes auxquels votre médecin pourrait ne rien comprendre (beaucoup de médecins ne la connaissent pas ou ont oublié son existence !).

Malgré son caractère fort inusité, cette maladie doit être mieux connue. Car elle vous permettra de voir à quel point un mauvais fonctionnement du foie peut affecter votre corps en profondeur et même engendrer des désordres mentaux.

Par ailleurs, même s'il existe des cas exceptionnels de *porphyrie congénitale*, notez que la forme la plus fréquente – la *porphyrie chronique* de l'adulte – apparaît surtout chez les alcooliques et dans la quarantaine.

Une véritable curiosité médicale

Selon Wayne Tikkanen, un professeur de chimie à l'Université de Californie à Los Angeles, il ne fait aucun doute que des créatures monstrueuses ont existé en Roumanie et en Hongrie aux XVIe et XVIIe siècle.

Ces "monstres" correspondent en partie à la description des vampires :

- Ils avaient des touffes de poils dans des endroits inhabituels, ce qui leur conférait une allure bestiale et plutôt effrayante.
- Ils pouvaient aussi avoir des gencives qui poussaient au point de ressembler aux fameuses canines de vampire.
- Ils craignaient la lumière du jour comme la peste.
- Ils avaient des comportements anormaux et inquiétants.
- Dans plusieurs cas, ils buvaient du sang.

En fait, ils s'agissait de personnes souffrant d'une maladie du foie très rare : la porphyrie.

Sous une forme moins dramatique, Marie Stuart, la reine Anne, les rois Georges III et Georges IV, dans la famille royale d'Angleterre, ou Frédéric II, dans celle de Prusse (en raison des mariages consanguins) – et même Vincent Van Gogh – en auraient été atteints.

De nos jours, le nombre de cas est plutôt rare : environ 2.000 personnes de par le monde.

La véritable origine de la légende des vampires

S'il faut en chercher une, il faudrait plutôt aller voir du côté de *Vlad Tepes Dracul* ou *Vlad l'empaleur*. Ce prince sanguinaire a régné au XVe siècle en Roumanie, dans une région qu'on appelle maintenant la Transylvanie. Quant au nom "Dracula", il dérive de "Dracul".

Quant à sa réputation de vampire, elle s’explique facilement. Vlad Tepes Dracul éprouvait une véritable passion pour l’empalement, une forme de supplice qu’il avait apprise des Turcs à une époque où ceux-ci l’avaient fait prisonnier. Il fit empaler des milliers de gens pour son bon plaisir.

Par la suite, les “monstres” auxquels nous avons fait allusion – et qui étaient finalement de “faux vampires” – furent exécutés à cause de leur étrangeté. *Leurs différentes caractéristiques bien réelles étaient liées à l’une des 6 formes de porphyrie existantes.*

Selon le cas, ceux-ci pouvaient avoir des touffes de poils anormales, une allergie au soleil, des gencives proéminentes, diverses cicatrices ou cloques, etc.

De graves troubles neurologiques ou psychiatriques sont fréquents, ce qui expliquerait la réputation inquiétante des pseudo vampires.

Quant à leur réputation de buveurs de sang, elle viendrait notamment du fait qu’à une certaine époque, on traitait ces personnes avec des saignées. Et celles-ci buvaient du sang de bœuf pour “compenser”...

Et comment s’explique cette maladie ?

Présente dans vos globules rouges, l’hémoglobine sert au transport de l’oxygène. Et pour fabriquer de l’hémoglobine, il faut une autre substance essentielle : la *porphyrine*.

Or, comme l’explique François Michaud-herbst, l’un des 30 Nord-Américains (et le seul Québécois) à souffrir de cette maladie :

“La porphyrine circule dans le flux sanguin et sous l’effet d’enzymes du foie, elle se transforme en hémoglobine. Chez une personne atteinte de porphyrie, ces enzymes sont défectueuses et la synthèse qui permet de convertir la porphyrine en hémoglobine ne se fait pas ou du moins se fait d'une manière incomplète." (OLIVER (Jean-Pierre), "Le mal des vampires", vol. 8, N° 10, janvier-février 1999)

Il s'ensuit que le sang ne véhicule plus l'oxygène. D'où notamment de sérieux troubles cardiaques.

Chacune des 6 formes de la porphyrie correspond à l'une des 6 enzymes du foie qui manque ou est dysfonctionnelle.

De son côté, François Michaud-herbst est atteint de la "Variegate porphyria", une forme qui affecte directement le foie. Elle est surtout répandue dans la population blanche d'Afrique du Sud.

Comment se traite le mal des vampires ?

C'est une maladie incurable, mais il est possible d'en soulager les symptômes grâce à l'hème-arginate – un sang synthétique –, vendu sous le nom de Normosang®, qui est administré pendant 4 jours en perfusions intraveineuses. Ce traitement est répété tous les 3 mois.

Ce sang synthétique est d'autant plus efficace s'il est employé très tôt. En revanche, si les complications neurologiques se sont déjà manifestées, le Normosang® reste sans effet.

Sinon, il produit une remarquable amélioration et a d'ailleurs permis de réduire la durée moyenne d'hospitalisation à 3,5 jours, alors qu'elle était de 21 jours en 1986.

À leur façon, les personnes atteintes de porphyrie sont effectivement un peu des vampires puisqu'elles survivent en prenant du sang... heureusement synthétique.

N.B. : La crise aiguë de porphyrie est une urgence médicale qui exige l'hospitalisation.

Problèmes oculaires

Voyez la rubrique *Troubles liés indirectement au foie*.

Stéatose

Vous avez pu lire plus haut, à la rubrique *Maladies du foie provoquées par l'alcoolisme,* qu'avec l'hépatite alcoolique et la cirrhose alcoolique, la stéatose est l'une des conséquences directes de l'alcoolisme.

Mais il y a d'autres formes de stéatoses !

Rappelons que les stéatoses sont des troubles hépatiques caractérisés par l'infiltration du foie par des graisses, principalement par des *triglycérides.* C'est d'ailleurs une raison supplémentaire d'en savoir davantage au plus vite étant donné qu'un taux trop élevé de triglycérides est également lié aux troubles cardio-vasculaires !

Quelles en sont les causes possibles ?

Outre l'alcoolisme, ce sont :

- les troubles du métabolisme en rapport avec la nutrition : obésité, alimentation parentérale[1] prolongée, carence en apports protéiques, malabsorption ;
- le diabète insulino-dépendant ;
- les intoxications au tétrachlorure de carbone, au DDT (insecticide puissant), au phosphore, à l'acide valproïque ou encore à un surdosage de tétracycline ;
- la grossesse[2] (rare) ;
- certaines maladies rares (syndrome de Reye, maladie de Gaucher, maladie de Wolman, maladie de Niemann-Pick).

1 - Administration d'un médicament par une voie autre que digestive (intramusculaire, intraveineuse, etc.).

2 - Voyez la rubrique *Troubles hépatiques chez la femme.*

Quels symptômes peuvent vous faire soupçonner la présence d'une stéatose ?

Vos symptômes dépendent de la cause de la stéatose :

→ À part un discret grossissement du foie, les formes liées à l'alcoolisme, à l'obésité et au diabète sont asymptomatiques.

→ Cependant, certaines stéatoses sévères peuvent se traduire par :

- une insuffisance hépatique : douleurs abdominales, vomissements, augmentation du volume du foie, ascite (voyez page 439), jaunisse atténuée ;
- une encéphalopathie hépatique : divers troubles neuro-psychiques sévères (incohérence, jovialité excessive, irascibilité, mouvements anormaux, etc.) qui peuvent aller jusqu'au coma et à la mort ;
- un syndrome hémorragique aux conséquences très graves.

Comment se traite-t-elle ?

Le traitement dépend de la cause. Pour plus de détails, voyez les rubriques suivantes :

- *Maladies du foie provoquées par l'alcoolisme*
- *Cirrhose du foie*

Vos solutions naturelles

→ Votre stéatose est liée à une consommation excessive d'alcool. Alors bonne nouvelle ! Cette étape, avant des complications fort graves, est heureusement réversible si vous cessez de boire.

→ Notez que votre foie peut aussi être surchargé de graisse si vous mangez trop gras. Mais d'une façon ou d'une autre, en ayant une alimentation faible en matières grasses, vous vous assurez que votre foie reste en bonne santé.

→ Faites une cure pro-foie. Voyez le chapitre 6.

- → Beaucoup d'études cliniques et expérimentales ont été consacrées au chardon-Marie (*Silybum marianum*). Elles prouvent notamment son efficacité en cas de stéatose hépatique. Pour en savoir sur cette plante, voyez le chapitre 7.
- → S'il s'agit d'une stéatose sévère qui se manifeste par une insuffisance hépatique, vous pouvez soulager vos douleurs abdominales avec des compresses d'argile, des compresses chaudes ou des aimants (appliqués sur l'abdomen), ou encore avec des bains de pieds chauds. (Voyez les chapitres 11, 12 et 13 portant sur l'argile, l'hydrothérapie et la magnétothérapie.)
- → Un autre bienfait de l'exercice : il préviendrait la surcharge graisseuse du foie, typique de la stéatose hépatique, indique notamment une étude sur les animaux réalisée à l'Université du Mississippi. "Un réel exercice limite probablement le stockage des graisses par le foie en l'utilisant comme source d'énergie", expliquent les auteurs de la recherche. (*Journal of the American Medical Association*, cité dans *Nouvelle Encyclopédie des maladies courantes*, 1985)

Syndrome de Budd-Chiari

Comme vous pouvez le voir sur l'illustration page suivante, les veines sus-hépatiques sont de gros vaisseaux qui s'abouchent dans la veine cave où elles déversent le sang *veineux* et *porte* provenant du foie. Ces veines peuvent être obstruées et entraîner de graves désordres dans toute la sphère hépatique et extra-hépatique.

L'obstruction peut être aiguë ou chronique.

Cette affection grave est désignée sous le nom de syndrome de Budd-Chiari.

Syndrome de Budd-Chiari

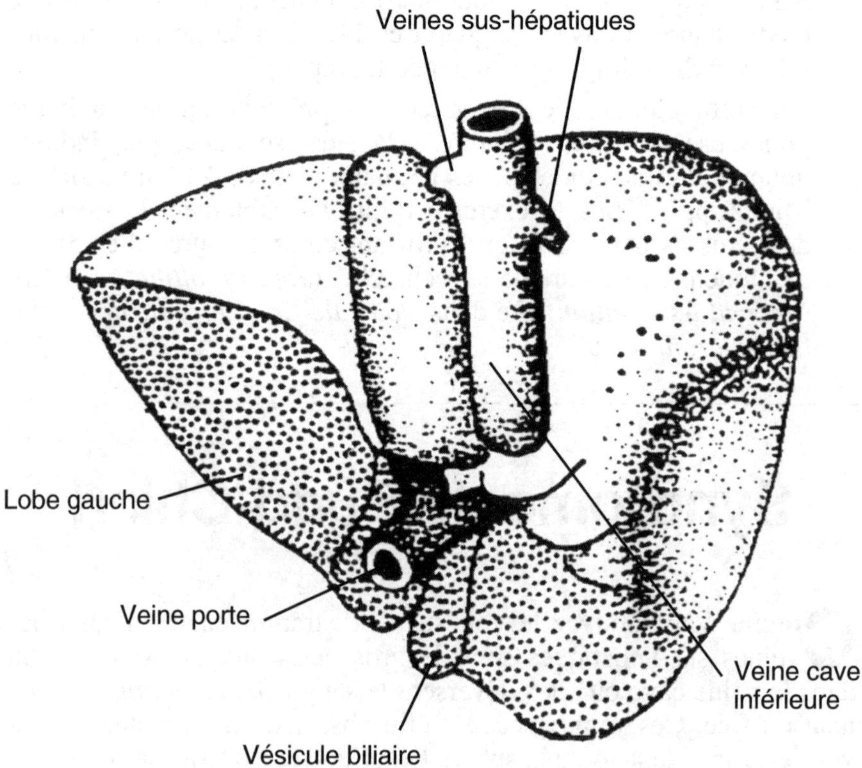

Source : BRESSE (Georges), *Morphologie et Physiologie Animales*, Larousse 1968

Quelles en sont les causes ?

Le syndrome de Budd-Chiari peut être provoqué par plusieurs causes :

- *celles liées à une tumeur :* carcinome hépato-cellulaire, cancer du sein, du rein, métastases hépatiques, abcès amibien du foie, etc. ;
- *celles non tumorales :* thrombose secondaire à un traumatisme abdominal, prise de certains contraceptifs oraux, rétrécissement congénital des veines hépatiques, déficit congénital en anticoagulants circulants, etc.

Quels symptômes peuvent vous faire soupçonner la présence du syndrome de Budd-Chiari ?

Les symptômes du syndrome de Budd-Chiari varient selon la forme dans laquelle il se traduit : aiguë ou chronique.

Dans la forme aiguë

Ce sont les signes de l'insuffisance hépatique :

- douleurs abdominales
- vomissements
- augmentation du volume du foie
- ascite (voyez la rubrique *Cirrhose du foie*)
- jaunisse atténuée

Agissez vite !

Une obstruction totale des veines sus-hépatiques conduit au coma et à la mort.

Dans les formes chroniques

Le tableau clinique évoque celui d'une cirrhose à un stade avancé :

- ascite
- augmentation du volume du foie
- œdèmes importants des membres inférieurs

Comment se traite-t-il ?

Complexe et délicat, le traitement du syndrome de Budd-Chiari est à la fois médical et chirurgical suivant la cause de l'obstruction.

Vos solutions naturelles

→ Vous pouvez soulager vos douleurs abdominales avec des compresses d'argile, des compresses chaudes ou des aimants (appliqués sur l'abdomen), ou encore avec des bains de pieds chauds. Pour plus de précisions, voyez les chapitres portant sur l'argile, l'hydrothérapie et la magnétothérapie.

→ Ménagez votre foie en appliquant les mesures de base pour protéger et renforcer votre foie. Voyez les parties 1 et 2.

Taches pigmentaires (ou "taches de vieillesse")

Voyez la rubrique *Troubles liés indirectement au foie*.

Troubles hépatiques chez la femme

Saviez-vous qu'il existe une différence importante entre le foie de la femme et celui de l'homme ? Bien que la chose ne soit pas évidente pour l'œil du profane, cette différence n'échappe pas à celui du scientifique.

Il semble, en effet, que :

→ chez l'homme, l'action métabolique du foie s'effectue sur le mode de l'*oxydation*, c'est-à-dire que les molécules métabolisées "perdent" des électrons ;

→ chez la femme, elle se fait plutôt sur le mode de la *réduction*, c'est-à-dire que les molécules métabolisées "gagnent" des électrons.

Ces particularités se révèlent dans certaines circonstances particulières :

- lors d'une cirrhose alcoolique chez l'homme ;
- dans les jours qui précèdent les menstruations, lors de la grossesse et de la ménopause ainsi que durant la prise de contraceptifs oraux ou d'hormones de remplacement.

La rubrique qui suit est essentiellement consacrée aux influences qu'exercent les nombreuses modifications hormonales qui balisent votre parcours de femme.

L'impact de vos hormones sur votre foie

Votre foie se compose d'hépatocytes (cellules hépatiques) pourvus de récepteurs spécifiques d'œstrogènes, d'androgènes et de progestérone. Ces hormones sont donc en mesure d'agir sur le fonctionnement de vos hépatocytes, que vous soyez homme ou femme.

Comment ça se passe pour les hommes ?

Chez l'homme, en cas de cirrhose alcoolique, la médecine constate 2 choses :

- une diminution du métabolisme des œstrogènes ;
- une transformation des androgènes en œstrogènes.

Cette action combinée entraîne une féminisation du malade qui se traduit notamment par une perte de la pilosité et une augmentation du volume des seins. Il existe un rapport étroit entre cette féminisation et la destruction massive des hépatocytes consécutive à la cirrhose.

Et pour la femme ?

Chez la femme, vous l'avez vu, l'intensité de l'activité hormonale est intimement liée aux cycles de la reproduction ainsi que la prise d'hormones. Dans les 2 cas, il s'ensuit des modifications physiologiques.

Au niveau de la sphère hépatique, ces fluctuations provoquent de multiples changements mineurs la plupart du temps. Mais ceux-ci débouchent parfois sur des situations pathologiques.

Voyons cela plus en détail.

Votre foie et vos hormones

Ce lien entre vos hormones et votre sphère hépatique explique en bonne partie le tumulte physique et affectif que vivent plusieurs femmes :

- dans les jours qui précèdent leurs règles ;
- en début de grossesse ;
- lors de la ménopause.

En effet, ce sont là autant de circonstances durant lesquelles votre foie travaille particulièrement fort pour s'adapter à son nouvel environnement hormonal. C'est lui qui doit alors transformer et éliminer ces hormones que vous produisez abondamment, jour après jour.

Durant la période prémenstruelle et en début de grossesse, votre foie doit gérer une production massive d'œstrogènes et de progestérone. Durant la ménopause, ce sont les LH (hormone lutéinisante) et FSH (hormone follico-stimulante) qui sont produites en grande quantité dans une tentative ultime de stimulation des ovaires.

Si votre foie est en bonne santé, il s'acquitte du surplus de travail exigé lors de chacune de ces circonstances. Sinon, il s'épuise à la tâche.

Divers symptômes liés à un mauvais fonctionnement du foie peuvent alors se manifester :

- maux de tête
- digestion lente
- fatigue générale
- fatigue oculaire
- alternance de constipation et de diarrhée
- etc.

Sur le plan émotif, c'est ce qui explique vos sautes d'humeur. Vous avez alors davantage tendance à vous “faire de la bile”. Comme vous avez pu le voir au chapitre 9 (*Auto-hypnose, prière et méditation pour agir à la source*), le foie est étroitement lié à vos émotions.

Redoublez de prudence

Pour redynamiser votre foie – et atténuer les symptômes provoqués par un foie mal en point –, appliquez les multiples conseils dont nous vous faisons part tout au long de cet ouvrage.

Comment se comporte votre foie durant la grossesse ?

Lorsque vous êtes enceinte, votre organisme est soumis à une intense activité hormonale.

D'une part, vos hépatocytes qui sont très sensibles à toutes modifications hormonales provoquent un ralentissement significatif de la fonction hépatique.

D'autre part, l'augmentation du volume de l'utérus entraîne une modification anatomique de votre abdomen. Tous vos organes abdominaux, sauf les reins, sont alors refoulés vers le thorax. Exceptionnellement, ce refoulement peut provoquer une compression des voies biliaires et/ou de la masse hépatique elle-même. Rien de majeur toutefois.

Bien que dans l'immense majorité des cas, la grossesse ne pose pas de problèmes hépatiques importants, certaines complications, parfois banales, parfois sévères, peuvent survenir. Parmi ces complications, il y a bien sûr les fameuses nausées du 1er trimestre.

Vous êtes enceinte et nauséeuse ?

En début de grossesse, bien des femmes souffrent de nausées, voire de vomissements. Contrairement à ce que prétendait Freud, ces nausées ne sont pas une manifestation psychosomatique d'un refus de la maternité.

Comme nous l'avons vu précédemment, les perturbations du foie sont fréquentes en début de grossesse et c'est plutôt de ce côté qu'il faut trouver l'explication de ces nausées.

Ces nausées sont provoquées par un phénomène physiologique tout à fait naturel : l'augmentation du taux d'œstrogènes et de progestérone.

D'ailleurs, les nausées n'apparaissent généralement que vers la 6e semaine, alors que les hormones incriminées ont atteint un plateau... et que votre foie travaille très fort pour s'adapter.

Les nausées de grossesse : pénibles mais utiles

Aussi désagréables soient-elles, ces nausées ont néanmoins leur utilité. Une étude parue en mai 2000 dans la revue *Gynecology,* jette aussi sur la question un éclairage intéressant.

Selon cette étude menée par une chercheuse de l'*Institute of Health Sciences* d'Oxford, en Angleterre, les nausées matinales qui caractérisent le 1er trimestre de la grossesse remplissent une fonction très spécifique : elles aident à combler les besoins nutritifs du fœtus.

D'une part, les nausées provoquent une perte d'appétit, ce qui permet à l'organisme maternel d'utiliser l'énergie normalement consacrée à la digestion au développement du placenta.

D'autre part, les nausées exerceraient un contrôle sur la production de certaines hormones. Entre autres, elles ont pour effet de réduire la sécrétion d'insuline.

Or, un taux d'insuline élevé en début de grossesse favorise le stockage des graisses chez la mère et, par conséquent, une non-disponibilité de ces graisses pour le fœtus et ce, au moment où celui-ci en a particulièrement besoin.

À partir du 2e trimestre de grossesse, le besoin en graisses du fœtus diminue considérablement, ce qui coïncide généralement avec la fin des nausées.

Il est intéressant de noter que des chercheurs avaient déjà constaté que les mères qui éprouvaient des nausées en début de grossesse donnaient naissance à des bébés de poids supérieur.

(Source : *Châtelaine*, septembre 2000)

Des chercheurs de l'Université Cornell (New York) pensent, de leur côté, que les nausées et les vomissements des premiers mois de la grossesse servent plutôt à protéger le fœtus des médicaments que peut absorber la mère. C'est, en effet, lors de 3 premiers mois de gestation que le risque d'une malformation fœtale risque davantage de survenir.

(Source : *Science & Vie*, août 2000)

Comment soulager vos nausées ?

Aussi utiles soient-elles, les nausées n'en restent pas moins incommodantes. Heureusement, plusieurs petits trucs peuvent vous soulager. Les voici :

→ Pour prévenir les nausées matinales, consommez quelques biscottes avant même de mettre les pieds hors du lit et attendez 15 minutes avant de vous lever.

→ Pour alléger la charge de votre foie, prenez plusieurs petits repas tout au long de la journée plutôt que les 3 repas habituels. Vous éviterez ainsi de vous retrouver l'estomac vide, ce qui favorise l'apparition de la nausée.

→ Lorsque vous quittez la maison, glissez quelques aliments (biscottes, fruits, noix, etc.) dans votre sac. Gardez toujours quelques biscottes à portée de main afin de prévenir une chute rapide du taux de glucose sanguin, un facteur important de la nausée.

→ Évidemment, vous avez tout intérêt à éviter les aliments qui surchargent votre foie, à savoir :

- l'alcool
- les fritures
- le café
- et les sucres concentrés

→ Veillez à ce que votre alimentation vous fournisse toutes les substances nutritives dont vous avez besoin. Un manque de protéines, de zinc et de vitamine B6 peuvent favoriser l'apparition des nausées. Les aliments les plus riches en vitamine B6 sont :

- le germe de blé
- le soja
- la mélasse
- la levure de bière ou alimentaire
- le foie

Et ceux qui contiennent le plus de zinc sont :

- l'huître
- la racine de gingembre
- le bœuf
- la pacane
- la noix du Brésil
- le foie de bœuf
- le lait en poudre écrémé
- le jaune d'œuf
- le blé entier
- le seigle
- le gruau d'avoine
- la farine d'avoine, etc.

→ Évitez les espaces surchauffés et mal aérés. Rien de pire pour réveiller les nausées.

→ Les herboristes recommandent certaines plantes dont l'anis, la menthe douce, le fenouil et les feuilles de framboisier. Le gingembre, à raison de 4 à 6 capsules par jour, donne d'excellents résultats.

→ Procurez-vous un bracelet anti-nausée. Ce bracelet spécial est muni d'un bouton métallique qui exerce une pression sur un point d'acupuncture lié au foie. Vous pouvez trouver ce bracelet dans les boutiques de sports nautiques puisque le bracelet soulage également la nausée liée au mal de mer.

→ Reposez-vous suffisamment. Des nausées qui se manifestent en fin de soirée sont un signe de fatigue.

Quelles sont les complications hépatiques possibles si vous êtes enceinte ?

Outre les nausées de grossesse, bénignes d'un point de vue médical, il existe quelques autres complications hépatiques chez la femme enceinte.

Concernant la zone hépatique, les 2 accidents les plus fréquents auxquels vous expose la grossesse sont :

– la choléstase intra-hépatique de la femme enceinte
– la stéatose aiguë de grossesse

Pour vous permettre d'identifier rapidement ces problèmes s'ils devaient survenir, voici une description sommaire de l'un et l'autre.

La choléstase intra-hépatique de la femme enceinte

La choléstase intra-hépatique de la femme enceinte est assez rare (1 cas sur 5.000 grossesses). Elle survient surtout dans le dernier trimestre de la gestation. Elle se manifeste par des démangeaisons intenses et, plus rarement, elle s'accompagne d'une jaunisse.

Les analyses biologiques indiquent diverses anomalies (augmentation de la bilirubine, etc.) Celles-ci ne disparaissent qu'après l'accouchement. Heureusement, elles n'ont pas de répercussions défavorables ni sur la santé générale de la mère, ni sur celle du fœtus (encore qu'il puisse exister très exceptionnellement un risque de prématurité ou une détresse fœtale).

Comment se traite-t-elle ?

Le traitement est celui des démangeaisons cutanées : choléstyramine, associée à des injections par voie intra-musculaire de vitamine K (pour corriger les carences induites par la choléstase).

La stéatose aiguë de grossesse

La stéatose aiguë de grossesse est autrement plus préoccupante que la choléstase intra-hépatique de grossesse. Heureusement, elle est aussi beaucoup plus rare (1 cas sur 15.000 grossesses).

Elle consiste en une surcharge graisseuse particulière de votre foie. Elle survient toujours en fin de grossesse, entre la 30e et la 38e semaine.

Ses symptômes sont très caractérisés, ce qui permet d'alerter rapidement votre médecin :

→ Fatigue très accusée.

→ Réapparition des vomissements et nausées comme au début de la grossesse (ce qui est tout à fait anormal).

→ Douleurs abdominales diffuses, parfois fortes.

→ Apparition d'une jaunisse, une semaine après les symptômes précédents.

Ce tableau est parfois complété par une hypertension artérielle et un œdème important aux chevilles.

Les analyses biologiques, que votre médecin s'empressera de demander, montrent de sérieux désordres. Si le diagnostic est retardé pour une raison ou une autre, la maladie s'aggrave rapidement. Vous vous exposez alors aux problèmes suivants :

- une hypertension portale ;
- un état d'hypoglycémie (avec coma parfois) ;
- une insuffisance hépatique et rénale.

Le pronostic est alors très grave et, dans 25 % des cas, survient le décès. Mais heureusement, depuis quelques années, la connaissance parfaite de la symptomatologie a réduit très considérablement les évolutions fatales.

Comment se traite-t-elle ?

Dès l'apparition des symptômes mentionnés ci-dessus, consultez votre médecin sans délai afin qu'un diagnostic puisse être établi.

En cas de stéatose aiguë de la femme enceinte, l'accouchement d'urgence s'impose.

Les grossesses ultérieures se déroulent habituellement sans récidive.

Autres accidents de grossesse, beaucoup plus sévères mais également plus rares : la rupture du foie et le syndrome HELLP

En fait, ces 2 complications résultent de l'*éclampsie*, une toxémie qui peut survenir dans les derniers mois de grossesse, au moment de l'accouchement ou après les couches.

Cette toxémie est provoquée par l'accumulation de déchets toxiques dans l'organisme par suite de la défaillance des organes chargés de les transformer – le foie – et de les éliminer – les reins.

La rupture du foie

La rupture du foie provoquée par l'éclampsie résulte du développement d'un hématome intra-hépatique spontané. Celui-ci peut être découvert à l'échotomographie et au scanner, 2 examens qui s'imposent dans tous les cas de stéatose aiguë gravidique.

Un traitement chirurgical doit être apporté sans tarder.

Le syndrome HELLP

La symptomatologie du syndrome HELLP – abréviation de H(hémolyse), E(elevated), L(liver enzymes), L(low), P(platelets) – est voisine de celle de la rupture du foie.

Les examens révèlent :

- une hémolyse
- une augmentation des enzymes hépatiques
- une thrombopénie (taux de plaquettes très bas)

Il s'agit d'une complication rare mais grave.

Comment prévenir ces 2 accidents gravidiques

Nous venons de le voir, l'éclampsie peut provoquer une rupture du foie ou le syndrome HELLP. Pour parer à ces 2 complications, il s'agit donc de prévenir (dans la mesure du possible) mais surtout de détecter au plus vite les premiers signes de toxémie et d'en alerter le médecin.

Pour ce qui est de l'aspect préventif, il est assez difficile d'en parler puisque les causes de la toxémie de grossesse sont encore assez obscures pour la médecine. Certains spécialistes croient toutefois que la malnutrition en serait responsable.

Quoi qu'il en soit, voici quelques symptômes évocateurs qui devraient vous amener à consulter sans tarder :

→ œdème
→ vertiges
→ maux de tête
→ bourdonnements d'oreilles
→ nausées
→ brûlures d'estomac
→ constipation
→ troubles de la vision (points noirs ou vue brouillée)
→ tout autre malaise marqué

Il est également primordial de vous soumettre à un suivi de grossesse régulier. Les analyses d'urine et la prise de la pression artérielle sont les meilleurs moyens pour diagnostiquer rapidement tout risque d'éclampsie.

Que se passe-t-il en cas de grossesse si vous souffrez d'une maladie du foie ?

Pouvez-vous avoir une grossesse sans risque si vous êtes atteinte d'une maladie du foie ? Tout dépend du type de la maladie qui vous affecte et de son état d'évolution.

Voici ce que vous devez savoir.

Si vous souffrez d'une cirrhose

Dans ce cas, la grossesse est pratiquement impossible, quelle que soit la cause de la cirrhose. La diminution ou disparition de l'ovulation, c'est-à-dire la stérilité, est en effet, une conséquence de toute cirrhose.

Si vous êtes alcoolique

La grossesse est évidemment déconseillée, même en l'absence de signes cliniques d'hépatite ou de cirrhose puisque celles-ci peuvent être temporairement masquées.

Il y a un risque de mort fœtale, de prématurité et de médiocre viabilité du nouveau-né, lorsque la grossesse est menée à son terme.

Si vous souffrez d'une hépatite virale

Les hépatites virales ne sont pas aggravées par la grossesse.

- → S'il s'agit de l'hépatite B, sachez que la transmission de la mère à l'enfant est constatée dans plus de 90 % des cas. En Europe, lorsque la mère est porteuse de l'antigène AgHBs, une sérovaccination systématique de l'enfant est faite à la naissance.
- → Pour l'hépatite C, on constate une amélioration paradoxale de l'état de la femme gravidique séropositive. Mais le traitement à l'Interféron est obligatoirement suspendu durant la grossesse.
- → Pour ce qui est de l'hépatite E, elle prend fréquemment une forme fulminante dans les dernières semaines de la grossesse, surtout dans les pays du Tiers-Monde.

Si vous êtes sujette aux calculs biliaires

Vous le savez, une alimentation riche en matières grasses et en cholestérol constitue un facteur important dans la formation de calculs biliaires. Mais chez les femmes, d'autres facteurs entrent en ligne de compte.

Si vous avez plus de 40 ans, que vous avez eu des enfants et que vous souffrez d'obésité, vos risques augmentent.

Chaque grossesse accroît sensiblement le risque de formation de calculs biliaires puisque la grossesse perturbe l'équilibre entre le taux de cholestérol et celui des acides biliaires.

La pilule anticonceptionnelle : son impact sur votre foie

La découverte et la mise au point de la pilule contraceptive est un des acquis majeurs de la médecine moderne – et du féminisme. Grâce à son efficacité sans précédent (un taux de 99 %), les contraceptifs oraux sont un excellent moyen d'empêcher la grossesse. Seule la stérilisation est plus efficace.

Mais voilà, il existe un certain nombre d'inconvénients ou de risques liés à la pilule.

Des pilules "dures à avaler" pour le foie

Parmi les œstrogènes composant les contraceptifs de la 1ère et de la 2e générations – des œstrogènes que vous avez peut-être prises au début des années 70 –, l'œstradiol et l'éthinyl-œstradiol étaient fréquemment employés.

Ces 2 hormones ont un effet direct sur la sécrétion de la bile. Elles entraînent une altération de la perméabilité des petits canaux biliaires intra-hépatiques, en modifiant la fluidité de leurs membranes.

Cela se traduit par une diminution très nette de la sécrétion biliaire. Il s'ensuit donc un effet choléstatique important.

Cet effet secondaire nocif était encore plus accentué chez les femmes qui souffraient déjà d'une affection hépatique avec choléstase.

Heureusement, ces contraceptifs sont aujourd'hui remplacés par d'autres plus sûrs. Mais comme vous le verrez, des effets secondaires nocifs subsistent néanmoins.

Si vous avez recours à cette méthode de contraception ou si vous avez l'intention d'y recourir, lisez les quelques pages qui suivent.

La face sombre de la pilule

Bien que la plupart des femmes ne souffre d'aucun effet secondaire sérieux ou désagréable lié à "la pilule", celle-ci comporte néanmoins quelques dangers. Les voici :

- troubles circulatoires
- cancer du sein
- risques pour le fœtus, si les contraceptifs sont pris durant la grossesse

En ce qui a trait à la zone hépatique :

- La pilule augmente le risque d'avoir une affection de la vésicule biliaire nécessitant une intervention chirurgicale au cours de la première année d'utilisation.
- Ce risque peut doubler après 4 ou 5 années d'utilisation.
- À court ou à long terme, la prise de contraceptifs oraux a également été liée à la croissance de tumeurs du foie, des tumeurs qui sont toutefois extrêmement rares.
- Des affections du foie, accompagnées de jaunisse, font également partie des effets secondaires possibles.

Il va sans dire que les œstrogènes vous sont déconseillés si vous souffrez :

- d'une tumeur du foie liée à l'utilisation de la pilule anticonceptionnelle ou à d'autres produits contenant des œstrogènes ;
- d'une jaunisse ou d'une maladie du foie encore active.

En l'occurrence, ils peuvent accélérer la survenue de complications redevables d'une cholécystectomie.

Les calculs biliaires

Les œstrogènes actuellement utilisés dans la fabrication de la pilule anticonceptionnelle peuvent donc, dans certains cas, favoriser la lithiase biliaire, surtout au niveau de la vésicule. On dit qu'ils sont lithogènes, un phénomène en partie élucidé et qui découle de 2 actions principales que nous vous décrivons ci-dessous.

1. La cristallisation du cholestérol

La science médicale sait depuis longtemps que les œstrogènes ont la propriété de freiner sensiblement le métabolisme du cholestérol, en diminuant sa transformation en acides biliaires par les hépatocytes.

Ainsi, lorsque vous prenez la pilule, il se produit une augmentation du taux de cholestérol par rapport à celui des acides biliaires, ce qui entraîne une sursaturation de la bile en cholestérol.

C'est précisément dans ce contexte que le cholestérol se cristallise en petits cristaux, étape inaugurale de la formation des calculs.

2. La diminution de la contractilité de la vésicule

D'autre part, la progestérone possède une action inhibitrice sur la contractilité des muscles lisses, dont le muscle de votre vésicule.

Ces 2 phénomènes, la cristallisation du cholestérol et la diminution de la contractilité de la vésicule, se conjuguent pour aboutir à une situation favorisant la formation de calculs au niveau de la vésicule biliaire.

Les minuscules cristaux sont formés en plus grand nombre sous l'action des œstrogènes. Parvenus dans la vésicule, ils s'y accumulent, faute d'une vidange complète, puis s'agglomèrent en formations pierreuses, de taille de plus en plus importante.

Êtes-vous à risque ?

Comme vous avez pu le lire un peu plus haut, les effets secondaires graves de la pilule anticonceptionnelle sont loin d'être la règle. Ils surviennent surtout dans des conditions particulières :

- dosages inadaptés
- terrains prédisposés

Cela dit, la pilule figure néanmoins parmi les facteurs favorisant les calculs biliaires au même titre que :

- vos antécédents familiaux de lithiase vésiculaire ;
- le diabète ;
- l'obésité ;
- le fait de perdre rapidement du poids ;
- l'hormonothérapie de remplacement ;
- l'alcoolisme chronique, même très modéré.

Si l'un ou l'autre de ces facteurs de risque vous concerne, vous avez bien sûr plus de risques de souffrir de calculs biliaires.

Un phénomène qui concerne aussi les hommes !

Notez que ce phénomène lithogénique des hormones sexuelles féminines a été observé aussi chez les hommes.

Si vous souffrez d'un cancer de la prostate traité avec des œstrogènes, vous risquez de développer, beaucoup plus souvent que la population générale, des lithiases vésiculaires qui peuvent nécessiter une cholécystectomie.

Les troubles de la circulation sanguine

Les œstrogènes ont une autre particularité. Si vous présentez une anomalie de la coagulation avec déficit en facteurs anti-coagulants, la pilule anticonceptionnelle favorise la survenue de thromboses.

Au niveau hépatique, de rares cas de syndrome de Budd-Chiari (décrit plus haut), déclenchés par la prise de contraceptifs oraux, ont été observés.

Si des membres de votre famille ou vous-même souffrez d'un trouble de la coagulation, signalez le fait à votre gynécologue, au moment d'une demande de prescription de contraceptifs oraux.

Les tumeurs bénignes du foie

La pilule a également été mise en cause dans la genèse de certaines tumeurs bénignes du foie (hémangiomes, adénomes, hyperplasies nodulaires focales). Certes, des cas ont été signalés ici et là, mais ils sont rares.

L'échotomographie de contrôle périodique suffit amplement pour détecter de telles formations qui, rappelons-le, sont faciles à traiter lorqu'elles sont prises en charge au stade précoce.

Leur éventuelle découverte exige un arrêt immédiat des contraceptifs oraux et un traitement médical approprié.

Le danger croît avec l'usage !

Comme nous l'avons mentionné un peu plus haut, la prise de contraceptifs oraux pendant une longue période constitue également un facteur défavorable.

Si vous prenez la pilule depuis plusieurs années, quelle que soit la composition de votre pilule, nous vous suggérons de passer périodiquement (tous les 2 ou 3 ans) une échotomographie hépatique de contrôle pour rechercher précocement le dépôt éventuel de calculs vésiculaires.

Pour minimiser les dégâts

En dépit des ses effets secondaires défavorables sur le foie ou sur toute autre partie de votre organisme, la pilule reste un atout précieux si vous désirez pratiquer le contrôle des naissances. Elle est quasi indispensable.

Vous faites partie de ces femmes qui ne peuvent s'en passer ? Portez une attention particulière à la santé de votre foie en mettant en pratique les nombreux conseils dont nous vous faisons part tout au long de ce livre.

Pilule et suppléments de S-adénosylméthionine

Il a été démontré que la S-adénosylméthionine favorise la régénération du foie en cas d'intoxication liée à la prise de contraceptifs oraux, de jaunisse gravidique et du syndrome de Gilbert.

Le stérilet et votre foie

L'usage du stérilet peut causer des infections dont les symptômes devraient vous inciter à une consultation rapide. Dans la majorité des cas, le retrait du stérilet, un traitement aux antibiotiques et un peu de repos viennent à bout du problème.

Cela dit, certains types d'infection grave peuvent s'étendre à l'utérus, aux trompes, voire à tout l'abdomen (péritonite) ou encore, endommager le foie et provoquer une jaunisse.

Pour prévenir une telle évolution, vous devez consulter votre médecin dès l'apparition des premiers symptômes d'une infection. Faites particulièrement attention aux symptômes suivants :

→ Douleurs abdominales, sensibilité ou douleurs au moment des rapports sexuels.
→ Fièvre ou frissons.
→ Saignements vaginaux inhabituels ou écoulements.
→ Symptômes de la grippe : douleurs musculaires, fatigue, maux de tête.

Les hormones de remplacement et votre foie

Depuis quelques années, les médecins utilisent des œstrogènes et de la progestérone pour traiter les troubles de la ménopause et de la post-ménopause.

En plus d'enrayer les symptômes visibles de la ménopause (déprime, bouffées de chaleur, sécheresse vaginale, etc.), l'hormonothérapie de remplacement vous offre une bonne protection contre les troubles du système cardio-vasculaire et elle prévient l'ostéoporose.

L'hormonothérapie ne comporte généralement pas d'effets secondaires indésirables sur le fonctionnement hépatique. Mais, comme nous l'avons mentionné ci-dessus, elle augmente légèrement le risque de calculs biliaires.

Si vous décidez de prendre des hormones de remplacement, vous devriez donc accorder une attention particulière à votre vésicule biliaire.

Troubles liés indirectement au foie

Comme vous avez pu le lire précédemment, un foie malade déclenche un processus morbide pouvant affecter tout l'organisme. Parmi les nombreuses conséquences indirectes d'un dérèglement du foie figurent :

- les affections cutanées
- l'arthrite et les rhumatismes
- les migraines
- les problèmes oculaires
- les taches pigmentaires (ou "taches de vieillesse")
- les troubles digestifs

Dans cette rubrique, vous verrez :

– comment votre foie peut être associé à l'un et/ou l'autre de ces troubles lorsqu'il se dérègle ;
– comment vous pouvez soulager vos symptômes.

1. Affections cutanées

Plusieurs affections de la peau dépendent de facteurs externes. C'est le cas pour les allergies de contact, notamment.

Si vous souffrez d'acné ou de psoriasis, par contre, il est fort possible que votre foie y soit pour quelque chose.

C'est logique : votre peau, tout comme votre foie et vos reins, est un organe émonctoire, c'est-à-dire un organe qui permet l'évacuation des toxines organiques.

Lorsque votre foie est mal en point, qu'il ne peut s'acquitter adéquatement de cette fonction, c'est votre peau – ainsi que vos reins – qui doivent travailler un peu plus fort.

Vos solutions naturelles pour l'acné

Plusieurs dermatologues ne reconnaissent pas de lien direct entre l'alimentation et l'acné mais tel n'est pas l'avis des naturopathes.

Christopher Hobbs, déjà cité plus haut, avoue qu'il s'est finalement débarrassé d'une acné de jeunesse persistante grâce à quelques solutions naturelles.

Sa "thérapie", qu'il a ensuite appliquée à ses clients, a donné le même effet positif sur ceux-ci. Voici ce qu'il propose :

→ En ce qui concerne votre alimentation, adoptez une alimentation composée de 70 à 80 % d'aliments entiers, naturels et non industriels :

- des légumes crus ou cuits à la vapeur
- des céréales entières et des légumes secs
- du poisson ou du poulet
- pas d'aliments industriels, riches en matières grasses (friandises, croustilles, crème glacée, pizzas)
- très peu de produits laitiers (remplacez le beurre par de l'huile d'olive pressée à froid, évitez le lait de vache pasteurisé)

L'auteur mentionne que la seule application de ces principes alimentaires suffit généralement à éliminer les troubles cutanés résultant d'un encombrement du foie.

→ Voici une décoction qui nettoie aussi bien la peau que le foie :

1. Mélangez :

- 1 part de racines de bardane (*Arctium lappa*) ;
- 1 part de semences de bardane (*Arctium lappa*) ;
- 1/2 part de racines de pissenlit (*Taraxacum officinale*) ;
- 1/8 part de vitex (*Chasteberry*) ;
- 1/4 part de réglisse (*Glycyrrhiza glabra*).

Vous pouvez également ajouter un peu de graines de fenouil

(*Foeniculum vulgare*). (L'auteur inclut aussi 1 part de racine de vigne d'Orégon mais comme cette racine n'est pas disponible en Europe, vous pouvez tout simplement la supprimer. Votre décoction sera tout de même très utile.)

2. Ajoutez une bonne cuillerée à café du mélange à 250 ml d'eau.
3. Faites mijoter durant 20 minutes.
4. Laissez infuser durant 10 minutes.
5. Filtrez et buvez soir et matin.

→ Autre possibilité :

1. Déposez 125 g de semences de bardane (*Arctium lappa*) passées au moulin à café dans 1 litre de whisky tiède.
2. Laissez macérer à température ambiante pendant 3 à 4 semaines, en ayant soin de remuer tout les jours.
3. Passez dans une mousseline et mettez en bouteille.
4. Prenez-en 1 cuillerée à soupe 3 fois par jour, avant les repas, durant plusieurs mois.

→ Par voie interne, les huiles essentielles d'orange (*Citrus aurantium, feuille*) ou de camomille romaine (*Anthemis nobilis*) sont bénéfiques. Déposez quotidiennement quelques gouttes de l'une ou l'autre huile sur un peu de miel et avalez. Poursuivez ce traitement durant 3 semaines.

→ Appliquez une crème à base d'aloe vera sur les zones affectées. Grâce à son pouvoir antiseptique, l'aloe vera réduit l'activité bactérienne dans les foyers d'infection tandis que son pouvoir astringent permet de resserrer les pores de votre peau. L'aloe vera favorise également une meilleure reconstitution cellulaire, ce qui aide à prévenir les marques laissées par les boutons d'acné.

→ Vous pouvez avoir recours à des compresses d'argile auxquelles vous ajoutez quelques gouttes d'huile de St-Jean.

Vos solutions naturelles pour le psoriasis

Si vous souffrez d'un problème de psoriasis, prenez des extraits de semences de chardon-Marie (*Silybum marianum*). Les résultats sont souvent remarquables.

2. Arthrite et rhumatismes

Le saviez-vous ? Une déficience du foie est à l'origine de nombreux cas d'arthrite et de rhumatismes. Ces 2 maladies résultent en effet d'une intoxication qui ne pourrait se produire au sein d'un organisme dont le foie élimine au fur et à mesure les toxines qui y pénètrent ou qui s'y forment.

C'est pour cette raison que tout traitement arthritique ou rhumatismal doit nécessairement impliquer une thérapie hépatique. Sans elle, aucun traitement ne peut être entièrement efficace.

Vos solutions naturelles

Outre les soins indispensables que vous devez apporter à votre foie, quelques mesures spécifiques peuvent vous aider à mieux gérer votre maladie.

Les recommandations qui suivent vous permettront d'atténuer vos douleurs. Vous pourrez ainsi limiter – et éventuellement supprimer – les remèdes allopatiques ordonnés par votre médecin. Bien que ces remèdes soulagent assez efficacement la douleur, ils provoquent des effets secondaires nocifs sur le foie. “À trop guérir, on fait trop souffrir”, dit l'adage.

Voici donc quelques mesures sécuritaires et efficaces pour vous aider.

Méfiez-vous de certains aliments

Plusieurs aliments sont susceptibles d'aggraver vos symptômes articulaires. En voici une liste établie selon une étude britannique sous la direction de L. Gail Darlington (notez que les aliments qui figurent en tête de liste sont ceux qui sont les plus nocifs) :

- maïs
- blé
- lardons
- oranges
- lait
- avoine
- orge
- œuf
- bœuf
- café
- malt
- fromage
- pamplemousse
- tomate
- cacahuètes
- sucre de canne
- beurre
- agneau
- citron
- soja

En revanche, les poissons gras et le gingembre vous apporteront un certain soulagement. Un régime végétarien est également fort recommandé.

Faites de l'exercice malgré tout

Même si l'exercice physique vous rebute – à cause de vos douleurs – il est néanmoins fort utile pour entretenir et améliorer la mobilité de vos articulations. Pratiquez des mouvements doux mais faites-les régulièrement.

Pensez à Renoir qui jonglait avec des balles pour entretenir ses doigts perclus d'arthrite. Sans cette pratique, quelques-uns de ses tableaux n'auraient jamais vu le jour.

Utilisez certaines plantes

En phytothérapie, la racine de griffe du diable (*Harpagophytum procumbens*) est particulièrement indiquée. Pour en tirer profit, procédez comme suit :

1. Déposez 1 cuillerée à café de racine de griffe du diable séchée dans une théière préchauffée.
2. Ajoutez 1/2 litre d'eau bouillante.
3. Laissez refroidir le plus lentement possible, en plaçant la théière près d'une source de chaleur ou au soleil, par exemple.
4. Laissez macérer toute la nuit.
5. Filtrez et buvez tout au long de la journée.

La racine de griffe du diable est également disponible sous forme de comprimés. Suivez alors les recommandations du fabricant.

Pour un usage externe, préparez une pommade de racines de griffe du diable, en procédant comme suit :

1. Remplissez un bocal de racine de griffe du diable.
2. Remplissez le bocal d'huile d'amande douce ou d'huile d'olive jusqu'à ras bord.
3. Déposez le bocal sur une soucoupe et laissez macérer durant 2 semaines.
4. Filtrez à l'aide d'un coton à fromage et mettez en bouteille.

En application topique, cette pommade soulage la douleur.

→ Outre la griffe du diable (*Harpagophytum procumbens*), buvez régulièrement des tisanes d'ortie (parties aériennes et racines) et des décoctions de rhizomes de chiendent. Ce sont 2 désintoxicants majeurs.

3. Les migraines

Comme nous vous l'avons déjà mentionné, les problèmes de foie entraînent un ralentissement de la circulation sanguine qui se répercute sur la vision mais aussi sur le cerveau. C'est ce qui explique la fréquence de maux de tête chez les hépatiques.

La sévérité de ces maux de tête varie selon l'état de votre foie.

Une légère paresse hépatique donne généralement lieu à des maux de tête diffus, souvent accompagnés de fatigue oculaire. Mais une affection plus sévère, une hépatite par exemple, peut déclencher des crises de migraines assez pénibles.

Vos solutions naturelles

En plus d'entreprendre illico presto une cure pour le foie (voyez le chapitre 6), appliquez ces quelques mesures :

→ Allez marcher en essayant de ne pas trop penser. Une marche entreprise d'un pas rapide accélérera votre circulation sanguine, ce qui devrait avoir un bon effet sur votre tête.

→ Humez les effluves d'huile essentielle de menthe poivrée (*Mentha piperita officinalis*) ou mieux, badigeonnez-vous-en les tempes.

→ Allongez-vous dans le noir avec une compresse de camomille romaine (*Anthemis nobilis*) sur les yeux.

→ Évitez les repas lourds.

Rappel important

En plus d'appliquer les recommandations particulières à chacun des symptômes mentionnés dans cette rubrique, n'oubliez pas de soigner votre foie en fonction de tout ce qui a été dit dans les parties 1 et 2.

Puisque votre problème est associé à un dérèglement du foie, vous devez impérativement agir sur cet organe.

4. Problèmes oculaires

La fatigue oculaire est un autre symptôme courant des troubles hépatiques. Votre acupuncteur vous dira que c'est tout à fait normal puisque les yeux puisent leur énergie dans le Foie – avec un grand F ! (Voyez le chapitre 9.)

D'un point de vue biochimique, on sait que la choroïde, l'enveloppe vasculaire de l'œil, doit être riche en pigments pour absorber convenablement les rayons lumineux en contact avec la rétine. Lorsque ces pigments, qui sont fournis par le foie, deviennent insuffisants, l'œil et la vision en sont atteints. Les conséquences vont d'une simple fatigue oculaire à des troubles de myopie, d'astigmatisme, etc.

Le naturopathe Jean-Marc Brunet, auteur de *Guérir votre foie*, mentionne qu'il est possible de se débarrasser d'une cataracte en soignant le foie, à condition que l'opacité du cristallin soit récente.

Vos solutions naturelles

Entreprenez rapidement une cure de désintoxication du foie. Et comme mesure de soutien, essayez ceci :

→ Allongez-vous sur le dos et appliquez des compresses de camomille (*Anthemis nobilis*) sur vos yeux. Et appliquez également une compresse chaude sur la région du foie.

→ Évitez les séances prolongées devant l'écran cathodique. Comme l'indique Christopher Hobbs dans *Natural Liver Therapy*, le fait de passer de longues journées assis devant l'ordinateur est tout à fait néfaste pour le foie – et les yeux.

→ Mangez des myrtilles ou, mieux, prenez des extraits de myrtille. Grâce à sa teneur en *anthocyanosides*, la myrtille possède un effet des plus positifs sur la vision. Elle favorise notamment la régénération de la fonction de la vision dans les cas d'hypersensibilité à la lumière.

→ Pour "ré-énergétiser" vos yeux, frottez vigoureusement vos mains l'une contre l'autre jusqu'à ce qu'une bonne chaleur s'en dégage. Placez ensuite la paume de vos mains sur vos yeux. Répétez à plusieurs reprises.

5. Taches pigmentaires ou "taches de vieillesse"

Si vous êtes arrivé à un certain âge, il est bien possible que vous ayez remarqué la présence d'une ou de quelques taches brunâtres sur votre corps.

Ces taches qu'on appelle tout simplement "taches de vieillesse" se font souvent de plus en plus nombreuses au fur et à mesure que votre corps vieillit. Elles résultent d'une accumulation de déchets organiques, qui sont des sous-produits d'une oxydation des cellules.

Bien que ces taches soient inoffensives, elles sont néanmoins le signe extérieur d'une intoxication générale qui détruit lentement les cellules de votre corps – y compris celles de votre cerveau et de votre foie.

Les causes possibles de cette oxydation cellulaire sont :

- une alimentation carencée
- un manque d'exercice
- une exposition solaire excessive
- un mauvais fonctionnement du foie
- l'ingestion de matières grasses rances

Pour prévenir l'apparition de ces *taches disgracieuses, mettez en pratique les conseils suivants :*

→ Nourrissez-vous sainement (voyez les conseils donnés en 1ère partie de cet ouvrage).

→ Prenez soin de bien mastiquer vos aliments afin de bien les assimiler. Évitez coûte que coûte les aliments rances. (Surveillez la date de péremption sur vos bouteilles d'huile pressée à froid et ne consommez pas de matières grasses qui ont trop chauffé.)

→ Veillez au bon fonctionnement de votre foie.

→ Protégez-vous du soleil en prenant l'habitude d'appliquer une bonne lotion solaire, 30 minutes avant de mettre le nez dehors.

→ Faites régulièrement de l'exercice.

Vos solutions naturelles... et autres

Si vous avez déjà détecté la présence de quelques-unes de ces taches, vous pouvez facilement les faire disparaître en ayant recours à l'une ou l'autre des solutions suivantes :

1. La plus rapide : le recours médical. La dermatologie dispose de différents traitements pour dépigmenter les zones atteintes : la cryothérapie, la neige carbonique, les lasers mini-dermo-abrasifs.

   Le traitement est sans douleur et il dure 2 à 3 minutes. Il ne laisse qu'une petite croûte qui tombe au bout de 5 jours, sans laisser de marque.

2. Vous pouvez appliquer une crème conçue à cet effet. Toutefois, toutes les crèmes qui contiennent du AHA (alpha hydroxy acid) sont également efficaces. Plusieurs marques sont vendues sans ordonnance.
3. Frottez doucement la tache avec une goutte de jus de citron, soir et matin. Le jus de citron contient de l'acide citrique, un acide riche en AHA et reconnu pour favoriser le renouvellement cutané. La tache devrait disparaître au bout d'1 mois ou 2.

6. Troubles digestifs

Les premiers symptômes à se manifester, en cas de problèmes de foie, sont souvent les troubles digestifs – y compris les maux d'estomac.

Les maux d'estomac

Les difficultés digestives engendrent souvent des brûlures d'estomac qui, bien que bénignes, peuvent néanmoins devenir fort gênantes.

Vos solutions naturelles

Parallèlement aux soins à prodiguer à votre foie, adoptez quelques mesures de soutien pour apaiser votre estomac. En voici quelques-unes qui devraient porter leurs fruits :

→ Supprimez les acides de fruits et les acides gras de votre régime. Mangez des céréales complètes et plus particulièrement du riz. C'est un excellent anti-acide.

Complétez votre menu avec quelques noix, des jus de carotte et de verdure faits maison.

Par ailleurs, évitez l'alcool, le café, le thé, les boissons gazeuses et le lait. Sur le coup, le lait vous apporte un certain soulagement mais il produit ensuite un effet rebond qui empire la situation.

→ Mangez dans le calme, en prenant le temps de mastiquer et d'insaliver généreusement vos aliments avant de les avaler.

→ Comme remède éclair pour calmer les brûlures d'estomac, le gel buvable d'aloe vera est imbattable. Buvez-en dès que votre estomac fait des siennes ou prenez-en quelques gorgées après vos repas, en mesure préventive. Mais à défaut d'en avoir sous la main, essayez au moins un grand verre d'eau froide.

Les spasmes intestinaux

Dans certains cas, les spasmes intestinaux peuvent être provoqués par un foie mal en point. Une *insuffisance de sels biliaires* et/ou *une constitution biliaire inadéquate* peuvent entraver le fonctionnement de l'intestin et être à l'origine de douleurs parfois assez intenses.

Dans les 2 cas, la paroi intestinale s'échauffe et les terminaisons nerveuses de ces parois se contractent, provoquant ainsi des spasmes.

Vos solutions naturelles

→ Consommez beaucoup de fibres solubles et non solubles. Vous en trouverez dans les fruits, les légumes et les céréales entières. Notez que le riz partiellement raffiné est plus facile à digérer que le riz brun. Par contre, vous ne devriez pas avoir de problèmes avec le millet, le sarrasin et le quinoa.

Évitez les repas lourds et copieux. Plusieurs petits repas répartis tout au long de la journée sont plus faciles à digérer que 2 ou 3 gros repas.

→ Prenez un supplément probiotique composé d'organismes variés : *Lactobacillus acidophilus, L. rhamnosus, L. bulgaricus, bifidobacteria bifidum*, ou *Streptococcus faecium*. Consommez du kéfir, du yaourt et de la choucroute, autant d'aliments riches en organismes probiotiques.

→ Allongez-vous avec une bouillotte d'eau chaude sur le ventre.

→ Puisque le stress et la fatigue empirent souvent la douleur, accordez-vous tout le repos nécessaire. Faites de bonnes nuits de sommeil. Pour mieux vous relaxer, utilisez une des techniques anti-stress que nous vous proposons au chapitre 9 (*Auto-hypnose, prière et méditation pour agir à la source*).

Les démangeaisons anales

Il peut arriver que les démangeaisons anales découlent d'une intoxication sévère, laquelle implique toujours le foie.

Une telle situation nécessite un traitement d'urgence. Rendez-vous sans tarder au centre hospitalier le plus proche de chez vous.

Les flatulences

La mauvaise digestion qu'entraîne les troubles hépatiques donne souvent lieu à la formation de gaz intestinaux généralement accompagnés d'une sensibilité et d'une impression de gonflement abdominal.

Un large pourcentage de la population avoue ne pas revendiquer leurs "vents" et en accuser une tierce personne.

À l'inverse, il y a également des êtres bienveillants prêts à "couvrir" le fauteur. Tel est le cas d'un certain haut gradé de la cour royale d'Angleterre.

Tandis que ce dernier accompagnait la reine Élizabeth II dans une visite des écuries, celle-ci émit un pet assez odorant. Conscient du malaise de la reine, le personnage en question déclara, en désignant un innocent cheval, que celui-ci éprouvait certains problèmes intestinaux depuis quelque temps.

Pour vous épargner l'embarras que suscite immanquablement l'émission de flatulences, il existe des moyens plus sûrs.

Voici quelques trucs à mettre en pratique.

Vos solutions naturelles

→ Mangez simplement en évitant de combiner les différents groupes alimentaires. La combinaison de protéines et de sucres est particulièrement favorable à la formation de gaz.

→ Évitez les aliments qui vous donnent des gaz. Les plus "à risques" sont :

- les légumineuses et leurs dérivés
- les légumes crucifères
- le lait pasteurisé et les produits dérivés
- les aliments pour lesquels vous présentez une intolérance ou auxquels vous êtes allergique

→ Si vous êtes sujet aux gaz, procurez-vous de l'huile de menthe (*Mentha piperita officinalis*). Lorsque vous avez des gaz, versez-en 2 ou 3 gouttes dans une tasse d'eau chaude et buvez lentement. Une infusion de menthe peut aussi vous aider, bien que son effet soit moins remarquable.

→ Contre les gaz, le lavement constitue la solution la plus efficace, sinon la plus pratique. En quittant l'intestin, l'eau évacuée entraîne avec elle tous les gaz intestinaux.

La constipation

"L'usuelle formule de politesse : *Comment allez-vous ?* implique un sous-entendu aujourd'hui oublié : *Comment allez-vous à la garde-robe (aux toilettes) ?* Autrement dit : *Êtes-vous en bonne santé ?*"

C'est ce que rapporte Martin Monestier dans son excellent ouvrage *Histoire et bizarries sociales des excréments*.

Voilà qui en dit long sur l'importance d'une bonne hygiène intestinale.

Parmi les causes possibles de la constipation – et elles sont nombreuses (hypothyroïdie, insuffisance rénale ou surrénale, excès de fatigue, sédentarité, stress permanent, anxiété) -, une fonction hépatique et biliaire insuffisante compte aussi pour une bonne part.

Dans ce cas, la constipation disparaît dès que votre foie retrouve un fonctionnement normal.

Vos solutions naturelles

Comme mesures de soutien, appliquez les conseils que voici :

→ Mangez beaucoup de fibres. Les fruits, les légumes et les céréales entières en sont les meilleures sources.

Comme le souligne Martin Monestier, cité ci-dessus, il est intéressant de noter que les Corn Flakes et les Graham's Craker, 2 aliments typiquement américains, riches en fibres alimentaires, ont été inventés à une époque où le puritanisme américain avait atteint un paroxysme. On accordait alors la plus grande importance à l'expulsion régulière et rapide des excréments.

→ Évitez les repas copieux.

→ Buvez au moins 2 litres d'eau, sans négliger d'inclure des infusions qui nettoient le foie et stimulent la digestion.

→ Essayez la recette que nous vous proposons au chapitre 7 (*Les meilleures plantes médicinales*) dans *Quelques recettes qui combinent plusieurs plantes*.

→ Par ailleurs, si vous souffrez de constipation chronique, optez plutôt pour cette recette de Christopher Hobbs, auteur de *Natural Liver Therapy*.

Pour l'utiliser sous la forme de capsules :

1. Mélangez :
   - 1 partie de racine de pissenlit (*Taraxacum officinale*)
   - 1 partie de racine de bardane (*Arctium lappa*)

- 1/4 de partie d'armoise (*Artemisia vulgaris*) ou ajoutez 1 goutte de teinture par tasse d'infusion (facultatif)
- 1/2 partie de racine de gingembre (*Zingiber officinale*)
- 1/2 partie de fenouil (*Foeniculum vulgare*)
- 1 capsule de chardon-Marie (*Silybum marianum*)

2. Réduisez ce mélange en poudre et encapsulez.
3. Prenez 2 capsules, 3 fois par jour.

Vous pouvez aussi en faire des décoctions.

Dans ce cas :

1. Placez 30 mg du mélange dans une casserole.
2. Ajoutez 2 litres 1/2 d'eau.
3. Faites mijoter durant 20 minutes.
4. Laissez reposer durant 10 minutes.
5. Filtrez avant de mettre en bouteille ou de boire.

Comme il s'agit d'une préparation assez puissante, Christopher Hobbs recommande de ne prendre que de petites doses les 2 ou 3 premiers jours – quelques cuillerées – puis de passer à des doses de 1/4 à 1/2 tasse, 3 fois par jour.

Conservez la préparation au réfrigérateur et réchauffez la quantité dont vous avez besoin avant de la boire.

→ La rhubarbe et les pruneaux sont reconnus pour leur effet laxatif tandis que certains aliments exercent l'effet contraire. C'est notamment le cas des fromages.

→ Pour donner un peu de repos à votre foie et à vos intestins, laissez s'écouler une douzaine d'heures entre votre repas du soir et celui du lendemain matin. Si vous mangez après 19 h, tenez-vous à de petites portions de fruits.

→ Avant de manger, prenez un moment pour bénir votre nourriture, remercier les plantes et les animaux sacrifiés pour que vous puissiez vous nourrir. C'est une bonne façon de préparer votre digestion.

→ Mangez et allez aux toilettes à des heures fixes. Vous serez surpris de l'efficacité de cette simple précaution.

→ Le matin au lever, préparez-vous une tasse d'eau chaude – ou une infusion –, retournez vous allonger, le temps de siroter votre boisson. Ensuite, mordillez doucement votre lèvre inférieure. Cette stimulation-réflexe exerce un bon effet sur votre intestin.

→ Allongé sur le dos, soulevez vos genoux en plaçant vos pieds à plat contre le lit. Placez vos paumes de main sur votre ventre puis respirez profondément. Massez ensuite votre ventre en décrivant des spirales qui tournent dans le sens de l'intestin :

- vous montez sur le côté droit
- vous dirigez vos mains vers la gauche
- descendez sur le côté gauche
- et revenez au point de départ

Ce petit "rituel" devrait suffire à activer vos intestins. Au signal de vos sphincters, levez-vous et dirigez-vous vers les toilettes.

→ Dans *Le foie, régulateur de santé*, le Dr Vogel recommande la cure Rasayana. Il s'agit d'un remède ayurvédique que vous trouverez certainement dans les boutiques de produits diététiques.

En plus d'agir sur les reins et les intestins, cette cure renferme un remède qui stimule efficacement le foie.

→ Si, comme bien des gens, vous passez de longues heures assis devant votre écran cathodique, votre foie risque d'en souffrir. La sédentarité et l'excès de travail mental exercent tous 2 une influence nocive sur le foie et les intestins.

Après le repas, plutôt que de passer directement de la salle à manger à votre table de travail, prenez quelques minutes pour vous dégourdir les jambes. Une marche à l'extérieur devrait vous faire le plus grand bien.

→ Prenez quotidiennement environ 25 ml de gel d'aloe vera. Sans être un véritable laxatif (contrairement aux pilules d'aloès officinal), le gel d'aloe vera régularise le fonctionnement du système gastro-intestinal. C'est aussi un bon draineur pour le foie.

Drôles de thérapies...

L'histoire de la médecine relate nombre de pratiques assez étonnantes. Les problèmes de constipation, notamment, ont donné lieu à plusieurs traitements sans doute aussi inutiles que fantaisistes.

À titre d'exemple, une croyance populaire française – qui a eu cours jusqu'au XXe siècle ! – voulait que des lavements à l'urine de vache aidaient à lutter contre la constipation.[1]

1 D'après un travail d'enquête (non publiée) mené par Gabrielle Sueur, présidente du groupe *Histoire et Étude du Biorel* et animatrice de l'Atelier ethnologique du Cercle d'Action et d'Études normandes, cité par Martin Monestier dans *Histoire et bizarreries sociales des excréments.*

Troubles digestifs

Voyez la rubrique *Troubles liés indirectement au foie.*

Tumeurs bénignes du foie

Ce type de tumeurs vous concerne, notamment si vous avez pris pendant de nombreuses années des contraceptifs oraux de 1ère ou 2e génération.

Il existe plusieurs variétés de tumeurs bénignes du foie, dont les plus fréquentes sont notamment :

- les hémangiomes
- les adénomes
- les hyperplasies nodulaires focales

Comme vous allez le voir, elles se traitent assez facilement.

1. Hémangiome

Ce type de tumeurs bénignes du foie se retrouve chez 10 % de la population. Elles ne provoquent aucune anomalie fonctionnelle ou biologique du foie.

Quels symptômes peuvent vous faire soupçonner la présence d'un hémangiome ?

Aucun. Les hémangiomes sont asymptomatiques et presque toujours on les découvre fortuitement, à l'occasion d'une échographie de routine.

Toutefois, lorsque la tumeur est décelée, des examens complémentaires sont nécessaires pour s'assurer qu'il ne s'agit pas d'un *carcinome hépato-cellulaire* (voyez la rubrique *Cancers du foie*) ou de métastases.

Comment se traitent-ils ?

→ Les hémangiomes de petite taille ne nécessitent aucun traitement.

→ Les hémangiomes géants, plus rares, sont redevables de la chirurgie ou de la radiothérapie dans certains cas.

2. Adénome du foie

Cet autre type de tumeur bénigne hépatique se présente comme un nodule de taille variable, encapsulé, souvent unique.

Cette tumeur frappait essentiellement les femmes après 5 ou 6 ans de prise de contraceptifs oraux surdosés. Heureusement, depuis la mise au point de contraceptifs faiblement dosés, cette affection est devenue rare.

Néanmoins, si vous avez utilisé pendant de nombreuses années des contraceptifs oraux de 1ère ou 2e génération, il vous est recommandé de passer une échographie de contrôle.

Quels symptômes peuvent vous faire soupçonner la présence d'un adénome du foie ?

L'adénome de petite taille est toujours asymptomatique.

Quant à ceux de plus grande taille, ils se manifestent par des douleurs sous le bord inférieur des côtes à droite, sans fièvre ni jaunisse.

Ils peuvent grossir, et simuler une tumeur maligne à l'échographie. Une ponction-biopsie du foie est alors indispensable pour lever le doute.

Comment se traite un adénome du foie ?

La complication est habituellement rare : risque d'hémorragie ou de cancérisation.

La résection chirurgicale est nécessaire pour prévenir ces complications.

Vos solutions naturelles

S'il s'agit d'un adénome important, vous pouvez soulager vos douleurs avec des compresses d'argile, des compresses chaudes ou des aimants à l'endroit douloureux. Ou encore, essayez les bains de pieds chauds. (Voyez les chapitres 11, 12 et 13 portant sur l'argile, l'hydrothérapie et la magnétothérapie.)

3. Hyperplasie nodulaire focale

Cette tumeur bénigne est plus fréquente que l'adénome mais moins risquée. Si vous êtes de sexe féminin, vous faites partie du groupe à risques en regard des statistiques. Et de fait, les œstrogènes ont été mis en cause (voyez la rubrique *Troubles hépatiques chez la femme*).

Quels symptômes peuvent vous faire soupçonner la présence d'une hyperplasie nodulaire focale ?

Pour l'essentiel, celle-ci se manifeste par un gros foie et la présence d'une ou plusieurs tuméfactions de forme arrondie. En cas de complication, des douleurs abdominales apparaissent.

Les analyses biologiques ne révèlent aucune anomalie enzymatique ni aucune trace de tumeur maligne.

Toutefois, le doute peut subsister quant à son identification exacte. La ponction-biopsie du foie est le seul moyen de lever ce doute. Mais sachez qu'il comporte un risque d'hémorragie plus sévère que la tumeur elle-même.

Comment se traite-t-elle ?

L'hyperplasie nodulaire focale n'évolue jamais vers la cancérisation, contrairement à l'adénome.

Aussi, la résection chirurgicale est-elle déconseillée par la plupart des spécialistes.

Références

Livres et revues

AGENCE FRANCE-PRESSE, “On peut maintenant conserver plus longtemps les foies à transplanter”, *La Presse*, Montréal, 9 février 1989.

AGENCE FRANCE-PRESSE, “Calculs urinaires : le mal attribué à des bactéries”, *Le Journal de Montréal*, Montréal, 8 juillet 1998.

AGENCE FRANCE-PRESSE, “80 % des décès causés par le cancer du foie ont pour origine l’hépatite B”, *La Presse*, Montréal, 25 septembre 1989.

BOREL (Georges-Antoine), *Comprendre son appareil digestif – Fonctions, troubles et maladies des organes de la digestion*, Éditions Payot, 1994.

BRECHOT (Christian) et PAUL (Stanislas), *Hépatites virales*, Collection Science en marche, Éditions ESTEM/AUPELF-UREF, septembre 1993.

BRUNET (Jean-Marc), *Guérir votre foie*, Éd. du Jour, Montréal, 1973

COTÉ (Dr Jean-Claude), “La vaccination contre l’hépatite A et B : sécuritaire, efficace ?, *L’Actualité Médicale*, Canada, 19 mars 1997.

DEHIN (Robert) [Sous la direction de -], *Dictionnaire des secrets et meilleurs trucs de santé*, Éd. Godefroy, La Ferrière-sur-Risle, 1997.

DEXTREIT (Raymond), *Le foie, cet organe vital*, Éditions Vivre en harmonie, Cergy-Pontoise Cedex, France, 1994.

DOFFOL (Michel) et JAECK (Gilles), *Pratiques actuelles en hépatologie – Statistiques, diagnostics et thérapeutiques*, Éditions Arnette, 1994.

DOMART (Dr A.) et BOURNEUF (Dr J.) [Sous la direction de -], *Nouveau Larousse médical*, Paris, 1990.

DUSSET (Catherine) et PELLETIER (Gilles), *Hépatologie*, Éditions Masson, 1994.

ESPINET (Monica), “Bien vivre avec une hépatite – Des malades témoignent”, *Santé Magazine*, France, janvier 1995.

GUYTON (Arthur), *Précis de physiologie médicale*, Éditions Piccins, 1996.

HECHT (Dr Yves), *Le Foie et ses maladies*, Collection Que sais-je ?, P.U.F, juillet 1995.

HORDÉ (Dr Pierrick), *Ces incroyables histoires de la médecine*, Éd. du Club France Loisirs, Paris, 1993.

JOVANOVIC (Dr Lois), SUBAK-SARPE (Genell J.), *Les hormones dans la vie des femmes*, Éd. Le Jour, Montréal, 1990.

LAPOINTE (Steven), "La colique néphrétique : quelques données fondamentales", *Le Médecin du Québec*, Montréal, septembre 1995.

MARGOLIS (Dr Simeon) et les rédacteurs de la John Hopkins Medical Letter Health after 50, *John Hopkins Symptoms & Remedies*, Rebus, New York, 1995.

MATTEU (Monique), "Calculs rénaux : plusieurs traitements possibles ", *Dernière Heure*, Montréal, 15 juin 1996.

MILLER (Sigmund S.), *Symptômes et maladies*, traduit de l'américain par Guy Schoeller, Éditions Robert Laffont, Paris, 1993.

MONESTIER (Martin), *Histoire et bizarries sociales des excréments*, Éd. Le cherche midi, Paris, 1997.

NADEAU (Maryse), "Jaune comme un citron", *Le Médecin du Québec*, Canada, décembre 1992.

OLIVIER (Jean-Pierre), "Le mal des vampires", *Le Journal Vert*, vol. 8, N° 10, janvier-février 1999.

PAUL (Stanislas), *Les Hépatites virales*, Éditions Douin, 1996.

PÉRUSSE (Isabelle), "Docteur, j'ai un foie paresseux...", *Le Médecin du Québec*, Canada, décembre 1992.

PIERRAT (Dr Dominique), "Contamination, vaccination – Tout savoir sur les hépatites, *Top Santé*, Paris, juillet 2000.

POYNARD (Thierry), *Hépatite C, le virus caché*, Éditions Hachette, 1995.

QUARANTA (Jean-François), REBOULOT (Brigitte) et CASSUTO (Jill-Patrice), *Hépatites virales*, Editions Masson, 1996.

ROBERGE (Sylvie), "Un second vaccin contre l'hépatite A est disponible au Canada – Le nouveau produit permet l'immunisation des enfants", *Omnipraticien*, Canada, 19 février 1997.

ROBERT (Véronique), "Les nausées matinales profitables au fœtus", *Châtelaine*, Montréal, septembre 2000.

ROUX (André), "La lithiase biliaire", *Pharmacie Naturelle*, février 1996.

STEWART (F.), GUEST (F.), STEWART (G.) et HATCHER (R.), *Mon corps, Ma santé*, Éd. Médicales Beaudry, Sherbrooke, 1979.

TREMBLAY DUBUC (Françoise), *La périnatalité*, Éd. Agence d'Arc Inc., Montréal, 1975.

TURGEON (Louis), "*Encyclopédie pratique des aliments et recettes pour triompher de 110 troubles de santé*", Éditions Virage, Canada, 1992.

VOGEL (A.), *Le Foie – régulateur de santé*, Éditions Bioforce, Teufen, 1976.

VOGEL (A.), *Le Petit Docteur*, Edi-Inter, Genève, 1991.

"Bionique – Foie artificiel", *Science & Vie*, France, mai 1997.

"Cancer du foie chez l'enfant", *Santé Magazine*, France, octobre 1997.

"Cirrhose et stéatose du foie", *Nouvelle encyclopédie des maladies courantes*, Magazine Prevention, Emmaus, Pennsylvanie, USA, 1985.

"Comment ça marche – Le foie et la vésicule biliaire", *Top Santé*, France, février 1995.

"D'une pierre deux coups", *L'Actualité*, Montréal, 15 septembre 1998.

"L'alcool propage le cancer", *Dernière heure*, Montréal, 3 mai 1997.

"L'artichaut, ami de notre foie", *Top Santé*, France, juillet 1992.

"Le foie – Une micro-usine maxiperfectionnée !", *Santé*, Montréal, mai 1998.

"Les hépatites virales malmènent votre foie", *Top Santé*, France, août 1991.

"Tragédie grecque", *L'actualité*, août 2000

"Une nouvelle arme contre l'hépatite C", *Science & Vie*, France, mars 2000.

Sur Internet

ALBRECHT (Frances), "The Basics of Detoxing Your Liver", *Healthwell*, http://www.healthwell.com, 27 septembre 2000.

BABAL (Ken), "Reversing Liver Damage", *Healthwell*, http://www.healthwell.com, 27 septembre 2000.

BILLINGSLEY (Janice), "Hepatitis C May Cause Liver Cancer Rise", *mylifepath/ HealthSCOUT*, http://www.mylifepath.com, 27 septembre 2000.

CHARBONNEAU (Nicolle), "Gene Therapy Prevents Cirrhosis in Mice", *mylifepath/ HealthSCOUT*, http://www.mylifepath.com, 27 septembre 2000.

COOK (Sue), "Jaundice in newborn babies", *Baby Jaundice* – Children's Liver Disease Foundation, http://www.childliverdisease.org, 27 septembre 2000.

ELDERSON (Edward), "Oral Drug Works Against Hepatitis B", *mylifepath/ HealthSCOUT*, http://www.mylifepath.com, 27 septembre 2000.

GORDON (Serena), "Pancreas in Disguise", *mylifepath/HealthSCOUT*, http://www.mylifepath.com, 27 septembre 2000.

GRIFFIN HEEGER (Maggie), "Hepatitis A Report Card Issued to At-Risk States", *mylifepath/HealthSCOUT*, http://www.mylifepath.com, 27 septembre 2000.

JINNAH (Keivan), "Natural Therapies for Hepatitis", *WebMDHealth*, http://my.webmd.com, 19 octobre 2000.

KRAWITT (Dr Edward L.), "Classification of Autoimmune Hepatitis", *UpToDate*, http://www.medscape.com, 10 octobre 2000.

MARCUS (Adam), "Vitamin E Overcomes Gene Flaw", *mylifepath/ HealthSCOUT*, http://www.mylifepath.com, 27 septembre 2000.

MARCUS (Adam), “Can Vitamin C Shield Gallstones?”, *mylifepath/ HealthSCOUT*, http://www.mylifepath.com, 27 septembre 2000.

MELVILLE (Nancy A.), “Does Race Affect Hepatitis C Treatment ?”, *mylifepath/ HealthSCOUT*, http://www.mylifepath.com, 27 septembre 2000.

STANBURY (Jill E.), “Detox Therapies”, *Healthwell*, http://www.healthwell .com, 27 septembre 2000.

TRACEY (Elisabeth), “Hepatitis C Infection May Not Always Lead to Chronic Liver Disease But Those With HCV Should Still Take Precautions”, *WebMDHealth*, http://my.webmd.com, 19 octobre 2000.

“Alcohol-related Liver Diseases”, Virtual Hospital, http://www.childliverdisease.org., 27 septembre 2000.

“Alternatives phytothérapeutiques contre l’hépatite B chronique”, *Réseau Proteus*, http://www.reseauproteus.net, 20 janvier 2000.

“Cholangitis”, *mylifepath*, http://www.mylifepath.com, 27 septembre 2000.

“Diet for a Healthy Liver”, *Healthwell*, http://www.healthwell.com, 27 septembre 2000.

“Hépatite C en question : information pour les patients et leur entourage”, http://www.sante.gouv.fr, 19 juillet 2000.

“Hepatitis B Vaccination and Hepatocellular Carcinoma In Taiwan”, *Aceology Medical Review*, http:www.aceology.com, 27 septembre 2000.

“Hepatitis”, *MotherNature*, http://www.mothernature.com, 27 septembre 2000.

“Liver Cancer”, http://www.rxmed.com/illnesses/liver cancer, 27 septembre 2000.

“Liver Health – Liver Support Program”, *TheWellnessCenter*, http://www.aboutdigestion.com, 27 septembre 2000.

“Nutrients That Support Liver Regeneration”, *Healthwell*, http://www.healthwell.com, 27 septembre 2000.

“Protective role of selenium against hepatitis B virus and primary liver cancer in Qigong”. YU (SY), ZHU (YJ) et LI (WG), *Trace Eem Res*, janvier 1997, 56(1), p. 117-124. (Cité dans http://nutriteam.com.)

“Research begins on genetic basis of neonatal haemochromatosis”, *Delivery Magazine* – Children’s Liver Disease Foundation, http://www.childliverdisease.org, 27 septembre 2000.

“Testicular Function in Asymptomatic Chronic Alcoholics : Relation to Ethanol Intake”, ACEOLOGY MEDICAL REVIEW, http://www.aceology.com, 27 septembre 2000.

“The Long Term Efficacy of Glycyrrhizin in Chronic Hepatitis C Patients”, *Aceology Medical Review*, http://www.aceology.com, 27 septembre 2000.

“Wilson’s Disease”, *Delivery Magazine* – Children’s Liver Disease Foundation, http://www.childliverdisease.org, 27 septembre 2000.

Index

A

B

C

D

E

F

G

H

I

J

K

L

M

N

O

P

T

U

V

W

X

Y

Z

Table des Matières

PARTIE 2 – Comment rester en bonne santé toute votre vie en évitant les “ennemis” de votre foie

PARTIE 3 – Votre foie et ses secrets

PARTIE 4 – Lexique des maladies du foie et de la bile

Table des Illustrations

Cet ouvrage a été achevé d'imprimer en juin 2001
dans les ateliers de Normandie Roto Impression s.a.
61250 Lonrai
N° d'impression : 011354
Dépôt légal : juin 2001

Imprimé en France